国家养老爱心护理工程系列丛书
国家养老爱心护理职业技能培训指定教材
国家爱心护理工程岗位资格培训指定教材

爱心护理院院长手册

主　　　编　李宝库
副　主　编　张志鑫　台恩普　苏志钢
主要编写人员　邓德金　陈蓓蓓　吴圆圆　周禾得
　　　　　　　顾金圣　陆炳根　王杏云

北京大学医学出版社

AIXIN HULIYUAN YUANZHANG SHOUCE

图书在版编目（CIP）数据

爱心护理院院长手册/李宝库主编．—北京：
北京大学医学出版社，2013.12
（国家养老爱心护理工程系列丛书）
ISBN 978-7-5659-0672-5

Ⅰ．①爱… Ⅱ．①李… Ⅲ．①老年人-护理学-手册
Ⅳ．①R473-62

中国版本图书馆 CIP 数据核字（2013）第 242516 号

爱心护理院院长手册

主　　编：李宝库
出版发行：北京大学医学出版社（电话：010-82802230）
地　　址：(100191) 北京市海淀区学院路 38 号　北京大学医学部院内
网　　址：http://www.pumpress.com.cn
E — mail：booksale@bjmu.edu.cn
印　　刷：北京画中画印刷有限公司
经　　销：新华书店
责任编辑：靳新强　张立峰　责任校对：金彤文　责任印制：张京生
开　　本：787mm×1092mm　1/16　印张：14　字数：371 千字
版　　次：2013 年 12 月第 1 版　2013 年 12 月第 1 次印刷
标准书号：ISBN 978-7-5659-0672-5
定　　价：45.00 元

版权所有，违者必究
（凡属质量问题请与本社发行部联系退换）

国家养老爱心护理工程系列丛书
编审委员会

顾　　问	李立国　窦玉沛　陈传书
主　　编	李宝库
副 主 编	张志鑫　台恩普　苏志钢
编审人员	（以姓氏笔画为序）

邓德金　西彦华　孙钰林　苏桂珠　杨根来
豆雨霞　张慧清　黄　颖　黄长富　曹红玲
韩忠智　谢　琼　谭美青　魏　兵

丛 书 序

阎青春
全国老龄工作委员会办公室副主任、中国老龄协会副会长、
中国老龄事业发展基金会副理事长

"国家爱心护理工程系列丛书"是在实施和推广国家"十一五"规划纲要的实践中总结出来的成功经验，丛书的出版对爱心护理工程和从事失能老人长期照料护理工作的管理人员和专业人员具有现实指导意义，相信一定会为爱心护理工程更加广泛深入地普及与推广注入新的生机和活力，对"爱心护理工程"的深入实施形成更加有力的指导，也一定会为"爱心护理工程"的广泛开展提供有益的借鉴，由此，就会推动"爱心护理工程"再上一个新的台阶，借此机会，我代表全国老龄工作委员会办公室向出版单位表示热烈祝贺！希望"爱心护理工程"有更多的具有指导意义的书籍出版！

随着我国综合国力的增强和人们生活水平的提高，人口老龄化的进程也在不断加快，日益呈现出规模大、增速快、高龄化趋势明显等特点。我国于 1999 年进入人口老龄化社会，老龄化形势日益严峻。目前，全国的老年人口已经达到 1.85 亿，占总人口的 13.7%，平均每年要增加 800 多万老年人口，在未来 20 年间，全国老年人口数将比现在翻一番，老年人口届时将会达到 3.5 亿，居世界首位，约相当于整个欧洲 60 岁及以上老年人口的总和，并且还在以年均 3% 以上的速度递增，几近总人口增长速度的 5 倍。根据《中国人口老龄化发展趋势百年预测》[1]，2010 年老年人口将达 1.74 亿，占总人口的 12.8%（全国第六次人口普查结果显示，60 岁以上老年人已达 1.77 亿），2020 年进一步增至 2.48 亿，占总人口的 17.2%，呈加速增长之势。与人口老龄化伴生的高龄化、空巢化趋势愈加明显，失能老人不断增多。目前 80 岁及以上高龄人口已达 1700 多万，到 2020 年将进一步增至 3067 万。人口老龄化使得家庭和社会对老年人长期照料与护理的责任明显加重，养老事业发展面临的压力也十分沉重。

适应人口老龄化的发展要求，遵循构建和谐社会的内在要求，在广大城乡建立、健全包括生活照顾、文化娱乐、精神慰藉和长期照料护理在内的全方位的社会化养老服务体系迫在眉睫，其中为老年人群中那些最需要专业护理、最困难的失能老人提供照顾护理服务又是最为急需、最为紧迫的事情。加快推进"爱心护理工程"的建设和实施，正是一项顺应民心、合乎民意、关乎民生的好事和善事。中国老龄事业发展基金会率先倡导"爱心护理工程"的善举和积极试点探索的实践，我们应该给予大力的支持和褒奖。

积极推进"爱心护理工程"的建设和实施，对照国际社会通行的 5%~7% 的机构护养比例，我国在机构照料护理方面存在的巨大差距虽非一朝一夕能够赶上，但是从现在起必须要有一种全新的姿态、全新的思路来一个较大较快的发展，甚至是跳跃性的发展才行。我们既要根据国情和国力，适度加快爱心护理机构建设，也要根据老年人长期

---

[1] 李本公主编. 中国人口老龄化发展趋势百年预测. 北京：华龄出版社，2006.

照料护理事业发展的内在规律，始终坚持社会化、专业化、规范化的发展方向。让全社会的人们都来关心、参与、支持和兴办养老服务机构和设施，形成众人拾柴火焰高的态势。同时对过去公办的养老福利机构大力推进改革、改制和改组，朝着公办（建）民营的方向发展。要培植和发展社会服务团体和民间组织，把第三部门的力量引入到为老服务中来，将为老服务的机构、设施和场所更多地交给他们去经办和管理，真正实现政企分离、政事分离、政资分离、政府和社团分离，使政府真正发挥宏观管理和行政监督的职能，实现为老服务事业管理的规范化和运行机制的市场化，增强养老机构的生机与活力。总结和探索5年来推进"爱心护理工程"的实践经验，感到还必须要加快养老机构服务队伍的专业化建设步伐，通过院校培养、在职教育、岗位训练、职业养成等多种途径，使为老服务的工作人员都养成尊老敬老的职业道德，成为掌握专业社会工作知识和服务技能的专门人才。

在此基础上，有关部门再共同努力把专业社会工作者职业资格认证制度和职称评聘体系建立起来，就一定能够大幅度提升失能老人长期照顾和护理服务事业的专业水平，进而影响和带动整个老龄事业的快速发展。

我们各级老龄工作部门，必须坚持以科学发展观统领老龄事业发展全局，不断加大对"爱心护理工程"的支持和扶植力度，加强对"爱心护理工程"试点实施工作的指导，协调有关部门增加对"爱心护理工程"的投入，加快老年社会福利的政策法规建设，紧密围绕"构建人人共享的和谐社会"的主题，宣传和鼓励全社会进一步弘扬中华民族尊老、敬老、养老、助老的优良传统，调动各方面积极因素，共同着力解决建设中国特色养老服务体系过程中遇到的困难和问题，为不断改善和提高老年人的生命、生活质量，为构建和谐家庭、和谐社区、和谐社会做出更大的贡献。

丛书前言

在"爱心护理工程"实施六周年之际，中国老龄事业发展基金会组织编写和出版这套"国家养老爱心护理工程系列丛书"，这对重温党中央、国务院领导给予老龄事业的亲切关怀，总结经验，规范标准，科学管理，将"爱心护理工程"不断推向健康可持续发展，是一件很有意义的事情。

进入21世纪，中国人口老龄化的特点，最突出的就是老龄化速度快，老年人绝对数量增多，人口老龄化地区差别加大。老年人的赡养、"空巢老人"的生活照料，特别是高龄老人的护理等问题，对于中国传统的家庭养老方式提出了严峻的挑战。2005年3月，在全国政协十届三次会议上，我们46位全国政协委员根据中国老龄人口发展现状和面临的问题，向大会提交了一项提案。提案建议在政府的扶持下，动员社会力量，在全国大中城市实施"爱心护理工程"，建设医养结合的"爱心护理院"，解决老年人的生活照料、康复医疗和临终关怀服务等实际问题。这一提案引起了国务院领导同志的高度重视，温家宝总理和回良玉副总理等领导同志先后对此事做出重要批示。2006年，全国人民代表大会通过的"十一五"规划纲要，把"弘扬敬老风尚"，"实施爱心护理工程，加强养老服务、医疗救助、家庭病床等面向老年人的服务设施建设"，列入积极应对人口老龄化的政府工作重点。

"爱心护理工程"是在党和政府的支持下，动员社会力量、筹集社会资金建设老年福利服务机构的德政工程。其宗旨是：帮天下儿女尽孝，替世上父母解难，为党和政府分忧。其具体做法是：统一名称，统一标志，统一理念，统一功能实施，统一服务规范。其运行机制是：政府支持，社会力量兴办，自主经营，自负盈亏。中国老龄事业发展基金会受民政部委托主管的"爱心护理工程"，绝大多数是社会力量即民间力量兴办的，由其下的"爱心护理工程工作委员会"负责。主要任务是：实施宏观管理，进行总体布局、准入审核，政策指导，经费资助，人员培训，交流经验和表彰先进等方面的工作。

"爱心护理工程"集中体现了党和政府的亲民爱民政策和推进社会主义和谐社会建设的战略，国家有关部门在政策上给予了鼓励和优惠。民政部门将"爱心护理工程"项目列入社会福利机构对待。财政部门、税务部门给予捐助单位和个人所得税税前扣除的优惠政策。卫生、人社、建设、国土等部门，也出台了相应的支持政策。

中国老龄事业发展基金会认真贯彻国家"十一五"规划和总理批示精神，及时制定并下发了《"爱心护理工程"试点工作规程》，为给"爱心护理工程"试点单位培养高素质的管理人才和专业护理人员，我们与香港理工大学共同举办了"为老服务管理人员社工培训班"；与原劳动和社会保障部社会保障能力建设中心共同举办了"全国养老护理员师资暨首届爱心护理工程高级管理员培训班"；先后在江苏、江西、山东、大连、四川等地建设了"爱心护理工程人才培养基地"、"爱心护理培训学校"和"爱心护理工程研究发展中心"。受民政部委托，自2006年起，我们每年都召开一次全国"爱心护理工程"试点工作会议，使试点工作向规范化、规模化方向快速推进。2008年，我们还对在此项工作中做出突出贡献的"爱心护理院"院长、护士长和护理员分别授予"敬老功臣杯"、"敬老奉献杯"和"敬老服务杯"，以此树立榜样，激励先进。最近，我们将举行第二次评比表彰活动，一批热心老龄护理事业的先进个人和集体即将涌现出来。

由于天时、地利、人和，这项事业蓬勃发展，显示出强大的生命力。六年来，"爱心护理工程"已由刚启动时的7家爱心护理院，发展到现在的"爱心护理工程建设基地"335家，示范基地48家，许多省、市还建立了本省的爱心护理院，覆盖全国31个省（自治区、直辖市）的100多个大中城市，提供养老床位10万张。而且，爱心护理院的规模越来越大，有的占地近千亩，床位突破1500张。

"爱心护理工程"之所以发展迅猛，势头强劲。一是定位准确，这项工程既符合社会需求，又满足了广大群众的迫切愿望。二是国家和各级政府的高度重视和在优惠政策等方面的大力支持。三是中华民族的传统美德——孝道宣传教育进一步深入人心。四是采取了市场运作机制的经营方法。经营者都很珍惜自己的经费投入和历史赋予的奉献爱心的机会，工作的积极性和主动性极大提高。

"爱心护理工程"是一项开创性的事业，许多工作都是在第一线的同志们艰苦创业，积极探索，开拓创新，克服种种困难，以辛勤的汗水换来的。他们在实践中摸索和总结出来的经验和成功做法弥足珍贵，其精神可圈可点，令人敬佩。正是基于这种原因，中国老龄事业发展基金会组织了精干的编写人员队伍，对六年来的工作经验和成功做法给予系统的梳理和总结，意在规范管理、科学经营，不断提高为老年人的专业服务水平和质量，将"爱心护理工程"不断推向新的发展阶段。

我再次为提供这套丛书基础资料的第一线的护理院长们、参与这项工作的管理人员、医疗护理人员、部分老年住院朋友表示敬意，对参与编写、出版这套丛书而付出艰辛劳动的编辑同志和工作人员表示感谢！由于时间仓促，其中的缺憾和不足在所难免，望得到大家的批评，以便不断改正，趋于完善。

中国老龄事业发展基金会理事长

李宝库

2012年10月20日

目 录

第一章 爱心护理院概况……………………………………………………（1）
    第一节 护理院和爱心护理院………………………………………………（1）
    第二节 爱心护理院的现状和发展前景……………………………………（4）
    第三节 爱心护理院建设论证………………………………………………（6）
    第四节 爱心护理院的运营模式……………………………………………（10）

第二章 政府对爱心护理院的管理…………………………………………（15）
    第一节 民政部门对爱心护理院的管理……………………………………（15）
    第二节 卫生部门对爱心护理院的管理……………………………………（30）
    第三节 人力资源和社会劳动保障部门对爱心护理院的管理……………（37）
    第四节 其他政府部门对护理院的管理……………………………………（40）

第三章 爱心护理院基本建设………………………………………………（42）
    第一节 爱心护理院床位与病区设置………………………………………（42）
    第二节 爱心护理院科室设置………………………………………………（45）
    第三节 爱心护理院人员编制………………………………………………（47）

第四章 爱心护理院基本管理………………………………………………（52）
    第一节 爱心护理院管理概述………………………………………………（52）
    第二节 爱心护理院管理原则与办法………………………………………（54）
    第三节 爱心护理院院长的工作职责与素质要求…………………………（57）
    第四节 爱心护理院质量管理………………………………………………（61）
    第五节 爱心护理院文化建设………………………………………………（64）

第五章 爱心护理院医疗质量管理…………………………………………（71）
    第一节 医疗质量管理概述…………………………………………………（71）
    第二节 爱心护理院医疗重点环节质量……………………………………（75）
    第三节 医疗质量控制与检查………………………………………………（84）

第六章 爱心护理院护理质量管理…………………………………………（90）
    第一节 护理质量管理概述…………………………………………………（90）
    第二节 爱心护理院特殊护理内容…………………………………………（93）
    第三节 爱心护理院人性化护理……………………………………………（103）
    第四节 爱心护理院护理模式………………………………………………（106）
    第五节 护理质量控制与检查………………………………………………（111）

第七章 爱心护理院医技管理………………………………………………（121）
    第一节 医技工作性质与运行模式…………………………………………（121）
    第二节 医技与临床科室的配合……………………………………………（122）

第三节　质量控制与检查·····················(123)
第八章　爱心护理院后勤管理·····················(126)
　　第一节　后勤工作性质与特点·····················(126)
　　第二节　后勤质量管理目标·····················(127)
　　第三节　质量控制与检查·····················(128)
第九章　爱心护理院财务和人力资源管理·····················(130)
　　第一节　爱心护理院财务管理·····················(130)
　　第二节　爱心护理院人力资源管理·····················(132)
第十章　医患沟通·····················(136)
　　第一节　沟通内容·····················(136)
　　第二节　沟通技巧·····················(137)
　　第三节　医患纠纷的处理·····················(138)
　　第四节　争创医患沟通示范病区·····················(139)
第十一章　临终关怀·····················(142)
　　第一节　临终关怀的概念和对象·····················(142)
　　第二节　国内外临终关怀简介·····················(146)
　　第三节　临终关怀工作组织体系·····················(147)
　　第四节　医师在临终关怀中的职责·····················(157)
　　第五节　护士在临终关怀中的职责·····················(161)
　　第六节　护理员在临终关怀中的职责·····················(166)
第十二章　老年人意外伤害的防范·····················(169)
　　第一节　意外伤害的风险评估与防范措施·····················(169)
　　第二节　意外伤害的应急预案·····················(173)
第十三章　老年社会工作·····················(179)
第十四章　老年康复服务·····················(184)
附录　爱心护理院经验介绍·····················(187)
　　附录一　松堂关怀医院院长李伟发言稿·····················(187)
　　附录二　创新管理方式　拓展为老服务·····················(189)
　　附录三　探索爱心护理新模式推进爱心护理工程健康发展·····················(192)
　　附录四　用爱心凝聚起专业护理员团队·····················(196)
　　附录五　情系"夕阳红""莲花"耀海西·····················(198)
　　附录六　以护理院为依托，大力推进养老服务进社区·····················(201)
　　附录七　绿康机构康复及社区康复的创新实践·····················(204)
　　附录八　孝爱融入护理　真情温暖老人·····················(207)
　　附录九　服务老人是我终生不悔的选择·····················(209)
　　附录十　用"爱"为老人营造温馨的家·····················(212)

第一章 爱心护理院概况

本章重点概述

近年来，随着我国人口老龄化进程的日益加快，爱心护理院的发展也相当迅速，由于爱心护理院具有医养的特殊性，加之中国老龄事业发展基金会"爱心护理工程"的全面启动，使爱心护理院更具有人性化，更能满足老年人的养老需求。所以了解爱心护理院的起源、发展对每一位爱心护理院院长来说是非常必要的。申请、建立、经营和管理是爱心护理院院长必须掌握的知识，在本章内容中，我们将分别介绍护理院、爱心护理院的概念、性质和功能定位。

第一节 护理院和爱心护理院

老年护理服务的概念最早可以追溯到20世纪60年代末的英国。当初的老年护理服务是相对爱心护理院而言的，人们把护理机构称为护理院，也有的称为安息院或临终关怀院，到了20世纪60年代，英国进入老年社会，全国有一半以上的医疗费用和爱心护理院床位被老年人占用。1967年7月，英国桑德斯博士首次在东南方的希登汉创办了圣·克里斯多夫爱心护理院，开始对临终老年人全面提供专业化服务。人们将桑德斯博士称作"点燃全球临终关怀火炬的人"，也把圣·克里斯多夫爱心护理院当做全世界临终关怀机构的楷模。

一、护理院的概念

护理院是指由医护人员组成的，在一定范围内，为长期卧床老年人、残疾人、临终老年人、绝症晚期和其他需要医疗护理服务的老年人提供基础护理、专科护理，根据医嘱进行支持治疗、姑息治疗、安宁护理、消毒隔离技术指导、社区老年保健、营养指导、心理咨询、卫生宣教和其他老年医疗护理服务的医疗机构。

护理院的主要服务对象是老年人，它属于老年福利服务机构，是集疾病预防、治疗、护理和临终关怀为一体的，主要针对身患疾病而又缺人照顾的老年人而设。它不同于一般的社会养老机构，又与普通养老院有所区别，既可以为老年人提供日常的养生保健、康复治疗、生活照顾、健身娱乐等养老服务，还可随时提供医疗救助和临终关怀。护理院是医疗与养老的结合，是卫生与民政的结合，是爱心护理院的延续和补充。它的医养结合让家属有一种放心感，让老年人有一份安全感。

二、护理院的性质和特点

（一）护理院的性质

护理院是属于非营利性的养老机构，由社会、集体、个人出资兴办的。在当地民政部门以民办非企业单位登记，享受国家优惠政策。并且不用缴税，但盈利不能分红，只能用于养老机构滚动式发展，都是为了提高老年人晚年生活品质，为老年人谋福利，具有社会福利性质。按照"民办公助"或"公办民营"的社会福利事业发展模式运行。

在中国，绝大部分护理院都是民办企业，自负盈亏，其所有的活动都受到商品经济价值规律的制约，完全在自由竞争中求生存、求发展，所以须重视经营管理。

（二）护理院的特点

1. 公益性　公益即"公众利益"之意。护理院是直接或间接地为社会活动和居民生活服务的部门。绝大多数护理院以帮扶和救助城市"三无"老年人，以及农村"五保"老年人、日常生活疏于照料的老年人为主，为政府排忧解难，且多不以营利为目的，因此，具有公益性。

2. 全人、全员、全程性　"全人"服务是指护理院不仅要满足老年人的衣、食、住、行等基本的生活照料需求，还要满足老年人的医疗保健、疾病预防、护理与康复以及精神文化、心理与社会等需求；要满足老年人的上述需求，需要养老机构全体工作人员共同努力，这就是所谓的"全员"服务；绝大多数老年人把护理院作为人生的最后归宿，从老年人入住那天开始，护理院的工作人员就要做好陪伴老年人走完人生最后历程的准备，这就是所谓的"全程"护理。

3. 高风险性　入住护理院的老年人平均年龄多在75岁以上。增龄衰老，自然使老年人成为意外事件、疾病突发死亡的高危人群。此外，养老服务业又是一个投资大、回报周期长、市场竞争激烈的高风险行业。如果没有市场意识、风险意识，没有严格的管理和风险防范机制，必然增加投资与经营的风险。

三、爱心护理院的概念、发展及特点

（一）爱心护理院的概念

爱心护理院就是在护理院的基础上，依照《爱心护理工程试点工作规程》，经验收合格授予的试点单位。"爱心护理工程"是中国老龄事业发展基金会为探索解决我国大中城市高龄老年人长期护理和照料难的问题，在全国建立一批为城市高龄老年人提供专业护理和临终关怀服务的"爱心护理院"以及面向老年人的服务设施。国务院有关部门对此非常重视，并写入国家国民经济和社会发展"十一五"规划纲要中。

（二）爱心护理工程的由来和发展

2006年3月，在中国人民政治协商会议第十届全国委员会第四次会议上，全国政协委员、中国老龄事业发展基金会会长李宝库在人民大会堂见到了国务院总理温家宝。李宝库汇报说："温总理，去年我们46名政协委员给您写了一封信，建议在城市实施为高龄老年人提供专业护理服务的'爱心护理工程'，您作了重要批示，我们正在认真贯彻落实。"温总理听了高兴地说："我知道，这是一件好事，我们国家的老年人越来越多了啊！"这个提案在政协第十届全国委员会第三次会议上由李宝库等46名委员联名提出，会后又以建议信的形式报给了国务院。温家宝总理及两位副总理对此高度重视，积极支持，都作了重要批示。2006年，在中国老龄事业发展基金会的指导下，全国"爱心护理工程"正式启动。

"爱心护理工程"就是在全国地级以上的大中城市，建立一批为城市高龄老年人提供专业护理服务的爱心护理院。

国务院办公厅批转了全国老龄办等10个部门出台的支持社会力量兴办老年服务业的文件。民政部就社会力量兴办老年福利机构出台了专门文件，规定社会力量兴办的老年福利机构和政府部门兴办的老年福利机构享受同样的优惠政策。在民政部门和老龄部门的指导支持下，在中央电视台等媒体的大力呼吁下，包括许多民营企业家在内的社会各界都非常关注支持并积极参与这一工程。中国老龄事业发展基金会认真贯彻温总理的批示精神，狠抓落实，一年初见成效。不仅国内社会力量支持，而且与美国华盛顿医学院共同签署合作协议，合作总投资20亿美元。与此同时，爱心护理基金也已启动，短短几个月时间就募集基金2000多万元。截至2011年，全国爱心护理建设基地已有300家，分布在全国31个省（区、市）100多个大中城市。令人欣慰的是，新疆、西藏等少数民族地区也都有了爱心护理院。

2011年7月，中国老龄事业发展基金会理事长李宝库同志在第六次全国爱心护理工程大会上宣布，"十一五"期间在全国建成300家爱心护理建设基地的目标已经实现，同时，提出"十二五"期间再建成300家的目标。

（三）爱心护理工程的特点及宗旨

1. 特点　"爱心护理工程"是养老事业中一项成功的创新，以它独到的"五个统一"的优势，解决了失能和半失能老年人生活质量低的难题。特点为：①政府支持，社会力量兴办，自主经营、自负盈亏；②医养结合，康复训练，让老年人最大限度维持自理能力，重视精神和心理康复，提高生活质量；③动员社会力量，做好安宁护理和临终关怀。

2. 宗旨　"爱心护理工程"的宗旨是："帮天下儿女尽孝，替世上父母解难，为党和政府分忧"。

3. 主要做法　统一名称、统一标识、统一理念、统一功能设施、统一服务规范。

四、爱心护理院的功能和设施要求

《全国爱心护理工程工作规程》规定，爱心护理院除了必须具备国家规定的老年福利服务机构和医疗机构的执业资格外，还必须具备六项功能和四个方面的设施。

（一）六项功能

1. 医疗、护理功能　必须具备开展对老年常见病、多发病的检查、治疗，以及按照医嘱，对生活上处于半自理、完全不能自理和临终期老年人实施规范化医疗护理的能力。

2. 生活照料功能　能够对具有不同生活照料需求的老年人给以最恰当的生活照料服务。

3. 康复、保健功能　应该具有开展康复、保健工作的能力，积极帮助老年人在一定程度上恢复生理功能，提高生存质量。

4. 娱乐功能　能够根据有一定自理和活动能力老年人的需要，开展适当的文化娱乐活动，以提高他们的生活乐趣，增强同衰老和疾病抗争的信心。

5. 心理治疗功能 应针对处于不同生理阶段的老年人，特别是临终期老年人，进行心理沟通和精神抚慰。这项服务的对象还应该包括老年人的亲属。

6. 临终关怀服务功能 临终关怀服务是爱心护理院必须具备的重要功能，通过充分人性化、个性化的服务，从医疗和服务上，能最大限度地减轻老年人在精神和生理上的痛苦，让他们在人间的温暖和社会的关爱中走完生命的最后历程。

（二）四个方面的设施

1. 医疗设施 除了遵守国家卫生行政管理部门对相应医疗机构的规定和要求之外，还应该根据老年人长期照料和临终关怀服务的需要，增加和加强相关设施（如抢救、监测、观察等设施）、设备（如呼吸机、吸痰机、心脏起搏机等设备）的建设。

2. 康复设施 添置康复器材和设备应从住院老年人实际需要出发，以避免设备的闲置和浪费。

3. 生活设施 对生活设施的设置，除应满足国家对老年福利服务机构的一般要求外，还应重点加强部分不能自理和完全不能自理老年人的生活服务设施（居住、餐饮、行走等设施）、设备（排便、洗浴、通风等设备）的建设。

4. 娱乐设施 必要的娱乐设施也是爱心护理院不可或缺的项目之一，但要从实际出发，以符合老年人实际需要为原则。

五、爱心护理院的服务目标

1. 增强自我照顾能力 面对老年人的健康状况和需求，制订确实可行的、合理的护理计划，并利用老年人自身的资源，以健康教育为主要干预手段，巩固和强化自我护理、自我照顾能力，提高生活质量。

2. 防止病情恶化及延缓衰老 根据老年人的生理特点和患病特点，病况将会逐渐恶化，因此要强调爱心护理院医疗护理措施的重要性，并有预见性估计可能发生的问题，采取积极有效的护理及治疗措施，预防并发症的发生，延缓病情恶化及衰老。

3. 保持临终老年人的舒适及尊严 当老年人健康状况衰退时，爱心护理院应为老年人提供更多的支持，如身体、心理、社会方面的支持，帮助他们减轻或缓解疼痛、保存精力、增加舒适感，满足基本的生活需要。

4. 提高生活质量 爱心护理院要对每位入院老年人进行生理、心理及社会支持方面需求及生活需求的评估，提供实现这些需求的帮助，协助老年人参加各种适宜的活动，促进生活质量的提高。

第二节 爱心护理院的现状和发展前景

在我国，护理院建立较早的是香港和台湾地区，而内地正规临终关怀的研究与实践始于 20 世纪 80 年代末。1987 年北京松堂关怀爱心护理院成立，这是国内第一家临终关怀爱心护理院。1988 年 7 月，天津医科大学率先成立了天津临终关怀研究中心，在内地首先开展了临终关怀的研究与实践。同年 10 月，上海成立南汇护理爱心护理院。此后，各地陆续开办了临终关怀爱心护理院或病房。

但老年护理（临终关怀）对我国大多数老百姓来说还很陌生，而可能得到临终关怀的老年人更属少数。在中国，常可以看到，一些身患绝症而不久于人世的高龄老年人，由于各种各样的原因得不到应有的医疗或照护。这些老年人，不仅其本身承受着巨大的痛苦，亦给家属带来了沉重的负担，使他们陷入无穷的困境之中。

一、发展老年爱心护理院的重要意义

（一）是应对人口老龄化和高龄化日趋严重的需要

1. 人口老龄化是21世纪人类发展的主要特征。2009年，中国60岁以上的老年人口达到1.6714亿，占总人口的13%，并且这个数字还在快速增长。中国已经进入并将长期处于人口老龄化社会。老年人的照料已成为一个严重的社会问题。

2. 老龄化和高龄化带来空前的卫生保健需求。特别是老年人的治疗、护理、临终关怀以及生活问题等，给社会带来了沉重的负担。

3. 因衰老、慢性疾病而导致丧失生活自理能力的老年人比例逐渐增高。

（二）新的疾病谱形成，呼唤社会对老年人实施临终关怀服务

恶性肿瘤是中国城市居民首位死亡原因，心脑血管疾病的发生率也在逐年增加。患肿瘤及慢性疾病的老年人面临大量的医疗、护理、营养、康复、减轻痛苦及安抚等社会服务问题。社会急需要一个集解决上述问题于一体的服务机构，对老年人实施各方面的关怀，减轻老年人及家庭的痛苦。

（三）家庭结构的变化

中国的家庭结构已经出现了两个不可忽视的变化：一是日趋小型化，二是独生子女家庭大量增加，传统的家庭养老送终功能大大减弱。

（四）思想观念更新的需要

社会经济的发展和生活方式的变化，深刻地影响着人们的社会意识和思想观念，如从传统的孝道形成全社会尊老敬老意识等，这些思想观念的更新，使子女在无力亲自照料老年人的情况下，更愿意用自己的劳动所得回报父母。

因此，发展老年爱心护理院势在必行。

二、爱心护理院职能和服务的变化

随着人口老龄化及医学模式的转变，老年爱心护理院的职能和服务也将发生显著的变化。

（一）建设方向——实现办院模式的转变

在新形势下，爱心护理院办院模式的方向是走预防、护理、保健、康复、治疗、临终关怀和健康教育一体化的道路，由适应生物医学模式的服务向适应生物—心理—社会医学模式的全方位服务转变，这是改革开放新形势下发展的必然趋势，也是爱心护理院自身发展的客观要求。

（二）扩展功能——有机的融入到社区卫生服务体系

爱心护理院必须重视预防医学、社会医学，渗透到社区卫生服务各环节中去，从技术服务扩大到社区服务，从院内服务扩大到院外服务，应掌握社区老年人群卫生服务的

需求信息，积极扩大服务范围，努力增加服务项目，走护理、治疗、康复、保健、预防、临终关怀和社区健康宣教多功能一体化之路。

（三）管理——实行科学化、系统化、信息化

爱心护理院科学管理首先应强调标准化管理，强化质量评估和爱心护理院工作制度、岗位职责、技术质量标准，强调整体功能，达到爱心护理院的整体功能与系统层次的优化组合，以提高工作效率与效能。

（四）发展动力——人才队伍和繁荣学术

爱心护理院的发展与高质量的服务水平关键在人才。爱心护理院要统筹安排，注重医护人员的专业培训，提高整体素质，培养一支适宜的具备开拓型、智力型的科技队伍。要重视国内外爱心护理院先进管理理论和管理经验的学习与交流，注意老年护理、康复、临终关怀新技术、新业务的开发与引进，不断提高爱心护理院管理与技术水平，促进爱心护理院事业的全面发展。

第三节　爱心护理院建设论证

目前在中国市场，爱心护理院仍是以民办为主，这是一个投资较大、资金回收周期长、经营风险较大的行业，对此，投资者要有清醒的认识。做好爱心护理院建设论证工作，是爱心护理院能够顺利、平稳运行的重要保证。

一、论证目的

进行市场调查、分析论证是投资兴建爱心护理院的第一步，也是最重要的一步，主要目的是为了看清市场、理清思路、规避风险、科学设计。为爱心护理院正常经营、平稳发展奠定基础。

（一）看清市场

市场主要由需求市场和供给市场组成。需求市场主要由区域人口老龄化程度、家庭照护能力和经济承受能力等因素决定。人口老龄化越严重、失能老年人比例越高、家庭照护能力越低、经济承受能力越大，则需求市场越大。供给市场主要指目前本区域内养老床位数总量，床位数越多，则供给市场越大。供小于求，爱心护理院发展空间越大。分析爱心护理院市场还要分析需求结构，有的区域供需市场趋于平衡，但结构不合理，例如，有的区域养老机构以生活自理老年人为主，而针对生活不能自理的爱心护理院偏少；有的区域以中低档养老机构为主，而中高档偏少，这些都是进行市场分析所必须考虑的因素。投资者要进行深入调查研究和分析，准确把握市场变化。

（二）理清思路

有了市场还必须要有清晰的建设思路。所谓建设思路包括找准服务定位、明确可利用的资源，以及如何规划与建设、服务与经营。服务定位包括服务层次定位和服务对象定位。爱心护理院养老需求有层次之分，多数情况下是由老年人的经济来源、支付能力决定的。在目前中国市场上，经济欠发达地区，以中低层次需求为主，经济较发达的地区以中高层次需求为主，真正高层次的需求只占少数。盲目追求高层次、别墅式建筑，

或低层次重复建设都将增加经营风险。服务对象定位主要指是以生活自理老年人，还是以部分自理和完全不能自理老年人为主。所以，爱心护理院的定位是否准确将会在很大程度上影响着爱心护理院的规划与建设。此外，研究服务对象定位还必须研究老年人的需求，单纯的衣、食、住、行、医的服务模式是一种低层次的温饱型服务模式，很难满足老年人精神文化与精神慰藉的需求。爱心护理院建设与服务是一项政策性很强的工作，必须熟悉政府和行业的要求，同时，爱心护理院建设还有许多政策资源可以利用，例如国家和地方的优惠政策、扶持补贴政策等，充分利用这些政策资源可以降低建设投入与经营成本。在理清了建设思路后，才能做到科学规划与建设。

（三）规避风险

爱心护理院是一个投资经营风险较高的行业，风险主要来自以下几个方面：

1. 爱心护理院的经营成本（包括建设成本、房租、人工费、仪器设备费、水电费和管理费等）较一般养老机构要高，若床位数少，总收入低或入住率不高，成本不能得到有效分摊，导致开办数年仍然处于净投入、亏损状态，不能实现资产的良性循环。

2. 意外伤害风险　老年人属于意外伤害和疾病突发死亡事件的高发人群，一旦发生，容易引发纠纷、诉讼，即使是调解也将给爱心护理院带来沉重的负担与损失。目前，已经有部分城市为入住养老机构的老年人购买意外伤害风险，这也极大减轻了爱心护理院的建设风险。

3. 入住老年人收费风险　老年人的经济来源单一，尤其是那些仅靠退休金维持生活或完全靠子女赡养的老年人，一旦出现不可避免的物价水平大幅度上涨，或其子女经济状况恶化、出现赡养纠纷时，很难保证能按时交清所有费用。

论证应当充分认识爱心护理院建设、经营、服务过程中存在的风险，并且在规划设计中加以防范，这样才有利于爱心护理院健康发展。

（四）科学设计

爱心护理院属于医疗、养老机构，它的规划设计不是一般的规划设计，民政部门、卫生部门都有着特殊的要求和专门的规范与标准，具体内容会在下面相关章节中讲述，投资者应当严格按照规划设计规范与标准，充分考虑老年人体能与心态变化，坚持以老年人为本，实现人性化设计，为老年人营造一个舒适、安全的居住环境。

二、论证内容

市场分析主要解决项目建设是否必要，而建设方案主要解决项目建设是否可行，能否付诸实施，这两个方面都是重点论证的内容。作为非专业的规划设计者，在进行市场需求分析的同时，还应做好项目建设方案的分析论证。

项目建设方案论证必须以国家、地方相关政策法规、行业标准、管理规范为依据，主要论证以下内容。

（一）建设规模

爱心护理院建设规模多以床位数表示，床位数越多，规模越大。应当根据投资人财力、市场需求总量和对市场的把握来决定建设规模。

（二）服务定位

服务定位包括服务对象定位（即是以自理老年人，还是部分自理或完全不能自理的老年人为主）、服务内容定位（即是以养老为主，还是以医疗为主或养老与医疗相结合）、服务层次定位（即住养条件是以中低档为主，还是以中高档或高档为主）和机构性质定位（社会福利性、营利性和非营利性；是事业单位法人注册登记，还是民办非企业注册登记，或是工商注册登记，应当深刻理解这几者之间的差异），应当在项目建设方案中明确。

（三）项目选址

应当遵循以下原则：

1. 符合当地城市或乡镇社会福利机构设置规划，在规划的框架下，合理布局、选址，使资源得到有效利用。

2. 交通便利。地理位置偏僻、交通不便，很难吸引老年人入住，造成资源浪费。

3. 爱心护理院应设置在地质稳定、场地干燥、排水通畅、日照充足、无污染、无危险、视野开阔的地方。老年人特别看重居住环境的安全与舒适，居住环境好，老年人感到舒适，子女也放心。

（四）机构命名

根据收治对象和业务性质明确是护理院的，标明护理院或爱心护理院。由国家和集体举办的，应冠以所在地省（自治区、直辖市）、市（地、州）、县（县级市、直辖区）、乡（镇）行政区划名称，但不再另起字号。由社会组织和个人兴办的护理院应按照《民办非企业单位名称管理暂行规定》（1999）命名，具体如下：

1. 民办非企业单位名称应当由字号、行（事）业或业务领域、组织形式等部分组成。

2. 民办非企业单位名称应冠以民办非企业单位所在地省（自治区、直辖市）、市（地、州）、县（县级市、直辖区）行政区划名称或地名。

3. 民办非企业单位名称不能单独冠以市辖区的名称或地名，应当与所在市的行政区划名称或地名连用。

4. 民政部登记的民办非企业单位名称，其名称一般不冠以行政区划名称或地名。

5. 民办非企业单位名称的字号应当由两个以上的汉字组成。可以使用本地或者异地的地名作字号，但不得使用县以上（含县）行政区划名称作字号。

6. 民办非企业单位应当根据其业务，依照国家行（事）业分类标准划分的类别，在民办非企业单位名称中标明所属行（事）业或者业务特点。

7. 民办非企业单位名称中所标明的组织形式必须明确易懂，一般称学校、学院、园、爱心护理院、中心、院、所、馆、站、社、公寓、俱乐部等。不得使用"总"字。

8. 民办非企业单位名称应当使用汉字，民族自治地方的民办非企业单位名称可以同时使用本民族自治地方通用的民族文字。

9. 民办非企业单位名称应当符合法律、法规的规定，不得含有下列文字和内容：

（1）冠以"中国"、"全国"、"中华"等字样；

（2）有损于国家、社会公共利益的，违背社会道德风尚、带有封建迷信色彩的；

（3）可能对公众造成欺骗或者误解的；

（4）政党名称、党政军机关名称、人民团体名称、社会团体名称、事业单位名称、企业名称及宗教界的寺、观、教堂（佛教、道教的寺、庙、宫、观，伊斯兰教的清真寺，天主教、基督教的教堂）名称；

（5）已被撤销的民办非企业单位的名称；

（6）其他法律、行政法规规定禁止的。

10. 民办非企业单位只准使用一个名称，在登记管理机关管辖范围内不得与已登记的同行（事）业单位名称相同。

11. 民办非企业单位申请成立登记、变更名称登记的，业务主管单位应当将民办非企业单位拟定名称意见报登记管理机关。

12. 经批准参加全国爱心护理工程的单位统称为"全国爱心护理工程试点单位——爱心护理院"。其中爱心护理院可以用地区名称冠名，也可以用捐助单位的名称或捐助者的名字冠名。

（五）经营方式

应当明确是独立经营、承包经营，还是合资、控股经营等。

（六）投资成本估算

投资成本包括"硬件"投资成本，如土地租赁费、建筑装修费、房屋租赁费、改造投入、装修投入、基本设施设备投入等；"软件"投资成本，如申报、注册、人员工资、招聘、人员培训等及其他费用。

（七）资金来源

建设方案必须明确资金来源，包括自筹资金、政府补贴等。

（八）回报周期

即预期多少年收回成本。

三、论证方法

1. 收集资料

（1）本地区社会经济发展基本概况、居民收入水平。

（2）地区人口资料，特别是人口老龄化资料。

（3）地区集中养老需求调查资料。

（4）地区养老机构数量、规模、分布、性质、服务定位、经营情况等。

（5）地区地价、物价、房屋租赁价格、劳动力成本价格、水电煤气价格等。

（6）地区交通、气象、地质灾害资料。

（7）地区兴办老年社会福利机构有哪些优惠、补贴、扶持政策。

2. 实地考察 应当实地考察本地区现有养老机构的建设、经营、管理状况，借鉴他人的经验与教训，必要时可组织外出考察。

3. 文献调研。

4. 问卷调查。

5. 专家咨询。

第四节　爱心护理院的运营模式

一、运营模式介绍

目前各级政府遵循市场经济规律，在鼓励民营资本参与兴办养老机构，推进养老服务产业化等项工作中，进行大胆探索，创造了多种养老机构经营模式，引起社会各界的高度关注。

（一）公办

是指由国家或集体兴办的公有制性质的养老机构。充分发挥投入的国有资本效能，提高管理和运营水平，获取最大的经济效益和社会效益，让入住老年人得到最好的照料，享受最好的服务。

（二）公办民营

是指各级政府和公有制单位已经办成的公有制性质的养老机构，按照市场经济发展的要求进行改制、改组和创新，与政府的行政管理部门脱钩，交给民间组织或社会力量去管理和运作，政府部门不再插手。

形式包括：

1. 承包式——即把养老服务机构的经营服务权转让给社会经营者，政府根据协议收取一定的承包费，监督相关服务与运营。这种形式相对简单，操作相对成熟。

2. 租赁式——即把养老服务机构的资产承租给社会经营者使用，政府根据合同收取一定的租金，监督租赁的财产不受损失。

3. 合营式——即养老服务机构的经营服务权由社会经营者部分代行，根据政府与社会经营者双方的资金及精力投入比例，以及能力优势分配经营服务权，通过协议确认双方在某些服务管理上的职责范围，形成合作关系，社会经营者根据投入情况获得相应回报。

（三）民办公助

以群众为主体兴办的养老机构，政府给予一定资金支持的一种建设模式。享受国家的优惠政策待遇，在一定程度上减轻了运营风险。

（四）真正的民间资本投入，自主经营。

二、民营爱心护理院营利性与非营利性的区别

企业一般是指以营利为目的。运用各种生产要素（土地、劳动力、资本和技术等），向市场提供商品或服务，实行自主经营、自负盈亏、独立核算的具有法人资格的社会经济组织，在工商局注册登记。

非营利组织是指不是以营利为目的的组织，它的目标常是支持或处理个人关心或者公众关注的议题或事件。非营利组织的运作并不是为了产生利益，这一点通常被视为这类组织的主要特性。在法律意义上，我国只有在民政部门登记注册的社会团体、民办非企业单位和基金会才是被承认的非营利组织。

面对各种注册形式，爱心护理院创始人应该如何选择，需谨慎考虑。

(一) 民政注册

管制严格，外界支持多。

1. 民政注册的优势

(1) 民政注册非营利性组织的优点是有利于获得政府购买服务支持。近几年，北京、深圳和上海等地政府推进的政府购买社会组织服务，都要求服务供应方是民政注册社会组织，并要求评估和年检等级达到一定标准。例如，北京对项目申报单位的要求是依法登记注册、具有独立法人资格、连续两年年检达到合格及以上等级的社会组织。

(2) 更容易向基金会申请项目资助：多数公募基金会对机构的资质要求严格，要求必须是民政注册机构。有一些非公募基金会（如南都公益基金会5.12灾后重建项目）和境外基金会（如福特基金会"好邻居"项目）不严格要求是民政注册，但强调宗旨上的公益性，需要非营利性组织来证明自身的非营利性。

(3) 有利于建立社会合法性：民政注册机构是我国非营利组织的正式形式，确立这一资格有利于社会认同其非营利身份，从而建立社会合法性和便于活动的开展。

(4) 有机会享受税收和公共产品价格优惠：民政注册的公益组织可享受企业所得税和营业税等税收优惠，在企业所得税方面，财政部和国家税务总局2009年出台的《关于非营利组织企业所得税免税收入问题的通知》和《关于非营利组织免税资格认定管理有关问题的通知》规定，符合条件的非营利组织的捐赠收入、财政拨款以外的其他政府补助收入和会费等收入免征企业所得税。当前我国各地已经开始非营利组织免税资格认定工作，很多非营利性组织已经获得免税资格。在营业税方面，《中华人民共和国营业税暂行条例》规定，托儿所、幼儿园、养老院、爱心护理院、诊所和学校等的服务收入免征营业税。由于政策落实问题，很多非营利性组织（尤其是民办非企业单位）还没有享受到优惠，在税收上与企业并没有区别。但从长远来看，落实税收优惠只是时间问题，需要耐心等待。此外，水、电等实施价格双轨制的产品，对民政注册非营利性组织按照民用价格标准执行。

(5) 有利于接受社会捐赠：民政注册机构可以向财税部门申领捐赠票据和公益捐赠税前扣除资格，这样可以有效地维护捐赠方的利益。根据《企业所得税法》、《个人所得税法》、《财政部、国家税务总局、民政部关于公益性捐赠税前扣除有关问题的通知》、《全国性社会团体公益性捐赠税前扣除资格初审暂行办法》的规定，公益性社会团体（也包括民办非企业单位）和基金会可以向政府申请公益捐赠税前扣除资格，个人、企业对其的捐赠支出可以在所得税税前扣除。各地每年都会认定一批机构，目前已经认定的公益机构多数是公募基金会和社会团体，民办非企业单位还比较少。

(6) 有利于吸引志愿者加入：组织的公益属性更有利于吸引志愿者的全身心投入，公益性社会团体是法定的以非营利为目的、从事公益事业的社会组织，与志愿者的志愿性、无偿性和公益性是一致的，双方在共同宗旨下有更多合作可能。

2. 民政注册的劣势

(1) 登记困难：由于政府的防范态度，现有政策严格限制某些领域的组织成立，导致非营利性组织不容易民政登记。例如，北京慧灵智障人士服务机构已为申请民办非企业身份奋斗了12年，2011年申请了58次都没有成功。加上登记程序繁琐，使很多公益机构望而却步。

（2）政府监管严格：与工商注册的比较，民政注册非营利性组织（尤其是资金来源于社会捐赠和政府购买服务的）日常管理及活动开展被主管机关监管，组织人事和重大活动时常会被干预，还要开展党建和参与政府活动。甚至有的政府部门将非营利性组织当成附属机构，非营利性组织被指派额外工作，这种情况十分牵扯精力，加重了组织负担。

（3）民政注册对创业者的经济条件要求较高，如在北京市一级登记的民办非企业单位须50万元注册资金，多数公益创业者很难筹集这么多资金。注册资金相当于捐赠，机构注销时不能收回注册资金及固定资产。有的非营利性组织创始人不清楚这一规定，在机构成立后才得知投入相当于捐赠。由于非营利属性，法律要求非营利组织的所有者不能分配利润，这会限制创业者的经济所得。这些都要求创业者具备较好的经济基础。

3. 民办非企业单位的登记形式

在民办非企业单位中，按承担民事责任不同，其登记形式分为法人、合伙和个体三种形式。有的地方如北京只允许注册为法人一种形式，有些领域则要求必须注册为法人。比较而言，注册为法人后，将独立享有民事权利、承担民事责任，有利于开展对外经济活动，承担有限责任，而个体和合伙形式要承担无限连带责任。

（1）在注册资金方面，一般是个体性质的民办非企业单位注册资金比合伙、法人性质的要少。

（2）在治理结构方面，法人形式的是理事会有决策权，合伙和个体是出资人决策。

（3）在财税方面，个体和合伙不能领购和开具税务发票，进行经济往来时比较麻烦。

在实际的登记数量上，登记为法人的有大约一半，比较多的部分原因是某些民办非企业单位（如民办学校）只能登记为法人，登记为个体的将近一半，登记为合伙的非常少。综合考虑，在有条件的情况下，民办非企业单位最好登记为法人。

（二）工商注册

优惠较少，双重身份问题。

1. 工商注册的优势　工商注册无需业务主管单位，只要满足资金、场地等基本要求就能登记。可通过中介公司代理，注册快捷。便于开展经营性活动和投资，有利于资产保值增值，扩大组织规模，一些自称为"社会企业"。与民政注册相比，受政府干预和约束小，独立性和自主性强。

2. 工商注册的劣势

（1）不是法定的公益组织，工商注册非营利性组织不能享受税收和公共产品价格优惠。在企业身份下，捐赠要按规定申报纳税，按一定比例缴纳营业税、所得税、房产税、车船税、教育附加税和城建税等。因此，尽管不以营利为目的，但与普通企业税费标准相同，如操作不当则容易造成纳税违规。例如，在2009年"公盟"事件中，"公盟"来自耶鲁大学法学院和另外一家公司110余万资助款没有按规定申报纳税，没有缴纳5%的营业税、城市维护建设费和教育费附加，同时也没有缴纳企业所得税。在对

"公盟"的处罚中，罚款总额达到142万元。

(2) 在多数情况下，工商注册非营利性组织存在双重身份和双面体制问题。它们在法律身份上是企业，实质上是非营利组织。有的机构在企业章程中突出非营利性，同时向工商部门提交一份章程补充协议，明确规定限制利润分配、解散后资产归属等要求。但是，经常的情况是，有些机构有企业章程，还有一套内部适用的非营利组织章程。例如，"农家女"有两套章程，一个是注册时使用的股份合作制企业章程，另一个是按非营利性组织发展模式制定的，是实际执行的章程。前者虽然是名义上的，但却具有法律效力，后者在实际运作中并不受法律保护。在双面体制下，它们在组织结构、决策体制和财务管理上，实行不同于企业的管理制度，企业会计制度与非营利会计制度并存，在一定程度上造成管理混乱。由于非营利章程并不受法律保护，存在注册资金、固定资产的所有权界定不清的问题。在两种情况下，这一问题更加凸显：一是机构同时有工商和民政两块牌子，在场地、人员和业务上都是一体的；二是机构原为工商注册，在向民政注册转制过程中，资产归属没有明确规则。

(3) 因为没有法定的非营利身份，不容易申请政府和基金会资助。如红枫妇女心理咨询中心的身份是有限责任公司，因为没有身份，尽管具有做项目的能力，但根本申请不到政府购买服务的项目支持。为了获得资金，一些非营利性组织开始接受境外基金会资助，政府对这些机构不放心，不可能给予注册身份和购买服务。考虑到中国实际，有的资助方不完全排除工商注册机构的申请，但要求它们提供能证明公益性、非营利性的材料；由于无法向政府申领捐赠发票和申请公益捐赠税前扣除资格，不利于募捐和资金筹集；企业身份影响公众认同它们的公益目的，影响组织公信力，不利于志愿者招募。

3. 工商注册的几种类型　　工商注册的具体形式包括个体工商户、个人独资企业、合伙企业和有限责任公司（包括一人有限责任公司、普通有限责任公司、股份有限公司），这些类型都能被非营利性组织采用，它们之间有一些区别。在法人资格方面，个体工商户、个人独资企业、合伙企业不是法人单位，有限责任公司为法人单位。前三者的创办人对企业的债务承担无限连带责任，后者的发起人（股东）对公司债务以出资额为限承担有限责任，公司以其全部资产对公司债务承担责任。个体工商户没有公章及财务章，不能在银行开立公司账户；成立有限公司的成本高一些，个体、合伙企业在申请时没有注册资本的要求，有限公司要求最低3万元注册资本。个体工商户比较适合于服务型非营利性组织，可承担的风险和责任小。合伙企业适合于律师、会计师等中介服务类非营利性组织；在税收方面，个体工商户是个人性商户，须缴纳营业税（一般为定额税）和个人所得税，虽缴税较少，但不够正规。个人独资企业、合伙企业为企业用户，税是查账征收。有限责任公司须缴纳营业税（增值税）和企业所得税（税率为25%）；在资产方面，个体、合伙企业的发起人财产和组织财产无需严格区分，可以混同，有限责任公司要严格区分公司财产和股东财产。

综合来看，有限责任公司的法治相对完善，运营比较规范，独立承担民事责任，优势比较明显。在资金充足的条件下，为了规避风险和建立规范的治理结构，非营利性组织选择有限责任公司更合适。

思 考 题

1. 什么叫护理院？
2. "爱心护理工程"的宗旨、做法是什么？
3. 建设爱心护理院前须从哪些方面进行考虑，以尽可能规避风险？
4. 爱心护理院的运营模式主要包括哪些？
5. 爱心护理院的功能定位是什么？

第二章　政府对爱心护理院的管理

本章重点概述

目前国内市场上的爱心护理院大多为民营单位，但这并不意味着民营爱心护理院就可以不受管制。相反，对于民营爱心护理院来说，要想得到更好、更快的发展，就更加要服从政府的领导和监督，遵守各项行政规章制度，依法执业，诚信服务。

第一节　民政部门对爱心护理院的管理

政府对护理院的管理主要通过政府职能部门的服务与行政监督来强化对护理院的指导与管理。护理院的工作涉及方方面面，首先具有养老的职能，在民政部门登记注册，就纳入民政对养老机构的管理范围。民政部门肩负着爱心护理院的建设、经营、服务的全面指导与管理，其他政府职能部门则从各自的专业角度对护理院实施技术指导与管理。本章节将简述民政系统对护理院的管理办法。

一、护理院的设立、变更和终止

（一）民办护理院的设立

应当符合本地区社会福利养老机构设置规划。

境内组织或个人可以出资设立护理院，境外组织或个人可以与境内组织或个人合资、合作设立护理院。

（二）举办民办护理院

应当符合国家规定的举办社会福利养老机构的有关规范、标准和条件，并符合以下标准：

1. 有固定的服务场所，建筑设计符合养老机构建筑规范和设计标准，并有符合要求的无障碍设施。

2. 床位数达到150张以上。

3. 有基本生活用房和室内外活动场地，有与业务性质、范围相适应的生活、康复、医疗设施。

4. 有与开展服务相适应的管理人员、卫生技术人员和护理人员，卫生技术人员必须符合卫生部门规定的资格条件。管理人员、护理人员和其他人员必须经有关部门培训并持有相关资格证书。

（三）设立民办护理院

申请人应当向属地市、区民政局提出书面筹建申请，并提交以下有关证明材料：

1. 申请人合法证明、申请书及可行性报告。

2. 规划许可证件或服务场所的所有权证明或5年以上租赁合同书。

3. 机构章程和管理制度。

4. 管理人员和专业人员名单及有效证件。

已经卫生部门审批同意设立的民办护理院，如需办理社会福利养老服务组织机构认定书的，到属地民政局提出申请。

境外组织或个人与境内组织、个人合资、合作设立护理院，应向省级人民政府民政部门提出申请。

（四）市（区）民政局应当自收到申请材料之日起 30 日内作出是否同意设立的批复意见

对符合举办护理院条件的，民政部门向申请人发放《市社会福利养老机构筹建批复书》，对不同意设立的，民政部门应当书面告知申请人。

根据护理院的规模大小，筹建批复书的有效期分为半年和 1 年（最长不超过 2 年）。护理院在筹建批复书的有效期内未筹建完工的，应当按照筹建批复程序，重新办理筹建手续。

（五）民办护理院开业前，应向属地民政局提出执业申请，并递交下列材料

1. 申请表及附件。

2. 工程竣工验收合格证。

3. 管理人员、工作人员上岗执业证书。

4. 流动资金证明。

5. 消防合格证书。

民政局自收到申请之日起 20 个工作日内进行验收。经验收合格的，发给《市社会福利养老服务组织机构认定书》。验收不合格的，应当提出整改意见，书面告知申请人；整改后仍不达标的，不予办理社会福利养老服务组织机构认定。

（六）民办护理院取得市社会福利养老服务组织机构认定书后，根据本机构性质，依法履行登记手续，并使用经过审核批准的名称

1. 属非营利性民办护理院的，依照民办非企业单位登记管理规定，到属地民政部门办理民办非企业单位登记。

2. 属营利性民办护理院的，依照工商部门有关规定，到工商部门办理企业登记。

（七）民办护理院需要变更名称、地址、法定代表人、服务范围的，应当按照原申办程序向有关部门办理变更手续

有公助情况的，经原认定部门核准后，依法进行财产清算和财务结算。

二、服务和管理

（一）民办护理院应严格执行国家和省、市有关社会福利养老机构规定，按照民政部门核准的服务范围，建立健全各项规章制度，明确工作规范、服务标准，并向社会公开。

（二）民办护理院应根据本机构设施设备条件、管理水平、服务质量、护理等级设立收费项目，制订收费标准，并向社会公开。

1. 非营利性民办护理院的收费项目和标准，经属地民政部门审核并报同级物价行政主管部门核准后执行。

2. 营利性民办护理院在依法自主确定收费项目、收费标准后，报物价行政主管部门备案。

（三）民办护理院应当与服务对象或者其家属（监护人）签订服务协议书，明确双方权利和义务。服务协议书应当写明以下内容：

1. 双方当事人的姓名（名称）、地址及联系方式。
2. 服务内容和方式。
3. 收费标准及费用支付方式。
4. 服务期限。
5. 协议变更、解除与终止的条件。
6. 违约责任。
7. 当事人双方约定的其他事项。

（四）民办护理院应当按照工作规范、服务标准和协议内容提供服务，不得歧视、虐待、遗弃服务对象。

（五）民办护理院应当依法与其工作人员签订劳动合同，并依法缴纳社会保险金，保障工作人员合法权益。

（六）民办护理院应当遵守财务管理规定，建立财务、会计制度，定期制作财务会计报告。

三、监督和评估

1. 民办护理院应当定期将财务收支、伙食账目等向服务对象及其家属（监护人）公开，接受监督。如有违反服务协议的行为，服务对象或者其家属（监护人）可以向市、县（区）民政局投诉，也可依法提起民事诉讼。

2. 各市、区民政局对民办护理院的服务范围、服务质量等情况进行监督检查，并实行年度验审制度。

3. 各市、区民政局定期组织人社、卫生、财政、物价、公安、安监、消防等部门，对民办护理院的场所、设施设备、人员配备、服务质量、安全卫生、信誉等情况进行综合评估，并向社会公布评估结果。

四、法律责任

（一）有下列行为之一的民办护理院，民政、财政、卫生、人社等部门有权取消其所享受的优惠政策；必要时，可以追回相应政策补贴：

1. 改变养老服务用途或由非营利性改变为营利性的。
2. 违反民办护理院工作规范和服务标准，年社会投诉、举报侵犯服务对象合法权益在3次（含）以上，且经调查情况属实的。
3. 当年发生重大责任事故，或者存在严重安全隐患，相关职能部门发出整改通知后拒不整改或整改不力的。
4. 其他违法行为。

（二）验审不合格或者逾期不申请办理验审手续的民办护理院，取消当年度政府补贴。

因服务意识不强，对服务对象投诉、举报处置不当，造成不良社会影响的，由其所在单位或上级主管部门给予批评教育、责令改正，严重者依法追究刑事责任。

五、养老机构"两规范一标准"检查表

填写说明：

1. "养老机构基本信息"中除"机构登记情况"一栏在相应处打勾外，其他选项在相应位置填写数字，注意单位标注。

2. "养老机构落实'两规范一标准'情况"表中，根据本机构实际情况对照检查标准，在每项检查结果相应登级处打勾。

3. 检查结束，填写检查结果各等级的合计项数；检查人对检查中存在的问题、困难，检查结果等方面填写检查意见，并签名。

养老机构基本信息																	
机构名称					机构地址						机构成立时间						
法人代表					联系电话						邮箱						
机构登记情况（在相应选项打勾）			基本设施情况			职工构成情况				收养老年人情况					自费老年人平均收费标准（元/月）	"三无"或"五保"老年人供养标准（元/年）
											其中一		其中二			
事业	工商	民办非	未登记	床位数（张）	占地面积（万m²）	建筑面积（万m²）	固定资产（万元）	总人数	领导及行政人数	医师人数	护理员人数	其他	总人数	自理	半自理（介助）	完全不能自理（介护）	自费老年人数	"三无"或"五保"老年人数	自理老年人	半自理（介助）老年人	完全不能自理（介护）	

养老机构落实"两规范一标准"情况							
序号	检查内容		检查标准	检查方法	检查结果		
1	总体设计		①养老机构应交通方便、安静、卫生，并且周边有便捷的医疗急救、商业服务、文化娱乐等设施网络。设施设备与环境应符合老年人的生理、心理特点	实地查看。有功能效果、设施设备规范为达标；有功能效果、设施设备尚有欠缺为基本达标；功能效果不能保障为不达标	□达标	□基本达标	□不达标
2			②机构建筑层数宜为三层及三层以下，四层及四层以上应设电梯		□达标	□基本达标	□不达标
3	设施设备和环境（一）	居室	①老年人房间采光、通风良好		□达标	□基本达标	□不达标
4			②冬季室温不低于16℃，夏季不超过28℃		□达标	□基本达标	□不达标
5			③每间房屋应设有电话，居室及卫生间围厕旁应设立紧急呼叫按钮		□达标	□基本达标	□不达标
6			④单人间使用面积不少于10m²，双人间使用面积不少于14m²，三人间使用面积不少于18m²，合居型房间的使用面积每张床位不少于5m²		□达标	□基本达标	□不达标
7			⑤户室内通过式走道净宽不应小于1.2m		□达标	□基本达标	□不达标
8			⑥室内家具、各种设备应无尖角凸出部分		□达标	□基本达标	□不达标

续表

序号	检查内容		检查标准	检查方法	检查结果		
9	设施设备和环境（一）	厨房及餐厅	①除设公共餐厅外，可设少量公用厨房。设置的老年人公用小厨房应分层或分组设置，每间使用面积宜为6~8m²。厨房操作台面不宜高于0.75~0.85m	实地查看。有功能效果、设施设备规范为达标；有功能效果、设施设备尚有欠缺为基本达标；功能效果不能保障为不达标	□达标	□基本达标	□不达标
10			②餐厅应配设餐桌、坐椅、时钟、公告栏、废纸篓、窗帘、消毒柜、洗漱池、防蝇设备		□达标	□基本达标	□不达标
11			③餐饮用具清洗、消毒和储存设施设备		□达标	□基本达标	□不达标
12		卫生及洗浴	①有满足老年人衣、被洗涤需要的洗衣场所和洗涤用具、消毒设备		□达标	□基本达标	□不达标
13			②有方便老年人洗浴的公共浴室，提供冷暖洗浴水，配有坐椅、衣柜、保暖保温实施设备		□达标	□基本达标	□不达标
14			③洗手间及浴室应配备座便器、安装在墙上的尿池、卫生纸、废纸桶、淋浴器、坐浴盆或浴池、防滑浴池垫、浴室温度计、换气扇等		□达标	□基本达标	□不达标
15			④坐便器高度不应大于0.4m，浴盆及淋浴坐椅高度不应大于0.4m，浴盆一端应设不小于0.3m宽度的坐台		□达标	□基本达标	□不达标
16			⑤卫生间内与坐便器相邻墙面设水平高0.7m的"L"形安全扶手或"Ⅱ"形落地式样安全扶手。贴墙浴盆的墙面应设水平高度0.6m的"L"形安全扶手，浴盆一侧贴墙应设安全扶手		□达标	□基本达标	□不达标

续表

序号	检查内容		检查标准	检查方法	检查结果		
17	设施设备和环境（二）	医疗及康复	①根据老年人健康状况，必须准备足够的医疗设备和物资，应有急救药箱和轮椅等。不设医务室的老年人社会福利机构应与专业爱心护理院签订合同。合同爱心护理院必须具备处理老年人社会福利机构内各种突发性疾病和其他紧急情况的能力，并能够承担老年人常见病、多发病的临床诊疗任务	实地查看。查阅有效《医疗服务合同》，有《合同》为达标，无则不达标	□达标	□基本达标	□不达标
18			②机构应能满足老年人康复需求，有配置了适合老年人使用的康复器械和设备的康复室		□达标	□基本达标	□不达标
19		文化娱乐	①建有室内老年人活动室，有供其阅读、写字、绘画、娱乐的场所	实地查看。有功能效果、设施设备规范为达标；有功能效果、设施设备尚有欠缺为基本达标；功能效果不能保障者不达标	□达标	□基本达标	□不达标
20			②室外活动场地应设有固定座椅和适宜老年人健身、锻炼的固定健身设施设备		□达标	□基本达标	□不达标
21		公共区域（一）	①设有规范的公共提示标志，有方便老年人识别的机构建筑方位图示和设施设备使用说明书		□达标	□基本达标	□不达标
22			②共用活动室应设有闭路电视、电话、安全电源插孔、紧急呼救和降温供暖装置，有茶炉或电热水器等饮用水加热设备		□达标	□基本达标	□不达标
23			③有老年人活动的场所均应设有照明，要求光线均匀柔和，设有应急照明灯		□达标	□基本达标	□不达标
24			④老年人居室夜间通向卫生间的走道，上下楼梯平台，于踏步连接部位，在离墙离地高0.4m处宜设灯光照明		□达标	□基本达标	□不达标

续表

序号	检查内容		检查标准	检查方法	检查结果		
25	设施设备和环境（二）	公共区域（一）	⑤老年人出入和通行的厅室，走道地面和楼梯踏面应选用平整防滑材料，且界限鲜明		□达标	□基本达标	□不达标
26			⑥应设符合老年人体能心态特征的缓坡楼梯，且楼梯段净宽不得小于1.2m，不得采用扇形踏步		□达标	□基本达标	□不达标
27		公共区域（二）	①楼梯与坡道两侧离地高0.9m和0.65m处应设连续的栏杆和扶手，沿墙一侧扶手应水平延伸		□达标	□基本达标	□不达标
28			②设电梯的老年机构，电梯厅及轿厢的面积必须保证轮椅和急救担架进出方便，轿厢沿周边离地0.9~0.65m高处设安全扶手		□达标	□基本达标	□不达标
29	设施设备和环境（三）	安全及环境	①特种设备，如供暖锅炉、压力容器、电梯等安装和使用通过相关部门验审合格，消防设施符合国家安全标准，并通过消防管理部门验审合格	实地查看，看工作人员现场操作，查阅管理部门验审证书，检测和使用台账，有功能效果，设施设备规范，有管理部门验审合格证书为达标	□达标	□基本达标	□不达标
30			②安全标志、消防安全标志醒目符合国家标准		□达标	□基本达标	□不达标
31			③设有老年人专用的厨房，老年人专用厨房应设燃气泄漏报警装置；老年公寓、老年人院等老年人专用厨房的燃气设备，应设总调控阀门	设施设备尚有欠缺为基本达标，功能效果不能保障、无验审合格证书则为不达标	□达标	□基本达标	□不达标
32			④定期或不定期的做好修养区院内公共场所的消毒灭菌工作		□达标	□基本达标	□不达标
33			⑤各类设施设备及时维修保养、改造和报废处理，保证其处于正常状态		□达标	□基本达标	□不达标

续表

序号	检查内容		检查标准	检查方法	检查结果		
34	服务（一）	入住约定	对入住老年人进行身体、精神状况评估。商议入住服务内容和方式，与老年人或其家属签订具有法律效力的入院协议书，协议书载明服务内容和方式、服务收费标准及费用支付方式、服务期限和地点、权利和义务等条款，并建立入院老年人档案，包括入院协议书、健康检查资料、身份证或户口本复印件、老年人照片及记录后事处理联系人等与老年人有关的资料	查阅台账。有落实规范、有成效为达标；无落实为不达标	□达标	□基本达标	□不达标
35		生活照料（一）	①每天清扫房间一次，保证室内无蝇、无蚊、无老鼠、无蟑螂、无臭虫	实地查看，座谈询问。机构提供的服务项目能满足老年人需求为达标；有欠缺为基本达标；给老年人造成不便为不达标	□达标	□基本达标	□不达标
36			②每周换洗一次被罩、床单、枕巾（必要时随时换洗）		□达标	□基本达标	□不达标
37	服务（二）	生活照料（二）	①夏季每周洗澡两次，其他季节每周一次	实地查看，座谈询问。机构提供的服务项目能满足老年人需求为达标；有欠缺为基本达标；给老年人造成不便为不达标	□达标	□基本达标	□不达标
38			②提供干净得体的服装，并定期换洗，冬、春、秋季每周一次，夏季经常换洗，保持室内空气新鲜无异味		□达标	□基本达标	□不达标
39			③能为老年人提供起居、穿衣、修饰、饮食、口腔清洁、入厕、皮肤清洁护理、压创预防等服务料理		□达标	□基本达标	□不达标
40			④为行走不便的老年人配备临时使用的拐杖、轮椅和其他辅助器具，收养有介助、介护老年人的机构应能够为老年人提供协助老年人洗头、理发、剪指甲，帮助老年人洗漱，搀扶或帮助老年人排便等照料		□达标	□基本达标	□不达标

续表

序号	检查内容	检查标准	检查方法	检查结果		
41	膳食	①注意营养合理配餐,荤素、干稀搭配合理,每周制定食谱公布上墙,一日三餐按时开饭	实地查看、查阅台账,询问老年人。有落实、老年人满意为达标;多数老年人满意为基本达标;无落实、年度有责任性食物中毒事件为不达标	□达标	□基本达标	□不达标
42		②根据老年人的需要和医嘱制订饮食、普食、软食、流食及其他特殊的饮食		□达标	□基本达标	□不达标
43		③为有需要的自理老年人介助老年人和所有介护老年人送饭到居室,根据需要喂水喂饭		□达标	□基本达标	□不达标
44		④照顾不同老年人的饮食习惯,尊重少数民族的饮食习俗		□达标	□基本达标	□不达标
45	服务(二)	⑤保证食品卫生,做好送餐衔接,责任到人,严防食物中毒		□达标	□基本达标	□不达标
46	医疗康复	①为老年人定期检查身体,每年一次	实地查看,查阅台账,座谈咨询。有措施、有落实、有成效为达标;落实欠规范为基本达标;无措施或无落实为不达标	□达标	□基本达标	□不达标
47		②应为入住老年人建立填写健康档案,包括基本资料、病情、病史描述、病程和健康检查记录		□达标	□基本达标	□不达标
48		③有医疗康复功能机构,卫生保健人员定期查房、巡诊,每天一次		□达标	□基本达标	□不达标
49		④组织智力健全和部分健全的老年人每月进行一次健康教育和自我保健、自我护理知识的学习,常见病、多发病的自我防治以及老年营养学的学习		□达标	□基本达标	□不达标

续表

序号	检查内容		检查标准	检查方法	检查结果		
50	服务（二）	医疗康复	⑤能为老年人提供简单的医疗护理照顾服务，在医护人员指导下，协助老年人服药，进行肢体活动，使用助兴器具，观察老年人生命特征，预防并发症等		□达标	□基本达标	□不达标
51	服务（三）	心理精神支持	①制订有针对性的"入住适应计划"，帮助新入住老年人顺利度过入住初期	实地查看，查阅台账，座谈咨询。有措施、有落实、有成效为达标；落实欠规范为基本达标；无措施或无落实为不达标	□达标	□基本达标	□不达标
52			②与老年人每天进行交谈15分钟以上，并做好谈话周记，及时掌握每个老年人的情绪变化，对普遍性问题和极端的个人问题集体研究解决		□达标	□基本达标	□不达标
53			③根据老年人的特长、身体健康状况、社会参与意愿，有计划的组织老年人参与社会活动，为社会发展贡献余热		□达标	□基本达标	□不达标
54			④经常组织老年人进行必要的情感交流和社会交往，不定期开展为老年人送温暖、送欢乐活动，消除老年人的心理障碍，帮助老年人建立新的社会联系，努力营造和睦的大家庭色彩，基本满足老年人的情感交流和社会交往的需要		□达标	□基本达标	□不达标
55		文化娱乐	根据老年人的健康情况、兴趣爱好和个性特点，开展多种文化娱乐活动		□达标	□基本达标	□不达标
56		其他	①服务人员24小时值班，巡视居室，发现异常，及时处理并作好交接班工作		□达标	□基本达标	□不达标
57			②满足老年人清洁衣物的需要，完成衣物的分类、清洁、消毒、洗涤、整理折叠送还过程		□达标	□基本达标	□不达标

续表

序号	检查内容		检查标准	检查方法	检查结果		
58	服务（三）	其他	③协助老年人完成与家人和社会的通讯和联系		□达标	□基本达标	□不达标
59			④工作人员为老年人提供个人用品代购服务，需经过主管领导审批且出具正式发票或购物小票，钱款当面点清，避免与老年人发生经济纠纷		□达标	□基本达标	□不达标
60			⑤院内设有医务室的机构应做好医疗废弃物的处理和环境清洁、消毒工作		□达标	□基本达标	□不达标
61			⑥定期组织工作人员体检		□达标	□基本达标	□不达标
62	管理（一）	机构资质	具有《社会福利机构设置批准证书》和法人资格证书，并悬挂在醒目的地方，由社会组织和个人兴办的机构执行《民办非企业单位名称管理暂时规定》	实地查看，必备证照齐全为达标	□达标	□基本达标	□不达标
63		制度建设	①有按照有关规定和要求制定适合实际工作需要的规章制度	查阅资料，制度健全，内容科学可行为达标；欠完善为基本达标；制度不完善，管理混乱不达标	□达标	□基本达标	□不达标
64			②有可供相关人员查阅和向有关部门汇报的长、中、短期工作计划，定期统计资料，年度总结和评估报告		□达标	□基本达标	□不达标
65			③各项规章制度和服务标准，应张榜公布，并向业务主管部门备案		□达标	□基本达标	□不达标

续表

序号	检查内容		检查标准	检查方法	检查结果		
66	管理（二）	制度建设	④有简单介绍本机构最新情况的书面图文资料，其中需说明服务宗旨、目标对象、项目及服务使用者申请加入和退出服务的办法与发表意见的途径，本机构处理所提意见和投诉的承诺，这类资料应满足服务对象使用		□达标	□基本达标	□不达标
67			⑤有与入院老年人或其亲属签订的具有法律效应的入院协议书		□达标	□基本达标	□不达标
68		服务质量管理	①制定服务流程、程序和操作规范，规定服务达到的水平和要求，老年人及家属知晓服务的内容、时间、地点、任务、须知和收费标准	查阅资料，座谈询问。有规章和标准、有落实、有成效为达标；欠完善为基本达标；无规章措施为不达标	□达标	□基本达标	□不达标
69			②设立服务投诉渠道和处理程序，收集调查，协助和解决服务质量争议		□达标	□基本达标	□不达标
70		危机与风险控制	①制定各类危机和风险管理措施、应急预案、控制和处理程序，追踪落实责任到人	查阅资料，座谈询问。有措施、有落实、有成效为达标；欠规范为基本达标；无措施为不达标	□达标	□基本达标	□不达标
71			②开展传染病预防教育、院内感染控制培训、各类安全教育和相关技术操作培训		□达标	□基本达标	□不达标
72		财务管理	①各项财务制度健全，开支项目合理，凭证账目清楚，符合财务规定	查阅台账，听取汇报，随机抽查款物流向。无差错为达标；无差错欠规范为基本达标；账目不清为不达标	□达标	□基本达标	□不达标
73			②老年人与工作人员的经费科目独立核算，老年人和职工用餐账目分开，月清月结，按月公布，老年人委托保管的财物登记造册		□达标	□基本达标	□不达标
74			③捐赠款物登记造册，按规定使用，未发生挪用、侵占或损毁		□达标	□基本达标	□不达标

续表

序号	检查内容		检查标准	检查方法	检查结果		
75	管理（二）	档案信息管理	①老年人档案资料齐全（包括入院协议书，申请书，健康检查资料，身份证，老年人照片，联系人）	查阅台账，座谈询问。有落实、有成效为达标；欠规范为基本达标；资料不全有差错为不达标	□达标	□基本达标	□不达标
76			②入院老年人的个人资料，除供有需要知情人员查阅，其他人予以保密		□达标	□基本达标	□不达标
77	管理（三）	收费管理	服务项目收费按照当地物价部门和民政部门规定执行，收费项目既要逐项分计，又要适当合计，收费标准应当公开和便于查阅。当地物价部门和民政部门无规定的，应根据机构设施条件、管理水品和服务质量设立收费项目，合理定价并向当地物价和业务主管部门备案	查阅台账，实地查看。规范收费为达标；未落实则不达标	□达标	□基本达标	□不达标
78	队伍建设	人员资质	①城镇地区和有条件的农村地区，院领导接受过社会工作类专业知识培训，具有相关专业的大专以上学历，熟练掌握行业基本知识和专业技能，熟悉国家相关法律和法规政策	查阅证书和台账，并适当时机操作和演示。资质全业务熟为达标；业务欠熟练或资质不全为基本达标；医务人员无执业资格证书或工作人员无健康证为不达标	□达标	□基本达标	□不达标
79			②生活照料、安全保护、协助医疗服务的服务人员应持有国家养老护理员职业资格证书，或经过养老护理培训，且有年度体检健康证		□达标	□基本达标	□不达标
80			③从事医疗护理的人员应持有医师执业、护士执业资格，并办理注册登记，且有年度体检健康证		□达标	□基本达标	□不达标
81			④从事精神文化、心理咨询疏导、专项服务等人员是中高级及以上级别的护理员，其条件符合《养老护理员国家职业标准（试行）》		□达标	□基本达标	□不达标

续表

序号	检查内容		检查标准	检查方法	检查结果		
82	队伍建设	人员资质	⑤厨师、炊事员应持证上岗,年度体检健康证		□达标	□基本达标	□不达标
83			⑥各专业工作人员应具有相关部门颁发的职业资格证书或国家承认的相关专业大专以上的学历,无专业技术职务的护理人员应接受岗前培训,经省级以上主管机关培训考核后持证上岗		□达标	□基本达标	□不达标
84		人员管理	①建有工作人员花名册和档案	听取汇报,查阅台账,座谈询问。制度健全、有落实为达标;落实欠规范为基本达标;制度不全为不达标	□达标	□基本达标	□不达标
85			②有工作人员工作细则和选聘培训、使用、管理、教育、考核、奖惩等制度		□达标	□基本达标	□不达标
86			③根据国家和行业规定,与工作人员签订劳动合同,办理社会保险		□达标	□基本达标	□不达标
87			④根据国家和行业要求,完成继续教育和岗前技能培训和安全知识培训		□达标	□基本达标	□不达标

检查中存在的困难或问题

检查意见:

		检查人签字:
		检查日期:
制表人:	审核:	制表时间:

第二节 卫生部门对爱心护理院的管理

卫生部门是批准护理院成立的主要部门之一，明确了护理院的执业范围，制定了护理院相关规章制度，并组织定期对护理院检查考核，对促进护理院持续健康的发展起到至关重要的作用。爱心护理院同属医疗机构，属卫生部门管理范围。

一、医疗

（一）查房制度

1. 床位医生对所管的病员每日查房两次，上下午各一次，夜间值班查房一次。主治医师每三天至少查房一次。科主任查房至少每周一次，院长应每半月行政查房一次。
2. 对危重老年人，住院医师应随时观察病情并及时处理，科主任至少每天检查病员一次，提出处理意见。
3. 床位医生对危重、新入院病员要作重点巡视、及时处理；对一般病员要掌握病情，修改医嘱，检查、分析检验、影像报告，了解病员饮食、二便，征求病员、家属对医疗、护理、生活的意见。
4. 院长和科主任查房为综合性查房，要对病员的病情作出决断性意见，对下一步的诊断、治疗、护理提出意见，抽查医嘱、病历、护理质量。同时了解病房管理、饮食生活、后勤保障等方面情况，加以改进。

（二）住院病历书写制度

1. 老年人入院后，经治医师应及时查看老年人，询问病史，及时书写首次病程记录和处理医嘱，住院病历在24小时内完成。
2. 病程记录入院后前三天应每天记录一次。对病情稳定的慢性病或恢复期的老年人五天记录一次，病情记录不得以"同上或情况依旧"等过分简化的描述；每二个月作一次阶段小结。阶段小结重点记录与入院诊断和住院后的病情情况。危重老年人应随病情及时记录，并注明时间。
3. 住院病历书写由上级医师审核把关，床位医师按规定记录病史后，科主任每月应进行一次审核指导，并签名。

（三）告知沟通制度

沟通和告知是建立坦诚、互信医患关系的重要手段，是医疗护理中的一个重要环节，良好的沟通对稳定病情、取得家属的支持配合有重要的意义。原则上特殊医疗护理、病情转归、增加费用等都应列入告知内容。告知以书面为主。

入院告知

（1）护理院的基本情况，包括机构状况、服务项目、生活设施、医疗护理生活安排、收费价格及家属或委托人配合等事宜。
（2）入院后第2~3天告知老年人的诊断、目前病情、治疗护理方案、预后。
（3）特殊检查：因病情需要所必需的检查项目和创伤较大检查，需告知老年人家属及委托人，详明检查目的、意义和检查中可能的意外。

(4) 特殊治疗和护理：主要指特殊药物（如三类抗生素、精神类药物等）、营养支持、输血，以及鼻饲、留置静脉输液、保留导尿等操作中可能的意外，因病情需请会诊。

(5) 转院、出院

1) 转院：因病情需要转院进一步治疗，应及时联系转诊爱心护理院、签署转院单，并及时告知，家属或委托人拒绝转院的，应签名认定。

2) 出院：应签署出院单，告知老年人及家属即时病情、注意事项、联系方式。床位医师三天内应进行随访，给予指导。

老年人自动转院或自动出院的家属或委托人应签名认定，并保持必要联系。

(6) 病情危重或发生意外：病情发生危重或出现意外，应立即进行抢救并及时通知家属、交代病情，告知可能预后，危重老年人应签发病危通知书。发生意外应分析原因，如实告知。老年人死亡后应告知死亡原因，签署死亡通知书。

(7) 医疗保护性约束：因病情出现自残或危害他人安全行为的，需采取医疗保护性约束，应进行告知取得家属或委托人同意，家属或委托人拒绝的，可动员老年人出院。

(8) 费用告知：每月应告知一次费用清单，出院应告知全部费用清单。

(四) 医疗服务制度

1. 长期住院的一般老年人每月至少一次三大常规检查，每半年要进行一次全面的体格检查和血液生化、X线胸片，将检查结果记录在病程中，血液生化可委托有资质的一级以上医疗机构进行。

2. 住院期间老年人有一般疾病，应按照诊疗常规，随时进行处理，诊治疾病的检验、影像检测结果和治疗、用药方案（包括临时用药）的效果、调整均需记录在病程录，疾病的诊治过程完整、无缺项漏项。

3. 对一般疾病的诊治，要因病施治，对症处理。严禁大处方、大检查，严禁滥用抗生素。

4. 对难以处理的重症、急诊要立即通知家属，家属同意后，及时转院诊治。难以转院或家属有歧意的，应取得家属同意后，可以请会诊。转诊或会诊过程，应程序清楚，手续完备。

二、护理

(一) 护士执业准入制度

1. 护士执业准入制度

(1) 在爱心护理院工作的护士，应和医疗卫生机构执业资格要求相同，申请护士执业注册，应当具备下列条件：

1) 具有完全民事行为能力。

2) 在中等职业学校、高等学校完成国务院教育主管部门和国务院卫生主管部门规定的普通全日制3年以上的护理、助产专业课程学习，包括在教学综合爱心护理院完成8个月以上护理临床实习，并取得相应学历证书。

3) 通过国务院卫生主管部门组织的护士执业资格考试。

4）符合国务院卫生主管部门规定的健康标准。

护士执业注册申请，应当自通过护士执业资格考试之日起3年内提出；逾期提出申请的，除应当具备前款第①项、第②项和第④项规定条件外，还应当在符合国务院卫生主管部门规定条件的医疗卫生机构接受3个月临床护理培训并考核合格。

（2）护士考试与注册的条件和程序依照国家和省卫生行政主管部门的政策执行。

（3）注册护士必须经过聘用医疗卫生机构岗前培训，考试合格后方可上岗，在受聘医疗卫生机构从事护理专业技术工作，包括基础护理工作和专科护理工作。

2. 夜班护士准入制度

（1）注册护士。

（2）在护理部领导下，由护士培训与科研管理委员会的护士层级与特殊岗位培训小组制订夜班护士培训制度，确定培训计划、内容、方式等，并组织实施。

（3）由院专科护理管理委员会确定夜班护士准入条件，并在护理部领导下组织进行相关理论、专业技术和夜班能力考核。成绩合格者经该委员会审核准入后，方可独立从事夜班护士工作，并享受夜班护士的有关待遇。

（4）具有夜班岗位需要的专业技术能力，独立完成急危重症抢救配合工作能力；具有病情观察与应急处理能力；具有规范、准确、及时客观书写护理文书的能力。

（5）具有良好的慎独精神。

（6）遵照执行卫生行政主管部门规定的其他条件。

（二）病区管理制度

1. 病房由护士长负责管理，医护人员积极协助。

2. 定期向病员宣传讲解卫生知识。

3. 保持病房舒适、安静、整洁、安全，避免噪声，做到走路轻、关门轻、操作轻、说话轻。

4. 统一病房陈设，室内物品和床位要摆放整齐，固定位置，未经护士长同意，不得任意搬动。

5. 保持病房清洁卫生，注意通风，每日至少清扫两次，每周大清扫一次。

6. 医务人员工作时必须佩带工作牌，穿戴工作服、帽，着装整洁，必要时戴口罩。

7. 病房内不准吸烟，有禁烟标识；病员被服、用具按基数配给病员管理，出院时清点收回。

8. 护士长全面负责保管病房财产、设备，并分别指派专人管理，建立账目，定期清点。如有遗失，及时查明原因，按规定处理。管理人员调动时，要办好交接手续。

9. 定期召开老年人座谈会，征求意见，改进病房工作。

10. 老年人住院期间不得擅自离开护理院。

（三）治疗室工作制度

1. 工作人员进入治疗室应衣帽整洁、仪表端庄，各种无菌操作前洗手、戴口罩，严格执行无菌技术操作规程。

2. 严格交接班制度，各班认真清点药品、器材、用物、登记并签名，遇有损坏或丢失及时查明原因。

3. 各项治疗操作准备时，须严肃认真、思想高度集中，严格执行操作规程及"三查七对"制度，防止差错、事故的发生。

4. 治疗室、治疗柜内各种药品、器械应保持有效状态，标签完整、字迹清楚、位置固定、分类放置、专人保管、按时整理补充、保持整洁有序、用后放回原处。

5. 各种无菌物品按规定时间消毒更换，定期检查消毒日期，用过的物品、器械初步处理后及失效物品应及时与供应室交换，保证治疗工作的顺利进行。

6. 保持治疗室清洁整齐，分区明确。随时清理治疗柜、治疗盘、服药盘及用过的物品，各班做完治疗后及时整理用物，清洁治疗台面，每周彻底清扫1次，每日夜班空气消毒。

7. 未经允许，非工作人员不得进入治疗室，更不能动用室内已消毒的物品，防止交叉感染。

8. 治疗室物品一般不外借，特殊情况经护士长同意，办理借用手续，并及时索回。

9. 一次性治疗用品使用后按规定处理。

10. 保持服药器具的清洁。

11. 治疗室配置冰箱按规定放置有关物品，并保持清洁，不得存放私人物品。

（四）护理安全管理制度

1. 医疗卫生机构配备护士的数量不得低于国务院卫生主管部门规定的护士配备标准。

2. 护士执业应严格遵守法律、法规、规章和诊疗技术规范。

3. 护士在工作中必须具备严肃认真的态度，思想集中。

4. 各护理单元制订并不断完善护理风险防范预案，在护理危重、昏迷老年人时要根据病情分别采取各种防护措施，确保老年人安全。

5. 熟练掌握消毒隔离技术，防止院内交叉感染。

6. 严格执行交接班制度，要做到交班三清楚：交班本上要写清楚、口头交代要讲清楚、床头交班要看清楚。

7. 医嘱输入后应做到班班查对，护士长每周组织查对医嘱一次。

8. 保持本单元药物良好性能，定时检查基数药品，溶解药物按规定时间放置。

9. 要认真执行医嘱、服药、注射、输注、输血、手术、饮食、供应室等查对制度。

10. 护士长要有计划地检查各班护理质量，及时发现护理安全的隐患，给予纠正。

11. 各护理单元每月进行护理缺陷分析一次，如发生差错应及时纠正。

12. 护理部定期进行安全教育，组织检查安全管理工作。

（五）护理文件管理制度

1. 病区护士须严格执行《医疗机构病历管理制度》，严禁任何人涂改、伪造、隐匿、销毁、抢夺、窃取病历。

2. 除涉及对老年人实施医疗活动的医务人员及医疗服务质量监控人员外，其他任何机构和他人不得擅自查阅老年人的病历。

3. 病区护理文件由护士长负责管理，护士长不在时由主班护士负责管理。各班护理人员均须按不得泄露老年人隐私的要求执行。

4. 住院期间的护理文件要求定点有数，各种表格均应排列整齐，用后必须归还原处。

5. 老年人不得自行携带病历出科室，外出会诊或转院时，可携带病历摘要。

6. 老年人或家属需复印病历，护理人员要立即报告科主任及护士长，按护理院规定执行。

7. 病房交班报告本须按要求记录，全部用完后必须妥善保存一年，以备查阅。护士长定期查阅体温单、护理记录单等文件的书写是否符合要求。

（六）**消毒隔离制度**

1. 医务人员上班时要衣帽整洁，离开工作区域、院内餐厅就餐、开会时要脱去工作服。

2. 诊疗处置工作前后均应洗手，必要时用消毒液泡洗；无菌操作时，要严格遵守无菌操作规程。

3. 凡进入人体组织及无菌器官的物品须灭菌，凡接触老年人皮肤、黏膜的物品须消毒。

4. 病房应定时通风换气，定期进行空气消毒，地面用湿拖把擦洗，床头柜及椅子每日擦洗，抹布应专用，定期消毒。

5. 老年人被服每周至少更换一次，污染后及时更换，换下的脏被服应放于指定处，不得随地乱丢，不在病房清点。便器消毒按有关规定执行。

6. 出院老年人的床单位要做好终末消毒处理，床、桌、椅及墙壁应用消毒液擦洗，床垫、被褥洗晒消毒；死亡老年人的被褥应更换，用具应消毒。

7. 进入治疗室、换药室应衣帽整洁，私人物品不得带入室内，各项操作应严格遵守无菌技术操作原则。

8. 治疗室、换药室应每天通风换气，每天用消毒液擦拭物品及地面，并进行空气消毒。

9. 每天检查无菌物品是否过期。无菌物品与非无菌物品应分开放置，有明显标志。

10. 治疗室的抹布、拖把等用具应专用。

11. 换药车上用物定期更换和灭菌，换药用具按规定处理。

12. 一次性医疗用品，用后按规定处理。

（七）**医疗废物分类管理制度**

1. 临床科室医务人员要严格按照《医疗废物管理条例》《医疗机构医疗废物管理办法》及有关配套文件的规定执行医疗废物管理。

2. 护士长要对本科室医疗废物管理质量进行监督与指导。

3. 护士长要加强对本科室医疗废物的管理，防止发生医疗废物泄漏、丢失、买卖事件。

4. 在进行医疗废物分类收集中，医务人员要加强自我防护，防止职业暴露。

5. 临床科室要对从事医疗废物分类、收集的人员提供必要的职业防护措施。

6. 医疗废物包装袋（箱）按要求配置，生活垃圾包装袋为黑色。

7. 盛装医疗废物前，应当对医疗废物包装袋（箱）进行认真检查，确保无破损、渗漏。

8. 盛装医疗废物的每个包装袋（箱）外表有警示标识。盛装的医疗废物达到包装物或者容器的 3/4 时，应及时更换。

9. 包装袋（箱）的外表被感染性废物污染时，应当对被污染处进行消毒处理或者增加一层包装袋。

10. 隔离的传染病老年人或者疑似传染病老年人产生的医疗废物应当使用双层包装物，并及时密封。

11. 科室的医疗废物暂时存放点有分类收集方法的示意图或者文字说明。

12. 每天医疗废物交接完毕后，科室工作人员对医疗废物暂存地进行清洁和消毒。

13. 科室工作人员按照规定的时间与接收人员履行医疗废物交接、称重手续，并登记、签名。

（八）护理质量管理制度

1. 成立由护理部主任（副主任）、护士长、护理专业骨干组成的护理质量管理委员会，负责全面的护理质量督导、检查、考核，并制订护理质量持续改进方案。

2. 护理质量管理委员会下设专项的质量改进小组，负责专项的质量改进。

3. 护理质量管理委员会负责制订各项护理质量标准，并根据学科发展定期修订，定期组织检查，发现问题及时反馈。

4. 护理质量实现护理部—护士长—护士质控网络管理。

5. 护理部每月抽查、每季度全覆盖，并定期召开会议，总结质量检查中存在问题，分析原因，提出改进措施并反馈到全体护士。

6. 护士长定期进行质量督导、检查。

7. 科室成立质控小组进行质量自查，并根据存在问题和反馈意见进行质量改进。护理质量检查结果作为科室考核和护士长考核的重要依据。

（九）医嘱执行制度

1. 执行医嘱要正确、及时，执行医嘱后在相应的医疗文件上记录执行时间并签全名。

2. 对可疑医嘱，必须查清后方可执行。

3. 护士发现医嘱违反法律、法规、规章或诊疗技术规范规定，应当及时向开具医嘱的医生提出；必要时，应当向该医师所在科室的负责人或者医疗卫生机构负责医疗服务管理的人员报告。

4. 需下一班执行的医嘱要交代清楚，并在相应的医疗文件上注明。

5. 一般情况下，医师无医嘱时护士不得给老年人做治疗处理，遇抢救危重老年人的紧急情况下，医生不在场时，护士可针对病情给予必要处理，但必须遵守诊疗护理规范并做好记录，及时向医师汇报。

6. 除抢救老年人外，不得执行口头医嘱，执行口头医嘱时，护士须复诵一遍，经医师确认后执行。

（十）分级护理制度

分级护理是根据老年人病情的轻重缓急，年龄、生活自理能力、残疾程度规定临床护理要求，在护理工作中达到明确重点，分清主次，合理安排人力，使护理工作有条不紊地进行，有利于提高护理质量。

医生根据老年人的病情决定护理等级，以医嘱形式下达级别，分一、二、三级护理和特别护理，并作出标记（一级护理为红色，二级护理为黄色，三级护理为蓝色或可不设标记）。

1. 特别护理

病情依据：

（1）病情危重，需随时进行抢救的老年人，如监护老年人。

（2）各种严重外伤，如大面积烧伤。

护理要求：

（1）设专人护理，严密观察病情，备齐急救药品、器材，随时准备抢救。

（2）制订护理计划，记特别护理记录单，根据病情严密观察老年人生命体征变化，并做好记录，准确记录液体出入量，注意水、电解质平衡。

（3）认真细致做好各项基础护理，严防护理并发症，确保老年人安全。

2. 一级护理

病情依据：

（1）病重需要绝对卧床休息者。

（2）特大手术后7天内，各种中、大手术后1～3天内。

（3）各种内脏出血或外伤、高热、昏迷、休克、肝肾功能衰竭、极度衰竭者。

（4）瘫痪、惊厥、晚期癌症者。

（5）生活不能自理者。

护理要求：

（1）严密观察病情，经常巡视老年人，每小时巡视老年人一次，必要时15～30分钟一次，根据医嘱测量生命体征，根据病情制订护理计划并实施，观察用药后的反应及效果，及时记好各项护理记录。

（2）加强基础护理，防止发生并发症；保证良好病房环境，床单位清洁；保持老年人"六洁"（头发、手、足、会阴、皮肤、口腔）；保持各种管道在位通畅；提供老年人正常休息的环境。

（3）根据病情特点，病情需要，协助老年人完成进食、服药、大小便等。

（4）针对老年人情况，实施心理护理，进行健康教育。

3. 二级护理

病情依据：

（1）病重期急性症状消失，特殊复杂手术、大手术后病情稳定者，骨牵引、卧床等生活不能完全自理者。

（2）年老体弱或慢性病不宜过多活动者。

（3）一般手术后等。

护理要求：

（1）注意观察病情和特殊治疗或用药后反应及效果，每1～2小时巡视老年人一次。

(2) 根据病情测量生命体征。
(3) 做好基础护理,协助翻身,加强口腔、皮肤的护理,防止发生并发症。
(4) 协助老年人进食、服药、大小便等生活护理。
(5) 针对老年人情况做好心理护理及健康教育。

4. 三级护理

病情依据:
(1) 轻症、一般慢性病、手术前检查准备阶段的老年人等。
(2) 各种疾病术后恢复期或即将出院的老年人。
(3) 可以下床活动、生活可以自理的老年人。

护理要求:
(1) 注意观察老年人病情,每天巡视至少4次,发现病情变化及时汇报。
(2) 根据病情测量生命体征。
(3) 做好健康教育,督促老年人遵守院规。

第三节 人力资源和社会劳动保障部门对爱心护理院的管理

本节内容简单阐述人力资源和社会劳动保障部门对社会医疗保险定点护理院的管理办法。

1. 所谓的定点护理院,是指已取得卫生部门认定的医疗执业资质并已正常开业一年以上,市劳动保障行政部门审查确定了医疗保险定点资格,与市社会保险基金管理中心(以下简称市社保中心)签订医疗保险定点医疗服务协议,为本市参保人员和离退休干部(以下统称参保人员)提供医疗服务的护理院。

2. 定点护理院应具备以下条件

(1) 遵守国家有关医疗服务和药品管理的法律、法规;执行国家和省、市物价部门规定的医疗服务和药品价格的法规和政策。
(2) 执行社会医疗保险的有关政策规定,建立与社会基本医疗保险要求相适应的内部管理制度,并配备专门的管理人员和计算机系统。
(3) 符合定点爱心护理院设置规划;护理院床位在100张以上。
(4) 持有《医疗机构执业许可证》和《收费许可证》。
(5) 参加社会保险,本单位职工应保尽保并按时足额缴纳社会保险费。
(6) 财务管理制度健全,有药品及医用耗材进销存软件管理系统。
(7) 参加药品及医用耗材集中采购并执行中标价格。

3. 具备以上条件,愿意承担为本市参保人员提供医疗服务的护理院,可向市劳动保障行政部门提出书面申请,并提供以下材料:

(1) 医疗机构执业许可证副本及复印件。
(2) 收费许可证副本及复印件。
(3) 大型医疗仪器设备清单。

(4) 护理院执业医师代码名册电子版信息。

(5) 上一年度业务收支情况和门诊、住院诊疗服务量，以及可承担的医疗服务能力。

(6) 药品监督管理和物价部门监督检查合格的证明材料。

(7) 医疗保险工作分管领导和专职管理人员名单。

(8) 计算机及网络设备清单，负责计算机硬件、软件维护的工程技术人员名单。

4. 市劳动保障行政部门制定医疗保险定点规划，定期或不定期集中受理市区统筹范围内护理院的定点申请。依据条件标准，按照合理布局、方便群众、择优选择的原则进行筛选，并在此基础上进行现场检查。经征求市卫生等相关部门意见后确定初步定点名单，再经社会公示后认定定点资格。由市劳动保障行政部门发放定点医疗机构资格证书和全省统一制做的定点医疗机构标牌，并向社会公布；被取消定点资格的，证、牌予以收回。

5. 市社保中心对取得定点资格并经验收合格后的护理院实行协议管理。负责其医保软件的操作验收、诊疗及药品库对照的验收工作，验收合格后报市劳动保障行政部门。市社保中心制定的社会医疗保险服务协议，应明确双方的责任、权利和义务，根据协议约定各自承担违约处罚。签订协议有效期一般为2年。协议到期定点爱心护理院应及时与市社保中心续签协议，逾期2个月仍未续签的，将暂停定点单位结算服务。

6. 市社保中心与定点护理院实行计算机实时联网管理，取得定点资格的护理院必须按要求配备计算机和网络系统，配备与社会基本医疗保险业务相适应的计算机管理人员和经培训合格、持证上岗的计算机操作人员；定点护理院安装规定的医保软件，为确保医保网络的安全，还必须安装病毒防火墙，定时查毒、杀毒；与市社保中心连接的服务器不能与互联网（INTERNET）相连；服务器IP地址经市社保中心设定后，不得擅自修改；按要求做好诊疗、药品数据库的对照工作。

7. 定点护理院应按要求保证医疗保险软件的正常运行和网络的畅通，保证参保人员的正常就医，及时、准确地向市社保中心提供参保人员医疗费用的发生情况等有关信息。市社保中心发现定点单位有病毒侵入或恶意攻击医保网络的行为时，可以立即切断该定点单位的网络连接，并可结合考核予以处罚。情况严重的应及时报警，由公安部门进行处理。

8. 定点护理院应建立健全内部医疗保险管理制度，配备专（兼）职医疗保险管理人员，加强医疗保险政策的学习和宣传并设置宣传栏。面向社区居民，坚持"以老年人为中心"的服务准则，热心为参保人员服务，在诊疗过程中严格执行首诊负责制和因病施治的原则，合理检查，合理用药，合理治疗，合理控制医疗费用。张挂定点医疗机构资格证书（正本）、常用药品及收费项目价格及优质服务便民措施，为就医人员提供整洁舒适的就医环境。

9. 定点护理院工作人员在为参保人员提供医疗服务时应认真核验就诊人员的医疗保险（离休干部）病历、医疗保险证及社会保险卡（IC卡）（以下统称"证、卡"），为保证参保人员治疗的连续性和用药的安全性，接诊医师应查阅门诊病历上的前次就医配药记录，对本次老年人的检查、治疗、用药等医疗行为应在病历上明确记录。参保人员因行动不便委托他人代配药的，由被委托人在专用病历上签字。

10. 定点护理院必须使用规范的处方和收费票据，严格遵守药品《处方管理办法》的规定：同一通用名称药品的品种不得超过 2 种，处方组成类同的复方制剂 1～2 种。处方一般不得超过 7 日用量；急诊处方一般不得超过 3 日用量；对于某些需长期服药的慢性病（如结核病、高血压病、糖尿病等，麻醉、精神药品从其规定）可适当延长，一般为 30 天，但医师应当注明理由。住院老年人出院时不得带与本次住院病情无关的药品。不得限制老年人持医保处方到定点零售药店购药。

11. 市社保中心对定点护理院医生的医保处方实行跟踪监控。根据《处方管理办法》的规定，对出现超常处方 3 次以上且无正当理由的医师提出警告，暂停其医保处方权；暂停医保处方权后，仍连续 2 次以上出现超常处方且无正当理由的，报行政部门取消其处方权。

12. 定点护理院应严格执行有关规定。专科医生在为享受门诊特定项目的大病老年人治疗时，应认真核对证、卡，因病施治，严格执行药品限量管理规定。

13. 定点护理院在收治住院老年人时应严格掌握住院指征并按照因病施治的原则进行治疗。住院期间的所有医药费用必须进入住院费用累计，持卡结付，不得推诿老年人、挂名或分解住院。（注：分解住院是指医院在住院患者尚未痊愈的前提下，为病人办理多次出院、住院手续的行为。）

14. 定点护理院应严格执行医疗保险政策规定。按规定办理门诊特定项目和转院手续。

15. 定点护理院应尊重参保人员对就医费用的知情权，在使用自费药品或自费诊疗服务项目时，非紧急情况下应事先征得本人或家属的同意。院方应主动为住院老年人提供每日医疗费用的明细清单。

16. 定点护理院应加强对药品的管理，建立药品效期警示制度，对药品进、销、存及效期实现计算机动态管理，健全药品进、销、存台账，加强对药品质量的监控，确保参保人员的用药安全。

17. 定点护理院应严格执行国家和省的有关药品和医疗收费的政策和价格规定，不得擅立收费项目、分解收费、超标准收费和重复收费。

18. 市社保中心应加强对定点护理院医疗保险业务工作的指导，并对医疗服务情况进行定期费用审核和日常检查监督，必要时可采取明查暗访、录音、录像等方法采集有关证据资料。护理院应积极配合提供与费用审核、检查监督等相关的资料、财务账目及药品"进、销、存"台账清单等，拒不配合调查者将按违规证据事实予以处理。

19. 定点护理院必须遵守职业道德，不得以医疗保险定点医疗机构的名义进行任何商业及性病广告宣传；不得收受"红包"、"回扣"；不得以现金、礼券及商品等进行医疗消费的促销活动。

20. 市劳动保障部门对定点护理院的定点资格证书实行年度审核制度，定点护理院变更机构名称、法定代表人、单位性质、所有制形式、地址、诊疗科目时，必须事先向卫生行政部门提出变更申请，经同意并办理变更手续后，向市劳动保障行政部门报告，劳动保障行政部门在对其变更内容进行复核后，符合定点要求的，保留其定点服务资格；未经卫生行政部门审核同意并办理变更手续的，暂不核（换）发定点资格证书，并暂停定点资格。自主变更机构法人、名称、地址的，按新定点的护理院办理审批。

21. 定点护理院发生违规行为或双方协议内容的，劳动保障主管部门应扣回医疗保险基金不予结付的违规费用；视情节给予通报批评、警告、降级、暂停定点护理院医疗结算。具体违规行为和视情节处理的条款，由市社保中心与定点护理院签定的协议中明确。对情节严重或本年度内第二次被处暂停处罚的，报劳动保障行政部门取消其定点护理院资格。

22. 定点护理院发生以下行为，一经查实，除按有关规定进行处罚外，即暂停或取消医疗保险定点资格。

（1）伪造门诊、住院病历，弄虚作假，骗取医疗保险基金的；

（2）以药易药、以药易物，采用不正当手段划卡结付的；

（3）恶意攻击医保网络，造成网络瘫痪或数据破坏的；

（4）进销存账物严重不符，提供虚假票据，以非法手段返利促销，套取医疗保险基金的；

（5）严重违反医疗保险有关政策法规的行为。

23. 市劳动保障行政部门会同卫生、药监、物价等有关部门对定点护理院医疗服务和管理情况进行行政执法检查。结合日常考核，对年度综合总分 95 分以上，平时检查各项制度健全、服务规范、合理控制医疗费用增长比例的定点护理院予以通报表彰，并对医疗保险管理先进个人予以表彰奖励；对年度总分低于 80 分的，限期进行整改；对年度考核总分低于 70 分的定点护理院，将暂停或取消定点资格。

第四节　其他政府部门对护理院的管理

政府职能部门管理的目标就是要求护理院规范服务、依法经营、规避风险，持续改进服务质量，提高经营效益。实践证明：凡是主动接受政府职能部门的指导与管理的爱心护理院，其管理规范，发展速度快，运行质量高，能够取得较好的社会经济效益。除民政、卫生、社保等政府部门外，其他政府职能部门均按照各自的分工对护理院实施指导与管理。

1. 消防部门　主要针对护理院存在或潜在的消防安全问题进行技术指导和监督管理，并颁发消防安全许可证。

2. 国土部门　主要负责护理院新、改、扩建设项目的土地审批、划拨的管理。

3. 建设部门　主要负责新、改、扩建设项目的建筑设计、审批、施工、竣工验收的管理。

4. 工商部门　主要负责营利性护理院的工商注册登记和经营监督管理。

5. 税务部门　主要负责财务监管与税务监督，营利性护理院税务注册登记和征缴，非营利性护理院的税收减免等工作。

6. 劳动部门　主要对护理院的劳动用工进行执法监督。

思 考 题

1. 兴建爱心护理院的申报程序包括哪些？
2. 卫生行政系统如何对爱心护理院进行管理？
3. 爱心护理工程五个"统一"的具体做法是什么？
4. 举办爱心护理院，应当符合国家规定的举办社会福利养老机构的有关规范、标准和条件，这些标准包括哪些内容？

第三章 爱心护理院基本建设

本章重点概述

爱心护理院不同于一般的养老机构，它既是养老机构又是医疗机构，在基础建设上要顾及养老与医疗两方面，严格按照国家养老机构规范标准与卫生行政法规实施爱心护理院建设，保障爱心护理院的持续、平稳发展。1999年国家建设部、民政部发布行业标准《老年人建筑设计规范》，爱心护理院的建筑设计也须以此为标准。

第一节 爱心护理院床位与病区设置

爱心护理院的床位与病区设置既要符合民政系统对养老机构的要求，给老年人营造一个舒适、安静、整洁的居住环境，又要遵守卫生系统对医疗机构的规范，不能逾矩[1]。

一、床位设置

（一）床位总数

目前国内爱心护理院大多为民办单位，个人或合伙出资兴办，计划爱心护理院的床位总数，首先应结合投资金额考虑。投资金额越大，床位数设置越多。其次还要考虑到本地区老年人口的数量，是否能保证爱心护理院开办后的入住率。爱心护理院进入正常运营状态后，由于只具备提供基础医疗的条件，利润空间不是很大，生活护理的收费也相对稳定，而成本（包括房屋、水电、人力、管理成本等）开销较大，若床位数过少，很可能造成入不敷出的局面。

然而床位总数也并非越多越好。床位数越多，投资越大，回报周期越长，若老年人入住率得不到明显提高，就很容易导致亏损经营。另外，在向当地卫生系统申报床位数的时候，必须有与床位数比例相适应的医、护、技工作人员，才能获得执业批准。开办初期，老年人的入住率较低，若工作人员比例太高，成本支出过大，资金很难进入良性循环。可以通过调整、逐步扩大规模的办法，合理安排，尽量减少资源的浪费。

（二）床位配备

1. 不同的老年人有不同的经济基础，并带来不同的居住要求。爱心护理院在设计病房床位时，要充分考虑到这一点。若服务对象主要是面对社会广大的百姓群体，则以中档床位为主，低、高档床位可适当穿插。一般来说，主要是设置三人房间，适当安排多人间、双人间或者单人间。

2. 入住爱心护理院的老年人大部分为生活不能自理者，需要接受照料，而这些护理工作往往在床边进行，若床位之间相对拥挤则不利于老年人的休息和护理，根据养老机构建筑规范要求，每张床位的使用面积不得低于6 m^2。

3. 病房应位于朝向、通风、采光最佳状态，具有良好的室内、外环境。

4. 病房室内净高不得低于2.8m，每间病房应有紧急呼叫系统，有条件的宜设中心供氧及中心吸引装置。

5. 病房的排列应平行于采光窗墙面，单排一般不超过3张床，双排一般不超过4张床。病房内应设置个人独用的较大的储物空间。

6. 护士站宜以开敞空间与护理单元走道连通，到最远病房门口不超过30m。无障碍设施齐全（台阶走廊、厕所、电梯、浴室防滑等）。

7. 病房内装有空调，冬季、夏季正常运行。老年人多系统器官功能衰退，往往是身患多种疾病，长期卧床、生活不能自理，对护理、康复的要求与医疗相比更加重要。爱心护理院的床位设置要以老年人为本，采用功能较先进的，至少是可以摇起的医疗用床。床高45～50cm，床两边应设有高10cm的护栏，保护老年人以免坠床。

8. 每一个床单元须配有床、床垫、被子、褥子、被套、床单、枕芯、枕套、床头柜、暖水瓶、面盆、痰盂、病员服。

9. 科室内配有一般诊疗及抢救设备：听诊器、血压计、体温计、观片灯、体重身高计、治疗推车、供氧设备、电动吸引器、抢救车、心电图机、快速血糖自动测定仪等。

二、病区设置

病区是爱心护理院的重要组成单位，是住院老年人接受诊疗、护理、康复生活的场所，是属于某一科室的相对独立管理的医、教、研的工作场地，一般设40～50张床位，每个病区可收治一个或几个医疗专科的病种。病区的布局、设备和管理质量直接关系到医疗、护理、康复任务的完成。病区管理的中心目标是为老年人创造一个清洁、整齐、安全、舒适、安静的居住环境，并提供优质的服务。

在爱心护理院，一个完整的病区应包括40～50张床位的病房、医生办公室、护士站、治疗室、医疗垃圾处置室、老年人活动休闲区，良好的病区环境是保证医疗、护理工作顺利运行，促进康复的重要条件，创造优美、舒适的休养环境是爱心护理院管理的重要组成部分。从管理角度看，病区既是一个具有特殊性质的人文环境，又是一个必须符合医疗、卫生原则，满足老年人身、心需要的物理环境。它们构成了病区环境管理工作的重心。

（一）病区物理环境的管理

病区整洁主要指病区的空间环境及各类陈设的规格统一，布局整齐；各种设备和用物设置合理，清洁卫生。达到避免污垢积存，防止细菌扩散，给老年人以清新、舒适、美感的目的。保持环境整洁的措施：

1. 物有定位，用后归位，养成随时随地注意清理环境、保持整洁的习惯。

2. 病室内墙定期除尘，地面及所有物品用湿式清扫法。

3. 及时清除治疗、护理后的废弃物及老年人的排泄物。

4. 非老年人必需的生活用品及非医疗护理必需用物一律不得带入病区。

5. 清静的环境能减轻老年人的烦躁不安，使之身心闲适地充分休息和睡眠，同时也是老年人康复、医护人员能够专注有序地投入工作的重要保证。

（1）根据国际噪声标准规定，白天病区的噪声不超过38dB。

（2）控制噪声，工作人员应做到：走路轻、说话轻、操作轻、关门轻。

（3）易发出响声的椅脚应钉橡胶垫，推车的轮轴、门窗交合链应定期滴注润滑油。

（4）积极开展保持环境安静的教育和管理。

6. 舒适的环境主要指老年人能置身于恬静、温湿度适宜、空气清新、阳光充足、用物清洁、生活方便的环境中，才有安宁、惬意，心情舒畅感。

（1）温度、湿度：病室温度过高神经系统易受抑制，影响人体散热；室温过低，使机体肌肉紧张、冷气袭人导致老年人在接受诊疗护理时受凉。病室适宜的温度一般冬季为18~22℃，夏季19~24℃，相对湿度以50%~60%为宜。湿度过高，有利于细菌繁殖，且机体散热慢，老年人感到湿闷不适；湿度过低，则空气干燥，人体水分蒸发快，热能散发易致呼吸道黏膜干燥，口干咽痛影响气管切开或呼吸道感染者康复。因此，应根据季节和条件因地制宜地采用开窗通风、地面洒水、空气调节器等措施，调节室内温湿度，使老年人感到心境愉悦，安泰处之。

（2）通风：病室空气流通可以调节室内温湿度，增加空气中的含氧量，降低二氧化碳浓度和微生物的密度，使老年人感到舒适宜人，避免产生烦闷、倦怠、头晕、食欲缺乏等症状，有利于身体康复。合理的做法是：根据气候变化情况定时开窗通风，冬季一般每次通风30分钟左右；病室应为无烟区（不得在室内吸烟）；及时清除污物及不良气味。

（3）阳光：病室阳光充足，不仅能保护老年人的视力，增加活力；且可利用阳光中的紫外线，发挥其杀菌作用，净化室内空气；适当的"阳光浴"还可以增进老年人的体质，尤其是冬季的阳光，使老年人感觉温暖舒适，激发情趣。但必须注意：阳光不宜直射眼睛，以免引起目眩；午睡时宜用窗帘遮挡阳光；室内的人工光源，既要保证晚夜间的工作、生活照明，又不可影响老年人睡眠。

7. 病区管理工作中应全力消除一切妨碍老年人安全的因素，安全保障好，老年人心理松弛，可以避免意外事故。

（1）避免各种因素所致的意外损伤。如洗浴室地面潮湿，致使老年人滑倒跌伤；未加床档、保护具而坠床或撞伤；神志不清或躁动老年人接触电源而灼伤等。

（2）杜绝医源性损害。如粗心大意引发的护理事故、差错；服务态度欠佳，致使老年人心理失衡等。

（3）防止院内交叉感染。

所有上述不安全因素，都可通过科学管理加以避免，收到满意的效果。首先应改善服务态度，事事将老年人的利益放在首位，不断提高服务水平和质量；力争改善病区的安全设施，如厕所、走廊应设有扶手，给功能障碍的老年人带来安全感；电源插座应远离神志不清的老年人，夜间设有地灯照明，方便老年人的生活；有严格的环境清扫、物品清洁、消毒制度；病房、治疗室设有符合卫生学要求的流水洗手设备等。

8. 病区美化包括环境美和生活美两方面的内容。

（1）环境美：主要指布局、设施、用品整洁美，色调美。一般多采用浅蓝、浅绿等冷色,能给人以沉静、富有生气的感受;在病室和病区内走廊亦可摆设绿色盆景植物、花卉、壁画等,借以点缀美化环境,调节老年人的精神生活。

(2) 生活美:主要指老年人休养生活涉及的各个方面,如护理工具、餐具等生活用品美观适用;工作人员的心灵、语言、行为、服饰美;医疗护理技术操作艺术设计美等。所有这些都按审美规律来做,就能激励老年人热爱生活,调适护患心理距离,满足老年人的精神心理需要。

(二) 病区人际环境的管理

爱心护理院是社会的组成部分,病区工作人员与老年人以及他们的亲属之间,医生与护士、护理员之间,由于工作的需要,构成了一个特殊的社会人际环境,在这个特定的人际环境中,无不与人际交往发生密切联系。因此,做好病区人际环境的管理工作,对于维持病区的正常秩序,改善医患关系,促进各项工作的有效运行,具有积极的示范、协调和推动作用。

医疗、护理工作是爱心护理院工作中两个相对独立的系统,服务对象虽都是老年人,但工作侧重点不同。因此,协调的医护关系是取得优良医护质量的重要因素之一。理想的医护关系模式应是:交流—协作—互补型。即:

1. 有关老年人的信息应及时互相交流。

2. 医护双方对工作采取配合、支持、协作态势,尤其在老年人病情突变或需急救时,能相互代替应急处理日常工作,注意满足彼此的角色期待。

3. 切实按医护双方道德关系即:尊重、信任、协作、谅解、制约、监督的原则处事。

良好的护患关系取决于护理工作者的正确医学观和道德观。护理人员必须做到:

1. 把老年人视为社会的、不同心理与感情的人,而老年人的心理状态又直接影响治疗护理效果。因此首先应尊重、理解老年人,视护患双方的地位平等;并重视老年人的主诉,关心、满足老年人对护理的需求。

2. 充分发挥老年人的主观能动性,一切治疗护理活动均应取得老年人及其家属的理解。

3. 以疏导、示范的方式帮助老年人适应病区环境,积极配合治疗,遵守有关管理规定和制度。

老年人亲友对老年人的探视或陪伴,是对老年人感情支持所必需的。但应遵守有关制度:探视者应按规定的时间探视;探视者不得影响老年人的休息和医疗护理。由医生或负责护士根据病情决定是否需要夜间陪伴;在班护理人员应经常与陪伴人取得联系,督促陪伴人遵守病区管理规定,维持病房秩序;不得依赖陪伴亲友为老年人做护理工作。

第二节 爱心护理院科室设置

一、爱心护理院科室设置的原则

(一) 统一指挥与层次管理的原则

凡是组织,都是层次结构,组织越大,层次越多。管理学与组织学理论都强调,组织内一个人只能接受一个人的指令。"多元化"领导必然出现工作上的混乱。所以一个组织只能有一个中心，实行集中领导，统一指挥。不同的机构层次都必须有明确的职责与权力，既要明确不同层次机构的职责，又必须赋予履行这一职责所不可缺少的权限，使决策层次与执行层次之间既强调决策层次的统一指挥，又体现各管理层次的管理职能作用。

（二）责权对等原则

职责与职权对等，是组织机构高效运转的保证措施。职责是赋予职权的前提，而职权是履行职责的保证，两者不可偏废。有责无权、有权无责或责权不对应，都会导致责任制形同虚设，不利于层次管理作用的有效发挥，既影响了爱心护理院的整体管理工作，也会冲击组织机构之间的健康运转。

（三）稳定与发展的原则

稳定与发展是既相互独立而又相互依赖的辩证关系。只有稳定才能发展，稳定是发展的基础，而发展是稳定的必然趋势，达到新含义上的稳定。爱心护理院的组织机构设置模式是长期工作时间的经验的总结，有其一定的合理性、实用性和内在规律性。同样，随着事业的发展，社会需求的变化，爱心护理院的组织机构也将随着爱心护理院功能的变化而有所变化，以适应新形势下爱心护理院功能的变化需要。因此，爱心护理院组织机构的设置，既要有其一定的稳定性和继承性，又要反映出其新形势下动态发展的可变性。但必须注意的是，在考虑组织机构调整时，必须在充分论证的基础上审慎进行，切忌凭主观臆断和短期行为，以免造成工作上的混乱和人心不稳定。爱心护理院的机构设置从今后发展的趋势看，业务机构将向多学科综合协作相结合的方向发展，而管理职能机构将更应体现多职能、少而精、高效率的设置原则。

（四）专业化分工与整体协调的原则

作为一个组织内的群体，为了一个共同目标而协调地工作，就需要有合理的分工。因此，在机构设置中必须充分考虑专业化分工这一基本原则。同时还要注意，爱心护理院是由各部分组成的联合体，这些部门又由于共同的目标而相互依赖、相互作用，一个部门的变化必将影响其他各部门。因此，在考虑机构设置时还必须有整体观念，既强调专业化分工，又要注意机构层次纵向与横向之间的有机联系与协调。

二、爱心护理院科室设置的方法

爱心护理院的服务主要涉及医疗、护理、康复、生活照料、营养膳食、心理治疗等内容，应当根据爱心护理院的性质、规模、开展的服务项目科学设置内部组织机构。在符合国家、行业与地方政策法规、管理规范的前提下，可设可不设的职能部门坚决不设，可以合并的职能部门坚决合并，一切以精简、高效、降低管理成本为原则。

三、科室设置的内容

根据卫生部颁发的《护理院基本标准（2011版）》（卫医政发[2011]21号），科室设置应符合以下条件：

1. 临床科室　至少设内科、康复医学科、临终关怀科。

各临床科室应当根据收治对象疾病和自理能力等实际情况，划分若干病区。病区包括病室、护士站、治疗室、处置室，必要时设康复治疗室。临终关怀科应增设家属陪伴室。

2. 医技科室　至少设药剂科、检验科、放射科、营养科、消毒供应室。

3. 职能科室　至少设医疗质量管理部门、护理部、爱心护理院感染管理部门、器械科、病案（统计）室、信息科。

四、设备要求

1. 基本设备　至少配备呼叫装置、给氧装置、呼吸机、电动吸引器或吸痰装置、气垫床或具有防治压疮功能的床垫、治疗车、晨晚间护理车、病历车、药品柜、心电图机、X线机、B超、血尿分析仪、生化分析仪、恒温箱、消毒供应设备、电冰箱、洗衣机、常水热水净化过滤系统。

临床检验、消毒供应与其他合法机构签订相关服务合同，由其他机构提供服务的，可不配备检验和消毒供应设备。

2. 急救设备　至少配备心脏除颤仪、心电监护仪、气管插管设备、呼吸器、供氧设备、抢救车。

3. 康复治疗专业设备　至少配备与收治对象康复需求相适应的运动治疗、物理治疗和作业治疗设备。

4. 信息化设备　在住院部、信息科等部门配置自动化办公设备，保证护理院信息的统计和上报。

5. 病房每床单位基本装备　应当与二级综合爱心护理院相同，病床应当设有床挡。

6. 其他　应当有与开展的诊疗业务相应的其他设备。

第三节　爱心护理院人员编制

人是管理诸要素中最为重要的要素之一，是爱心护理院功能活动的主体。从一定意义上说，爱心护理院管理实质上主要是对人员的管理。人员编制是爱心护理院人员管理的主要手段之一，也是管理的重要组成部分。正确合理地进行人员编制管理，确定各级各类人员合理结构的原则和方法，对保证爱心护理院功能的充分发挥、各项任务的圆满完成、促进爱心护理院的良性发展，均有着十分重要的意义。

一、爱心护理院人员编制的原则、特点和规划

人员编制是指根据爱心护理院功能需要所规定的各工作岗位的员额，以及各类工作人员的数量、层次及其相互间的比例关系。

（一）爱心护理院人员编制原则

实施爱心护理院人员编制管理的根本目的是为了实现爱心护理院的医疗、护理、生活照料、康复等功能，完成爱心护理院所担负的各项工作任务，最大限度地满足服务对象的要求，保证爱心护理院的常态运行。因此爱心护理院人员编制应遵循以下基本

原则：

1. 功能需要原则　爱心护理院是面向老年人的医疗、养老机构，人员编制必须在明确自身的功能和职责的基础上实行编制比例的标准，以保证爱心护理院功能正常发挥，工作任务的顺利完成。

2. 能级对应原则　爱心护理院的服务对象是人，爱心护理院工作具有高度的科学性、复杂性和严密性。因此对各级人员的配备，必须严格遵循能级对应原则，使每名工作人员的素质、能力都与其所在的工作岗位所要求的职级相称。

3. 合理结构原则　爱心护理院是由多部门组成的综合性机构，在人员编制工作中，必须坚持合理结构原则，使爱心护理院人员达到群体组合的最优化，以发挥人才群体的最大效能。

（1）坚持合理结构原则，要保证各类人员合理的比例关系。通过各部门、各专业、各职种各职类人员比例关系的合理确定，使各项工作有秩序地协调进行。

（2）坚持合理结构原则，要保证合理的层次结构。爱心护理院各个层次人员应有合理的比例关系，通过各层次人员结构的合理确定，从组织上保证爱心护理院各项工作有组织、有领导、有指导、协调统一地进行。

（3）坚持合理结构原则，要保证合理的年龄结构。应将不同年龄组的人员有机地搭配组合起来。在爱心护理院人才队伍中，既要发挥资历深、经验丰富、知识渊博的老专家带头人作用，又要注重培养、扶持、大胆使用年轻人才，使爱心护理院人才队伍老、中、青保持合理的年龄比例，以保证爱心护理院建设的连续性和稳定性。

4. 精简高效原则　爱心护理院人员编制应坚持精简高效原则，即坚持因事设岗，因岗设人，精简冗员，使岗位与人员编制在配备上达到优化，在保证爱心护理院工作质量的前提下，用较少的人员完成较多的工作任务，从而提高爱心护理院工作效率，达到优质高效低耗的目的。

5. 动态管理原则　任何一种人员编制标准，都只能满足一定时空的客观需要。爱心护理院人员编制必须根据社会经济的发展、科技进步和人力资源的开发程度，因时因地制宜，实施动态管理，以满足爱心护理院发展的客观要求。

6. 适度流动原则　合理的人员编配，必须在人员的合理流动中才能实现。在人员编制管理过程中，要形成能进能出、能上能下的局面，以保证爱心护理院人员队伍的活力。

（二）爱心护理院人员编制的特点

1. 系统性　根据不同的床位规模，实行不同的人员编制标准，因而爱心护理院人员编制具有系统性，保证爱心护理院有机、和谐地运行。

2. 科学性　任何机构的部门设置和人员编制的配备和组合，都有其自身的客观规律性，违反这种客观规律性，就会导致工作上的失误。爱心护理院人员编制也是如此。这就要求爱心护理院编制管理工作者在工作实践中，不断研究探索人员编制工作的客观规律，用以指导工作实践，使编制工作更具有科学性。

3. 法规性　爱心护理院人员编制的确定，是根据客观实际的需要和可能，按照有关政策法规的规定，由上级主管部门审批的，其本身即具有法规的效力。编制一经确定，就必须坚决遵守，任何单位都不得随意增加或变相增加，更不允许转移编制，弄虚作假。

4. 综合性　编制工作是一项综合性很强的工作，涉及组织、人事、财政等各个部门，综合平衡和统筹安排是爱心护理院编制工作的基本要求。

二、爱心护理院人员的职类和职称

我国爱心护理院人员的职类大体上可分为六类：即卫生技术人员、工程技术人员、管理人员、社会工作者、养老护理员及工勤人员。

（一）卫生技术人员

卫生技术人员是完成医疗、护理的基本力量，根据业务性质分为四类：

1. 医疗预防人员　包括中医、西医、心理治疗、卫生防疫、卫生宣教等各方面的医疗预防专业人员。其技术职称为：主任医师、副主任医师、主治（主管）医师、医师、医士、卫生防疫员等。

2. 药剂人员　包括中药、西药、药检等方面人员。其技术职称为：主任药师、副主任药师、主管药师、药剂师、药剂士、药剂员等。

3. 护理人员　其技术职称为：主任护师、副主任护师、主管护师、护师、护士、护理员等。

4. 其他医技人员　包括检验、理疗、营养等领域的专业技术人员。其技术职称为：主任技师、副主任技师、主管技师、技师、技士等。

（二）工程技术人员

爱心护理院工程技术人员是随着爱心护理院现代化进程而发展的。大体上包括：建筑工程人员、机械工程人员、医疗设备工程人员、电子计算机技术人员、供电供水技术人员、水暖制冷及空调技术人员等。其技术职称为：高级工程师、工程师、助理工程师、技术员等。

（三）行政管理人员

行政管理人员包括院长、副院长，以及职能科室的科长、副科长等专职人员。

（四）社会工作者

遵循助人自助的价值理念，运用个案、小组、社区、行政等专业方法，帮助机构和他人发挥自身潜能，协调社会关系，解决和预防社会问题，促进社会公正为职业的专业工作者。社会工作者帮助社会上的贫困者、老弱者、身心残障者和其他不幸者；预防和解决部分经济困难或生活方式不良而造成的社会问题；开展社区服务，完善社会功能，提高社会福利水平和社会生活素质，实现个人和社会的和谐一致，促进社会的稳定与发展。在我国，社会工作不仅包括社会福利、社会保险和社会服务，还包括移风易俗等社会改造方面的工作。

（五）养老护理员

养老护理员是对老年人生活进行照料、护理的服务人员，是爱心护理院的主要工作人员。《养老护理员国家职业标准》中将养老护理员分为四个等级：初级（国家职业资格五级）、中级（国家职业资格四级）、高级（国家职业资格三级）、技师（国家职业资格二级)。

(六) 工勤人员

爱心护理院工勤人员种类繁多,包括清洁工、食堂工作人员、洗衣房工作人员、安全保卫人员等,可根据实际需要设置。

三、爱心护理院人员编制比例和配备

(一) 制定编制方案

人员编制方案是编制员额、人员编制类别以及岗位、职数、各类人员结构比例等方面的规定。

(二) 核定编制比例

编制比例是指编制员额与核编参数之间的比例关系的规定。爱心护理院编制比例,通常由一定数量的编制员额与一定数量的核编参数组成。对于爱心护理院来说,病床数就是核编参数,通常是由卫生行政主管部门依据区域医疗规划所审定的。

(三) 进行人员配备

根据卫生部颁发的《护理院基本标准(2011版)》,人员配备如下:

1. 临床科室负责人

(1) 科主任:每科室设一名科主任,超过50张床位可增设副主任。任务较少的科,可由其他有关科的科主任兼任。

(2) 护士长:每病区设一名护士长,病床多时可设副职。

2. 医师的配备 全院至少有1名具有副主任医师以上专业技术职称的医师,至少有3名具有5年以上工作经验的医师。除按照上述要求配备专职医师以外,还可以根据工作需要配备兼职医师。至少有神经内科、心血管内科、呼吸内科、肿瘤科、老年病科等专科的专职或兼职医师负责定期巡视老年人,处理医疗问题。每增加10张床位,至少增加1名专职或兼职医师。每名住院医师担当病床工作额定任务为20~25张,医师总数应能保证值班需要。

3. 护理人员的配备 护理人员包括护理技术人员(护士)和养老护理员。每床至少配备0.8名护理人员,其中,注册护士与护理员之比为1:2~2.5。每10张床或每病区至少配备1名具有主管护师以上专业技术职务任职资格的护士。

4. 医技人员的配备

(1) 检验人员:检验师与病床之比为1:100~1:200,其他检验人员与病床之比为1:30~1:40。

(2) 药剂人员:药剂师与病床之比为1:80~1:100,其他药剂人员与病床之比为1:15~1:18。

(3) 放射人员:放射医师与病床之比为1:200~1:250,技术人员与机器台数之比为1.3:1~1.5:1。

(4) 理疗人员:理疗医师与病床之比为1:100~1:150,其他理疗人员与病床之比为1:50~1:100。

(5) 营养人员:营养人员与病床之比为1:250。

5. 行政管理和工勤人员的配备

(1) 书记、院长及其副职：100~200 张床位的爱心护理院设 2~3 人；300~400 张床位的爱心护理院设 3~5 人；500 张床位以上的爱心护理院设 4~6 人。

(2) 社工人员：根据爱心护理院科室设置和实际需要配备。

(3) 老年人厨工：与床位数之比为 1∶25~1∶30。

(4) 配餐人员：与床位数之比为 1∶40~1∶50。

(5) 洗衣工：与床位数之比为 1∶25~1∶40。

(6) 其他工勤人员：可根据实际需要，在工勤人员编制内进行调配。

思 考 题

1. 爱心护理院病区设置需考虑哪些方面？
2. 爱心护理院组织机构设置的原则是什么？
3. 爱心护理院人员编制的原则有哪些？

参 考 文 献

[1] 崔品源.《老年养护院建设标准》贯彻实施与养老日常服务规范化管理实用手册. 北京：社会科学出版社，2009.

第四章 爱心护理院基本管理

本章重点概述

爱心护理院的工作主要包括医疗、护理、生活照料、康复保健、娱乐、心理治疗和临终关怀等服务，提高服务水平是爱心护理院管理的根本出发点。本章简单阐述爱心护理院的一些管理办法和原则，希望能给大家带来启发。

第一节 爱心护理院管理概述

有史以来，人类就是共同劳动、共同生活的，每一个人都是处于一定的人群之中，都需要加入一定的组织，才能够得以生存和发展，只要有许多人共同劳动，就必须对劳动过程进行有效的计划、组织、指挥和协调，以达到预期的目标。这种计划、组织和协调活动，就是管理活动。

一、管理的定义

管理是依据事物发展的客观规律，通过综合运用人才资源和其他资源，以有效地实现目标的过程。管理本身不是目的，它只是人们用以实现目标的一种手段，我们不能够为了管理而管理。同时管理作为一种工具，用得好，有助于目标的实现；用得不好，则可能适得其反。因此，我们应尽可能地提高自己的管理水平，充分发挥管理的作用。

一般认为管理的职能包括计划、组织、领导、控制这四种基本职能。而管理职能就是管理活动要做的几类工作：

（一）计划工作

计划工作表现为确立目标和明确达到目标的必要步骤之过程，包括估量机会、建立目标、制订实现目标的战略方案、形成协调各种资源和活动的具体行动方案等。简单地说，计划工作就是要解决两个基本问题：第一是干什么，第二是怎么干。组织等其他一切工作都要围绕着计划所确定的目标和方案展开，所以说计划是管理的首要职能。

（二）组织工作

组织工作是为了有效地实现计划所确定的目标而在组织中进行部门划分、权利分配和工作协调的过程。它是计划工作的自然延伸，包括组织结构的设计、组织关系的确立、人员的配置以及组织的变革等。

（三）领导工作

领导工作就是管理者利用职权和威信施展影响，指导和激励各类人员努力去实现目标的过程。当管理者激励他的下属、指导下属的行动、选择最有效的沟通途径或解决组织成员间的争纷时，他就是在从事领导工作。

（四）控制工作

控制工作包括确立控制目标、衡量实际业绩、进行差异分析、采取纠偏措施等。它也是管理活动中的一个不可忽视的职能。

上述四大职能是相互联系、相互制约的，其中计划是管理的首要职能，是组织、领导和控制职能的依据；组织、领导和控制职能是有效管理的重要环节和必要手段，是计划及其目标得以实现的保障，只有统一协调这四个方面，使之形成前后关联、连续一致的管理活动整体过程，才能保证管理工作的顺利进行和组织目标的完满实现。

二、爱心护理院管理的内容

根据系统论的原理，爱心护理院是一个系统。所谓系统是指由若干相互联系相互作用的要素构成的具有特定功能的统一整体。系统具有整体性、结构性、层次性等特性。爱心护理院管理既要从整体上研究它的内在联系，又要研究每项专业管理的特点和规律，还要研究整体系统中诸要素的优化组合形式和最佳运行效能。

爱心护理院各构成要素，均为爱心护理院管理研究的内容。主要内容如下：

（一）爱心护理院的性质、特点、任务和工作方针

目的是明确办院的方向和指导思想，从理论高度认识爱心护理院的地位和作用，在第一章有关爱心护理院的性质已作论述。

（二）管理的对象

爱心护理院管理的对象主要包括人、财、物，其中人是最重要的对象，因为爱心护理院的一切活动都靠人来完成。作为爱心护理院管理对象中的人包括管理、卫技和工勤人员。卫技人员是爱心护理院工作中的主动轴，养老护理员是爱心护理院中的主要工作人员，如何调动他们的积极性，是爱心护理院管理的重点。爱心护理院对财的管理，即是对资金的管理，此管理的目的要求是要对资金的利用率达到最优化，提高爱心护理院资金的利用效果和效率。爱心护理院管理中还包括对设施和仪器设备的管理。除了对人、财、物的管理外，还对工作的时效和各种信息进行管理。

（三）管理者的素质和工作方法

路线、方针确定后，关键就在于管理者。管理者的素质通常包括思想品德素质、业务知识素质、工作作风素质等。工作方法主要指科学管理的办法。

（四）机构与人员编配

包括决策领导层、机关职能层、科室执行层和后勤保障层的编设与人员的合理编配。总的原则是做到能级对应，围绕中心工作，保证系统高效运行。

（五）政治工作和职业道德

爱心护理院的思想政治工作和各类人员的职业道德修养是爱心护理院精神文明建设的重要组成部分，主要解决服务方向和服务思想问题。

（六）护理质量管理

医疗护理质量是爱心护理院管理的一项重要内容。管理内容有质量管理的范围、评价指标、质量控制和评价方法等。目前注重全方位的质量管理，即全员、全程、全面的管理。

（七）制度和各级人员职责

规章制度是对人们行为的具体规定，是实现管理目标的各种工作规则。各级人员岗位职责，是管理科学中整分合原理、能级原理和封闭原理的具体运用。制度和职责管理属法规管理范畴，目的是保证爱心护理院各项工作的正常运行。

（八）工作管理

业务工作是爱心护理院的中心工作。它包括诊疗技术、康复保健、心理治疗、娱乐、临终关怀及生活照料护理的管理等。

（九）设备管理

各种仪器设备的优劣与状态，既反应技术支持系统的功能情况，也是专业服务水平高低的主要标志。爱心护理院仪器设备管理包括设备的购置、使用、维修、保管和更新等。

（十）物资管理

爱心护理院的物资品种繁多。除仪器设备外，凡属后勤供应和院务保障的各种用具和物品，一般都是物资管理的对象，如被服、水电、车辆、通讯设备、房产等。管理内容包括各种物资的计划、采购、分配、保管、使用、维修等。

（十一）经济与财务管理

经济与财务含义不同，但两者又有许多内在联系。爱心护理院的经济管理，主要指合理使用人力、物力、财力，严格成本核算，注重经济效益。爱心护理院的财务管理是指财务计划、财务制度、资金的分配、周转和财务监督等。

（十二）经营管理

现代的经营是一门科学，它包括经营思想、经营策略、经营方式方法和经营范围，据此建立系统的有效结构和运转秩序。经营与管理的概念既有联系，又有区别。经营必然存在着管理；但就管理的含义而言，它是在人们共同劳动中，旨在放大集体功效的活动，而经营则主要指商品经济中，旨在提高经营效益和经济效果的经济活动，带有开放、市场竞争的性质。爱心护理院经营管理是从它所具有的经济实体性的角度，将内部的经济管理与医疗服务管理和科技服务管理有机结合，使社会效益与经济效果相统一的经济管理活动和过程。坚持社会效益为首位，实现社会效益与经济效益相辅相成，通过提高社会效益去增长经济效益；通过提高经济效果，增进经济实力，进一步提高社会效益。但是，应该看到，经济利益的现实驱使，常常使经营出现偏差。因此，必须树立正确的经营思想，正确处理国家、社会、老年人个体、集体及职工个人之间的利益关系，服从和执行国家有关的政策规定，不能自行其是。

第二节 爱心护理院管理原则与办法

同其他企业一样，爱心护理院的管理也应当遵循管理学的基本原理与方法，按照爱心护理院行业建设、经营与发展规律，构建自己的组织管理体系，从微观层面，根据老年人的需求，依据国家政策法规进行具体的事务管理。爱心护理院的管理者必须明确管什么、怎么管，学习和掌握科学的管理方法，实行有效的科学管理。

一、爱心护理院管理的原则

（一）安全第一的原则

爱心护理服务业是一个高风险的行业，它面对的是体弱多病的老年人群体，稍有不慎或工作疏忽，就有可能酿成入住老年人的意外伤害与事故，引来纠纷，造成损失。因此，在机构管理中，安全管理是头等大事。应该从制度上进行防设，意识上加以强化，把不安全因素消除在萌芽状态。

（二）服务第一的原则

爱心护理院所作的一切都是为老年人服务的，没有可靠的服务质量，难以吸引和留住老年人，机构将面临困境，甚至无法生存。

（三）"以人为本"的原则

"以人为本"是管理学中人本原理的核心，是管理之本，发展之本。主要体现在三方面：

1. 在规划设计、装修或改造过程中体现"以人为本"，一切为了方便老年人居住与生活，营造一个温馨、舒适、安全的居住环境。

2. 在服务理念上体现"以人为本"，对每一位老年人提供体贴入微的人性化服务。

3. 在员工管理上体现"以人为本"，管理者对员工既要严格要求，又要处处关心，激发员工努力工作的积极性。

（四）依法管理，诚信服务的原则

只有依法管理才能使机构健康发展，才能赢得政府的扶持和社会的支持。诚信对老年人，诚信对社会，诚信对员工，诚信对每一个人。

（五）科技与管理持续领先的原则

用持续不断及科学合理的员工培训、人才培养、设备更新、管理创新和爱心护理院文化，实现在技术和文化上的持续领先。

二、爱心护理院管理的基本原理

（一）系统原理

所谓系统就是处在环境之中相互作用和相互依赖的要素组成的，并且具有一定结构确定功能的有机整体。系统是普遍存在的。系统具有如下特征：

1. **整体性**　系统整体功能大于各部分功能之和。一个系统是由许多相互作用和相互依存的子系统组成的。子系统的利益必须和系统的整体利益相一致，即局部服从全局。

2. **目的性**　在组织建立和调整系统的结构时，应服从系统的目的。因为每个系统都有明确的目的，系统的结构是按照系统的目的和功能建立的。围绕一个中心目的，才符合管理的系统原理。

3. **层次性**　系统性是分层次的，任何复杂的系统都有一定层次结构。系统间的运动能否有效及效率的高低，在很大程度上取决于能否分清层次。每一层次都应有各自的功能，规定明确的任务、职责和权利范围。

4. 集合性　系统至少是由两个以上可以区别的要素组成。或者说，一个系统可以分离出两个以上的组成要素。

5. 相关性　组成系统的各个要素是相互联系和相互作用的。各要素之间围绕系统目标，共同组成统一的整体。

（二）人本原理

人本原理就是一切管理都应从调动人的积极性、做好人的工作为根本。把人的因素放在第一位，重视处理人际关系，使全院员工明确整体目标和个人职责，从而主动积极和创造性地去完成各自的任务。与人本原理相应的有四个原则：

1. 能级原则　实现能级原则，必须按层次进行管理。稳定的管理结构可分为四个层次。第一层为决策层（最高层），是决定系统决策的；第二层为管理层，是运用各种管理技术来实现决策方针的；第三层为执行层，是贯彻执行管理指令，直接调动和组织人、财、物等去落实工作任务的；第四层为操作层，是从事操作和完成各项具体任务的。不同的能级应有不同的权利和责任，尽力实现能级对应。

2. 动力原则　动力是驱使人们不断前进的内在力量。物质动力、精神动力和信息动力，不仅是管理的能源也是一种制约的因素，三种不同动力在管理中是相互联系的。物质动力是根本的动力，奖惩措施属物质动力。精神动力包括信仰、鼓励（奖励、荣誉称号等）；信息动力满足各类人员的不同信息需求，也是一种对信息动力的挖掘。

3. 行为原则　要求管理者对人员的多种行为进行科学分析和有效管理。尽力解决下属人员合理、正当的物质要求和精神需要。每个岗位都必须实行责任制，并且认真落实对每个人员的工作效率及其结果进行认真的考核和鉴定，并给予应得的奖惩。

4. 动态原则　科学管理工作同其他事物的发展过程一样，运动是绝对的，静止是相对的。重视收集信息，经常注意反馈，及时进行调控，使系统运行适应客观情况的变化，才能实现有效的动态管理。与动态原理相应的有反馈和弹性两个原则。反馈的主要作用就是对决策的客观效果及时做出反应，提出新的决策。管理弹性可分为两类：局部弹性是指在某些管理环节上保留足够的余地；整体弹性是指整个管理系统的可塑性或适应性。

三、爱心护理院科学的管理方法

爱心护理院实行有效的科学管理，管理者就必须学习和掌握科学的思想方法，运用有效的行政方法和经济方法等，并应用现代科学技术手段以提高水平。

（一）思想方法

爱心护理院是一个复杂的整体系统，因素多且相互制约。要管理好爱心护理院，没有科学的思想方法是不行的。爱心护理院管理必须具备的思想方法内容是：实事求是，一切从实际出发的思想方法；整体的、系统的、发展的思想方法；具体问题具体分析的思想方法；相信和依靠群众的思想方法。在运用这些思想方法时，应该是相互联系和密不可分的。

（二）行政方法

行政方法是实施爱心护理院管理的重要手段。它是依靠行政组织的权威，运用命令、规定、指示或条例等手段,按照行政系统和层次管理方式来直接指挥下属工作的,因此行政方法的强制性是管理所必须的。爱心护理院不同于一般的企事业单位,也不同于其他专科医疗卫生单位,采用行政方法实施管理时,必须考虑到爱心护理院自身的特点。

(三) 经济方法

爱心护理院管理中的经济方法,是运用内部分配诸如工资、奖金、罚款,以及目标责任制等一系列经济手段来组织、调节和影响员工的活动,以提高工作效率、社会效益和经济效益。经济方法的实质是物质利益原则,即从物质利益上处理好国家、集体和个人三者的关系,从而有效地调动各方面的积极性。

(四) 目标管理

目标管理就是系统的整体管理。确定目标是目标管理的第一步和关键环节,是将整体任务的总目标层层分解,明确责任、逐级落实。责任制的各项指标,具有一定的指令性和法律性,是衡量和评价工作的依据,正确实施责任制,将有效地提高管理效能。

(五) 制度化管理

制度是用来规范组织机构和员工行为的一种手段,也是各种管理手段实施的基础。大家共同遵守规章制度,才能使组织管理规范有序,工作井井有条,也容易形成良好的习惯,由此逐渐形成组织机构文化,使制度化管理演化为文化管理。实施制度化管理,首先要制订切实可行的规章制度;其次领导要模范遵守和执行制度;还应注意三个问题:一是有法必依;二是执法必严,不搞下不为例;三是功过分明,奖惩分明。

(六) 标准化管理

标准化管理是针对机构生产、经营、服务过程中的每一个环节、每一个部门、每一个岗位,以人本为核心,制订细而又细的科学化、量化的标准,并按标准进行管理。标准化管理可以使机构从上到下有一个统一的标准,形成统一的思想和行动;可以提高服务质量和劳动效率,减少资源浪费。

第三节 爱心护理院院长的工作职责与素质要求

爱心护理院院长对爱心护理院管理负有全面责任,并要对决策层负责,应使院长职、责、权、利相结合,明确管理限度,以便统一指挥,完成各项任务。

一、爱心护理院各分管院长职责

(一) 院长职责

1. 执行决策层的决议。全面负责爱心护理院工作,年中、年终向决策层汇报工作。
2. 根据党的有关方针政策、法律、法规制订本院规划、年度工作计划,并组织实施,定期检查、总结,年中、年终向决策层汇报。
3. 主持有关会议,听取各部门、科室汇报,布置工作。
4. 加强思想政治工作,树立"爱心"、尊老的社会新风尚。
5. 负责督促、检查行政、业务工作的落实。决定职能部门负责人、科主任、护士长的任免，人才培养的人选。

6. 加强财务、物资管理，重视"增收节支"，审查预决算，关心职工生活。

7. 重视公共关系，积极主动与上级部门联系，接受管理部门的任务。

（二）行政后勤副院长职责

1. 在院长领导下，分管全院的行政、后勤等工作。

2. 负责制订分管工作的年度工作计划，并组织实施，定期督促、检查、总结、纠正，保证计划贯彻落实。

3. 组织制订并逐步完善行政、后勤工作的制度、规范、流程，不断提高服务质量。

4. 组织制订全院的维修计划，保证正常运行。

5. 组织制订安全保卫防范措施，负责督促、检查、总结、预防、纠正，严防事故发生。

6. 注意勤俭节约，节省开支，减少浪费，关心职工福利。

7. 规划全院绿化、环境保护工作，组织爱国卫生工作。

（三）医疗副院长职责

1. 在院长领导下，负责全院业务工作管理。

2. 负责制订分管工作的年度计划，并组织实施，定期督促、检查、总结、纠正，保证计划贯彻落实。

3. 认真贯彻执行上级规定的规范、制度、操作规程，结合本院实际，组织制订、修改、完善本院的制度、操作规程、服务流程，不断提高服务质量。

4. 组织制订全院的业务绩效考核标准，经常组织检查、总结、修正和完善标准。

5. 组织制订全院业务继续教育和培训计划，并督促、检查落实。

6. 重视人才建设、制订培训计划。

7. 经常了解、掌握重危、疑难、特殊老年人的诊疗情况，必要时组织院内、外会诊。

8. 加强与市内上级爱心护理院的联系。

9. 组织接受上级的检查、考核。

（四）护理副院长职责

1. 在院长领导下，负责全院护理管理工作。

2. 负责制订有关护理的年度工作计划，并组织实施，定期督促、检查、总结、纠正，保证计划贯彻落实。

3. 认真贯彻执行上级机关有关护理的规范、制度、操作规程，结合实际，组织制订、修改、完善护理制度、操作规程、服务流程，不断提高护理服务质量。

4. 组织制订全院的护理考核标准，经常组织检查、总结、修正和完善标准。

5. 组织制订业务继续教育和培训计划，提高护理人员服务水平。

6. 抓护理质量。深入科室，了解规章制度、护理质量、护理服务等情况，定期考核，分析结果，采取措施，不断提高服务质量。

7. 重视护理队伍建设，加强护理队伍人才的培养。

二、爱心护理院院长的素质要求

现代爱心护理院院长的具体素质要求主要表现在：政治思想素质、文化知识素质、能力素质、观念素质、心理身体素质和品德素质等几方面。

（一）院长的政治思想素质

院长的政治思想素质是其政治方向、政治立场、政治观点、政治品质、政治纪律、思想境界和思想作风的总和，是院长必须具备和取得事业成功的首要条件。随着改革开放的深入和市场经济体制的建立，尤其是目前医疗卫生体制改革的不断推进，现代爱心护理院的院长在政治问题上必须具有很强的政治鉴别力和政治敏锐性，具有高度的政治责任感。这是衡量院长政治上是否成熟的首要标准。

1. 要在政治上同党中央保持一致。院长在领导工作中能否坚决执行党和政府的各种政策、法令，是非常重要的。

2. 能够理论联系实际，按客观规律办事，从实际出发，讲效率、干实事。这样才能率领与引导全院医务人员和职工团结协作，奋勇前进，更好地认识与改造客观世界，促进管理改革。

3. 要有胆识。领导者要有胆识，就是在指导工作和决策时的胆量和见解。在改革的洪流中，一名好的院长必然是一位改革家。在看准爱心护理院两个效益（社会效益、经济效益）的情况下，敢于导航前进，不做墨守成规的保守派。

4. 要有魄力。开拓型院长，遇事能冷静，处事应果断，对工作不推脱搪塞，应具有藐视一切困难的气概。

5. 要有求实精神。实事求是是中国共产党的优良传统和作风，也是院长应该具备的良好素质修养。作为一院之长，首要的就是应具有求实精神，处理任何问题，进行任何一项决策，都应从实际出发，实事求是，按照事物的实际变化与其运动的规律办事。

（二）文化（专业）知识素质

文化（专业）知识素质，是院长做好领导工作的必要条件。目前我们正面临着世界新技术革命的挑战，知识经济的来临、尖端技术、电子计算机在医学上的广泛应用、医学知识的迅速发展，对院长在知识、专业方面的素质提出了更高要求。

爱心护理院院长的文化（专业）知识素质应达到以下 7 个方面要求：

1. 要有扎实的基础知识，要达到高等教育的数理化、语文、史地、美学、外语等水平。

2. 要有系统的医学知识，具有基础医学、临床医学、预防医学等全面知识。

3. 要了解社会科学知识，如哲学、政治经济学、逻辑学、心理学、伦理学、法学和党的方针政策等。

4. 要熟悉工程技术知识，如生物医学工程、医疗器械学、建筑学、园艺绿化学等。

5. 要掌握管理科学知识，如管理学原理、人才学、行为科学、卫生经济学、统计学、情报管理学、系统工程学、信息系统管理及计算机知识，尤其要掌握爱心护理院管理学。

6. 要有很高的卫生经济管理知识，爱心护理院院长必须懂得经济运行规律，及时对经济效益作出判断分析，必须熟悉掌握卫生经济管理知识，懂得医疗成本核算的基本内容、步骤与方法，成为卫生经济管理的内行。

7. 要有一定的法律知识。在社会主义法制不断健全的今天，爱心护理院工作必须纳入法制化轨道。爱心护理院管理工作中存在大量的涉法问题，要求院长自觉运用法律知识去正确处置。这就要求院长要努力学习法律知识，特别要学习掌握有关卫生法律、法规，依法管理爱心护理院。法律知识是院长知识结构中不可缺少的部分。

作为一名院长上述知识缺一不可，应有侧重，医学知识要"懂"，管理知识要"精"，相关知识要"博"。

（三）能力素质

院长的能力包括很多方面，一般应具备以下9种能力：

1. 驾驭全局的统筹能力。
2. 多谋善断的决策能力。
3. 运筹帷幄的指挥能力。
4. 融会贯通的协调能力。
5. 高超的计划组织实施能力。
6. 全面的总结评价能力。
7. 善于调整人际关系和用人的能力。
8. 表率能力。
9. 创造能力。

以上所述的能力和经验可以看作院长的基本能力，而以下5种能力，是院长需要重点提高的。

1. 统筹全局的能力　院长是爱心护理院的总指挥，统管各学科、各专业的发展，为多快好省地完成医、教、研工作，要对全院人、财、物综合利用。院长所要抓的是主向性的问题和主要矛盾，不能不分轻重缓急地盲目乱抓，顾此失彼。

2. 联系群众、充分调动各层次、各类人员积极性的能力　院长应该有能力运用各种方式把每个人的积极性调动起来。这就需要具有联系群众、多谋兼听、宣传鼓动、层层发动等能力。还要依靠领导的威望。威望是由领导办事公道、对人厚道、决策正确得来的。高明的院长不是单纯凭借权威使下级被动地服从，而是善于把自己的意图变为群众的自觉行动，同时，注意随时修正和完善自己的指挥意图。

3. 权衡利弊的决策能力　这里是指对爱心护理院的各类工作根据轻重缓急，集群众智慧，做出及时、正确的决策。称职的院长应能掌握进行决策所需资料，对多种方案作出技术的和经济的可行性分析，权衡利弊选出最佳方案，并且有能力在执行中弥补决策的弊端。

4. 平等待人，有协调各类矛盾的能力　"协调渗透在现代领导的各个环节，协调是领导行为成败的关键"。通过自己的平等待人、公道处理，使所领导的单位成为一个和谐的集体。加强领导班子的团结，加强爱心护理院各类人员的团结，增加向心力，减少内耗，减少离心力。不仅要作人事协调，而且要作财、物的协调。

5. 有接受反馈，适时反应的应变能力　一位好的院长必然是一位改革家和开拓者，使爱心护理院的改革和整个科技体制的改革相互协调、适应。作为爱心护理院的掌舵人，应该在坚持原则的前提下，在错综复杂的矛盾中，机敏过人，随机应变，按照时代的要求完成领导任务。

（四）观念素质

院长观念素质，是指院长对其领导活动及其自身的认识看法，它决定着领导活动的方向、目标和方式。随着现代科学技术的发展，改革不断深化，爱心护理院院长必须树立现代新观念，所谓现代新观念，就是从实际出发，主动更新观念，树立起顺应时代要求的创新观念、人才观念、时间观念、信息观念、经营观念、系统观念、战略观念、价值观念等一系列新的观念，创造性地运用到自己的思维和领导活动之中，研究解决爱心护理院面临的现实问题，探索爱心护理院管理的新路子，总结新经验，推动全面建设与发展。

（五）心理和身体素质

健康的心理，旺盛的精力，健全的体魄，是院长做好领导工作必不可少的身体条件。现代爱心护理院院长的工作任务极其繁重，身体素质显得特别重要，没有健康的身体和充沛的精力，到头来可能会造成心有余而力不足，影响工作的开展。院长应具备良好的心理素质，使之对院长的工作充满信心，有强烈的事业心、责任感。做到工作顺利、取得成绩时，始终保持清醒的头脑；遇到困难、挫折时，始终能够理智处之。院长还要具备广阔的胸怀，能广泛团结人，包括反对过自己的人，能荐贤举能。

（六）品德素质

品德素质的内容包括：

1. **大公无私的高尚情操** 应时时处处以党、国家和人民的利益为重，不许以任何理由与手段谋私利，不以手中之权去侵占国家、集体和个人利益。要先人后己，为老年人着想，为全院职工着想，为党和人民的事业鞠躬尽瘁。

2. **秉公处事的党性原则** 院长是全院关注的中心人物，在原则问题上旗帜鲜明、坚持真理。院长是群众的表率，要光明正大、秉公办事、刚正不阿、以诚待人。

3. **胸怀宽广，谦让容人** 院长要有民主作风，容得下与自己意见或观点不同的人，甚至是反对过自己的人，善于调动各类人员的工作积极性。

4. **严于律己，反躬自省** 院长要经常、主动地听取群众意见，对来自上级的、同级的、下属的以及群众的批评，都应采取虚怀若谷的态度。

综上所述，一个现代爱心护理院院长必须具有较高的政治思想素质、良好的文化知识素质、较强的能力素质、现代的观念素质以及较好的心理身体素质和品德素质，并将以上综合素质融会贯通于日常工作中，才能最大限度发挥领导职能，一个现代化爱心护理院健康发展才有可能。

第四节　爱心护理院质量管理

质量，可以通俗地理解为真、善、美，是货真价实的，有用的，有好处的，没有损害的。自有人类以来，就存在着对真、善、美的追求，这是人类本能的追求，是生产生活的需求，也是向前发展的动力。质量管理是爱心护理院管理的重要组成部分，是管理工作的中心环节和核心功能。加强质量管理，提高服务质量，是爱心护理院管理工作的基本任务和目的。

一、质量管理的内容

质量管理的内容包括：
1. 医疗质量管理。
2. 护理质量管理。
3. 医技质量管理。
4. 后勤质量管理。

二、质量管理的要求

爱心护理院质量管理是把质量教育贯彻始终，按照爱心护理院质量形成的规律，运用现代科学管理方法，有效地控制质量服务信息以及人力、物力、设备和技术等，以达到预定质量目标。

爱心护理院质量管理，是全员参与的，纳入爱心护理院全部事物和活动的，质量形成的全过程均实施质量控制的系统性管理。

质量管理要有一系列科学观点指导质量管理活动。这些观点是：
1. 老年人至上，质量第一的观点。
2. 预防为主，检查为辅的观点。
3. 突出质量教育，职工自主管理的观点。
4. 以标准为法规，全过程控制的观点。
5. 提高工作能力，完善质量保证体系的观点。
6. 树立定量意识，用数据和事实说话的观点。
7. 发展科学技术，重视新质量开发的观点。

三、质量管理的标准

质量管理的标准是指在爱心护理院管理活动中，为实行计划、组织、协调、监督和控制的职能而制订的标准。作为管理行为的准则，此标准能使管理工作规范化、制度化、程序化，提高管理效率。

（一）基础标准

包括人员配备、机构设备、技术质量、物质保证等标准。

（二）工作标准

就是基础标准有机结合并综合运用于各项活动中，以达到管理目标的规范、规章和要求。工作标准能使管理人员和工作人员明确干什么、怎么干、干到什么程度。如工作目标与计划、各种岗位职责与制度等。

（三）考评标准

这是对爱心护理院各方面工作是否达到组织目标进行衡量、评价、考核及奖惩的标准，它使爱心护理院各部门及各级人员明了工作干得怎么样，干得好坏会怎样。

四、建立质量管理控制体系

(一) 基本概念

1. 质控包含两个概念，一是质量，二是控制，质控就是质量控制。

(1) 质量：我们讲的质量是服务质量。总的表现为不同条件下能否达到预期的目标，任何产品都有质量的标准和指标。人的健康从不生病到长寿，现在健康概念又有了全新的要求。健康是人的躯体、精神和社会的相互适应，是一种和谐完满的状态。

(2) 控制：就是通过一种组织采取各种手段达到预定的目标。

2. 控制的程序和方法

(1) 制订标准：没有标准，控制就没有依据。

(2) 衡量成效：就是通常讲的检查、考核。

(3) 纠正偏差：对存在的缺陷和存在的问题，通过改进，达到预期要求。

(4) 持续改进。

这是通常讲的美国戴明循环学说观点 P、D、C、A。按阶段有事前、中、后质控。

(二) 质量控制的特征和方法

1. 基本特征

(1) 各类活动依据标准：既是管理标准，又是检查评比标准，爱心护理院的一切活动都必须依据标准实施管理。

(2) 指标落实到人：一方面，每个人对自己的职称标准清清楚楚；另一方面，单位合格标准规定的各项指标，必须落实到人。

(3) 评价必须运用事实和数据：评价应该依靠一系列的指标、数据，进行全面综合评价。

(4) 重视思想工作：既要有专业技术建设的标准，又要有思想作风建设的标准。

2. 基本方法

(1) 目标管理：单位合格目标、个人称职目标和具体目标，形成了一个由多目标构成的目标层次体系。推行标准化管理中，实行"目标责任制"。

(2) 质量控制方法：采用自我控制、同级控制、逐级控制和越级控制等方法。

(3) 数量统计方法：通过建立统一的统计管理系统，应用计算机对爱心护理院活动中产生的大量信息进行基础录入、收集、汇总、分析和处理，从而达到运用数据管理的目的。

(三) 建立质量控制组织体系

爱心护理院应成立由院长主持的质量管理控制委员会，机关各职能部门积极参与质量管理，各科室有质量管理小组或质量检查员，由上而下构成质量控制组织体系。机关各职能部门按自己的业务分工，实施质量控制。

第五节 爱心护理院文化建设

一、如何开展文化建设

爱心护理院文化是爱心护理院长期发展形成的一种文化传统，是一种爱心护理院独具的组织结构模式、经营管理理念、行为规范、价值取向，包括全体职工对爱心护理院的关爱程度、依赖程度及职工本身具有的责任感、荣誉感等。优秀、健康的爱心护理院文化可以达到凝聚人心、鼓舞士气、激发人的工作热情、提高人的创造能力的作用，推动爱心护理院成长和发展。因此，爱心护理院文化的建设越来越被关注和重视。爱心护理院文化建设应从以下几方面着手：

（一）营造良好的创建氛围

爱心护理院文化首先展现的是外在的有形的东西。爱心护理院文化最为直观的外在体现，便是对文化平面或者立体载体的塑造。

1. 要提炼爱心护理院精神　爱心护理院文化建设的核心内容——爱心护理院精神是爱心护理院核心价值体系的重要内容，是爱心护理院之魂。它注重人们价值情感和人际关系的协调，能提高全体工作人员的团队精神，从而使他们形成利益共同体和命运共同体，增强团队的凝聚力。要在社会主义核心价值观的指导下，立足于自身的具体特点，对爱心护理院发展不同阶段出现的成功管理经验、先进人物、感人事迹、社会贡献和责任等进行深入的分析和归纳，精炼定格，形成具备自身特点，有说服力、感召力、凝聚力强的爱心护理院整体精神追求和价值取向。

2. 要塑造爱心护理院形象　社会公众对爱心护理院的认识首先是通过爱心护理院的外在形象，在爱心护理院文化建设中，以爱心护理院的形象建设为突破口，来塑造爱心护理院文化，具有易操作性、易接受性、循序渐进的优点。要完成行为识别、理念识别、视觉识别系统建立，将爱心护理院文化建设的目标、任务，融会在制度、流程、量化、委员会管理中，通过具体方式转化为理念和视觉形象识别系统，通过视觉效应，不断引领职工，达到社会醒目、服务对象认可的目标。

3. 要开展经常性文化活动　经常性的新颖、健康的文化、教育、体育等活动是爱心护理院文化建设的重要载体和表现形式。不仅可使职工文化生活丰富多彩，而且科室与科室、职工与职工、职工与领导之间的沟通还可得到加强，有助于群体的价值观和医德的凝聚和升华，对强化爱心护理院文化教育起着积极的推动作用。

（二）确立以人为本的理念

爱心护理院是一个直接面向人的特殊单位，在爱心护理院文化建设中要充分考虑人的因素，满足人的要求，要"以人为本"。工作人员的工作需要体现"以人为本"的思路，因为工作对象是一群"老年人"，更需要被关爱、被尊重、被理解，因此，爱心护理院的"以人为本"要体现在工作者和工作对象双方身上。

1. 对老年人实施"人文关怀"　要以老年人的需求为导向，从爱心护理院布局、战略策划、服务流程等方面入手，充分体现对老年人的人性化关怀，为老年人提供最方便、最便捷的服务。要始终坚持"以老年人为中心"的服务理念，不断进行换位思考，服务过程中主动关怀，为老年人进行贴心的人文关怀。

2. 对职工坚持"以文化人"　爱心护理院是一个知识分子聚集的地方，爱心护理院员工的文化素质相对较高，对世界和事物等有着自己的看法和观点，对于他们的思想和观念，不能简单地用说教、灌输的方式去加以改变，而要坚持"以文化人"。要用人性、人文的思维和行为来感化和管理职工，注重关心人、尊重人、理解人、凝聚人、培养人、激发人等人文管理模式来实现以人为本，让职工从内心接受爱心护理院的价值观念和精神，从而增强职工的凝聚力和向心力。

(三) 强化职业道德培训

爱心护理院承担着老年人的照护工作，这种特殊职能决定了"德"在这个行业中的特殊重要性。在爱心护理院文化的建设中，首要的是时刻提醒工作人员，要坚持全心全意为老年人服务。因而，要强化职业道德培训，着重培养工作人员正确的价值观念、崇高的思想情感和良好的道德观念及积极向上的工作精神。遵循医德目标所建构的爱心护理院文化才是社会所期望的爱心护理院文化。

(四) 加强制度纪律的约束

爱心护理院文化的教育内容和活动形式，仅靠职工自发参与和领导重视，很难长期坚持，要抓住成效，不断将爱心护理院文化建设推向深层，必须要有严格的约束制度作保证。况且，制度管理是爱心护理院管理的主要模式，严格的制度管理和严明的劳动纪律对任何爱心护理院都是必要的。爱心护理院的规章制度的约束是爱心护理院文化建设的重要部分，促使爱心护理院职工养成自觉参与文化建设的良好习惯。只有制度纪律的约束，才可确保爱心护理院文化建设得以健康有序推进。

(五) 注重思想政治工作的融合

思想政治工作是有组织、有针对性的说教方法，可以调动职工的积极性、充分发挥职工的主动性和创造性，对爱心护理院文化起到明显的导向作用和强化作用。所以，在爱心护理院文化建设中要始终贯穿思想政治工作，切实抓好职工的思想教育和素质教育，调动全体职工参与爱心护理院文化建设的热情，使全体职工自觉规范自己的行动，并通过各种各样的形式展现出来，融入到为老年人服务的工作之中，推进爱心护理院文化向纵深发展。党组织要牢记"以老年人为中心，创优质服务，树行业新风"的新时期爱心护理院精神文明建设标准，制订和落实职业道德规范等制度，在爱心护理院内形成一个系统、多形式、有针对性的思想政治工作体系。

二、团队精神

(一) 团队精神的概念

所谓团队精神，简单来说就是大局意识、协作精神和服务精神的集中体现。团队精神的基础是尊重个人的兴趣和成就。核心是协同合作，最高境界是全体成员的向心力、凝聚力，反映的是个体利益和整体利益的统一，并进而保证组织的高效率运转。团队精神的形成并不要求团队成员牺牲自我，相反，挥洒个性、表现特长保证了成员共同完成任务目标，而明确的协作意愿和协作方式则产生了真正的内心动力。团队精神是组织文化的一部分，良好的管理可以通过合适的组织形态将每个人安排至合适的岗位，充分发挥集体的潜能。如果没有正确的管理文化，没有良好的从业心态和奉献精神，就不会有团队精神。

（二）团队精神建设的重要性

1. 团队精神能推动团队运作和发展　在团队精神的作用下，团队成员产生了互相关心、互相帮助的交互行为，显示出关心团队的主人翁责任感，并努力自觉地维护团队的集体荣誉，自觉地以团队的整体声誉为重来约束自己的行为，从而使团队精神成为爱心护理院自由而全面发展的动力。

2. 团队精神培养团队成员之间的亲和力　一个具有团队精神的爱心护理院，能使每名团队成员显示高涨的士气，有利于激发成员工作的主动性，由此而形成的集体意识，共同的价值观，高涨的士气、团结友爱，团队成员才会自愿地将自己的聪明才智贡献给团队，同时也使自己得到更全面的发展。

3. 团队精神有利于提高组织整体效能　通过发扬团队精神、加强建设，能进一步减少内耗。如果总是把时间花在怎样界定责任，应该找谁处理，让员工团团转，这样就会削弱爱心护理院的亲和力，损伤爱心护理院的凝聚力。

（三）打造团队精神

1. 营造相互信任的组织氛围　有一家知名银行，其管理者特别放权给自己的中层雇员，一个月尽管去花钱营销。有人担心那些人会乱花钱，可事实上，员工并没有乱花钱，反而维护了许多客户，其业绩成为业内的一面旗帜。相比之下，有些管理者，把钱看得很严，生怕别人乱花钱，自己却大手大脚，结果员工在暗中也想尽一切办法谋一己私利。还有一家经营环保材料的合资企业，总经理的办公室跟普通员工的一样，都在一个开放的大厅中，每个普通雇员站起来都能看见总经理在做什么。员工出去购买日常办公用品时，除了正常报销之外，公司还额外付给一些辛苦费，这个举措杜绝了员工弄虚做假的心思。在这两个案例中，我们可以体会到，相互信任对于组织中每个成员的影响，尤其会增加雇员对组织的情感认可。而从情感上相互信任，是一个组织最坚实的合作基础，能给雇员一种安全感，雇员才可能真正认同组织，把组织当成自己的，并以之作为个人发展的舞台。

2. 态度并不能决定一切　《三国演义》中的刘备是个非常注重态度的人，"三顾茅庐"请孔明，与关羽和张飞结成死党，关系很铁，但最后却是一个失败者。而曹操不管态度，唯人是举，成就大业。因为赢得利润不仅仅靠态度，更要依靠才能。那些重视态度的管理者一般都是权威感非常重的人，一旦有人挑战自己的权威，内心就不太舒服。所以，认为态度决定一切的管理者，首先要反思一下自己的用人态度，在评估一个人的能力时，是不是仅仅考虑了自己的情感需要而没有顾及雇员的？是不是觉得自己的权威受到了人才的挑战不能从内心接受。

3. 在组织内慎用惩罚　从心理学的角度，如果要改变一个人的行为，有两种手段：惩罚和激励。惩罚导致行为退缩，是消极的、被动的，法律的内在机制就是惩罚。激励是积极的、主动的，能持续提高效率。适度的惩罚有积极意义，过度惩罚是无效的，滥用惩罚的组织肯定不能长久。惩罚是对雇员的否定，一个经常被否定的雇员，有多少工作热情也会荡然无存。雇主的激励和肯定有利于增加雇员对组织的正面认同，而雇主对于雇员的频繁否定会让雇员觉得自己对组织没用，进而雇员也会否定组织。

4. 建立有效的沟通机制　理解与信任不是一句空话，往往一个小误会反而给管理带来无尽的麻烦。有一个雇员要辞职，雇主说："你不能走啊，你非常出色，之前的做法都是为了锻炼你，我就要提拔你了，我还要奖励你！"可是，雇员却认为这是一句鬼话，他废寝忘食地工作，反而没"马屁精"的收入高，让他如何平静！一个想重用人才，一个想发挥自己的才能，仅仅因为沟通方式不畅，都很受伤害。

（四）团队矛盾管理

团队工作不同于一般的工作在于它是一个管理矛盾的过程。回顾一下团队工作过程中的六个冲突的矛盾，管理者必须理解、接受，并尽可能地平衡这些矛盾。

1. 容纳个人的不同和集体的一致和目标　第一个矛盾是需要包容个体的不同和达到集体的一致和目标。团队的有效性常常需要混合不同的个体。团队为了从多样性中获益，必须具有允许不同声音——观点、风格、优先权——表达的过程。这些不同的声音实际上带来了开放，这不可避免地就有冲突，甚至有团队成员之间的竞争。过多的冲突和竞争会导致一个"胜负"的问题，而不是合作解决问题的方法。这样做的目的是集合个体的不同，从而激励他们追求团队的共同目标。有效的团队允许个体的自由和不同，但是所有团队成员必须遵守适当的下级目标或团队日程安排。

2. 鼓励团队成员之间的支持和对抗　如果团队成员的多样性得到承认，不同的观点被鼓励，团队需要发展一种成员之间互相激励和支持的文化。在这种文化环境下，团队成员之间有一种内聚性。他们对其他人的想法真正感兴趣，他们想听到并且区分谈论的内容。他们愿意接受其他具有专长、信息或经验和当前的任务或决策相关人员的领导和影响。但是，如果团队成员太过于互相支持，他们会停止互相对抗。在内聚力非常强的团队中，当反对不同意见时，保护和谐与友好关系的强硬的规范会发展成为"整体思想"。成员将会抑制他们个人的想法和感受，不会再互相批评对方的决策和行动，这时需要付出相当大的个人成本。团队决策时将不会出现不同意见，因为没有一个人想制造冲突。如果持续出现这种情况，团队成员很可能产生压抑的挫折感，他们将只是想"走自己的路"，而不是真正解决问题。有效的团队要想办法允许冲突，而又不至于因此而受损。

3. 注意业绩、学习和发展　第三个矛盾是同时兼顾当前的业绩和学习。管理者不得不在"正确的决策"和未来的经验积累的支出之间选择。犯错误应该认为是学习付出的成本，而不是作为惩罚的原因，这将鼓励发展和革新。

4. 在管理者权威和团队成员的判断力和自治之间取得平衡　第四个矛盾就是在管理者权威和团队成员的判断力以及团队自治之间取得微妙的平衡。管理者不能推脱团队业绩最终的责任，授权并不意味着放弃控制。给团队成员越多的自治，他们遵守共同的日程就显得越重要。有效的团队是灵活的，他们可以在管理者权威和最适合的团队解决方案之间取得平衡。实际上，在功能完善的团队，成员之间高度的互相信任，管理者在做出某些决定时不必讨论、也不必解释。相反，无效的团队中缺乏信任感，即使管理者做最明白的事情或无关紧要的建议，团队成员都要提出疑问。

5. 维护关系三角　对于管理者来说，由于他们最终具有正式的权威，而不是团队成员，所以他们理解这一点非常重要。团队管理者的作用是管理关系三角：管理者、个体、团队，三者处于等边三角形的三个顶点。管理者必须关心三方面的关系：他们和每一名团队成员个体的关系；他们和作为整体的团队的关系；每一名团队成员个体和团队整体的关系。任何一条关系受其他两条关系影响。当管理者不能很好地管理这个关系三角求得平衡时，团队成员之间的不信任和不良影响将呈螺旋式向下蔓延。

6. 团队管理的挑战　由于团队的复杂性，很多团队常常不能充分发挥他们的潜能。有效的团队不是自然形成的，管理者必须提前把团队成员团结在一起。很多管理者逐渐明白如果他们在管理团队过程中和团队成员分担责任和权威——从管理团队边界到管理团队本身，团队会更有效。如果所有团队成员齐心协力，将取得有效的团队业绩。我们又一次看到，授权是管理者面对竞争现实可以依赖的工具。一位优秀的团队管理者发现："我最终认识到我的责任包括把优秀的人员集合起来，创造良好的环境，然后制订出解决问题的方案。"当然，在事情进展过程中，这个责任说起来容易，做起来难。

三、岗位主人翁精神

（一）主人翁精神是什么

事实证明，在所有成功人士的身上，几乎无一例外地表现出几个关键特点：把工作上的事当成自己的事，甚至比关心家事更关心工作，主动、积极、负责、奉献、坚持、追求成功，永不言败，他们不贪名利、不计较得失，只是全身心地投入工作，全力以赴地完成任务，以"怎样才能更好，怎样才能更快"的标准处理每一个工作细节，这就是主人翁精神的核心内容，它不是一个口号，而是一种信仰。

（二）传统主人翁理论的困惑和挑战

在计划经济时代，企业基本上只有全民和集体所有制形式。企业既然是全民所有或集体所有，那么每个员工也是所有者之一，所以，员工就是企业的主人翁。但是，在目前市场经济时代，企业所有制呈多种形式，绝大部分是民营、私营、外资等，这些企业的股份大部分集中在少数投资人手中，大部分员工没有股份，在经济层面上失去了企业主人翁的地位，不再存在做企业主人翁的可能性，员工自然而然给自己定位，属于打工的，于是难以摆脱"既定角色"的心理困扰，"能干就干，不能干就走"，"哪里都能挣钱"的打工心态。

（三）新主人翁精神

针对企业主人翁的传统概念，2001年有人创新性提出一种新概念——岗位主人翁，是指一个人在基本符合某一个岗位任职资格的前提下，进入到该岗位中，按照该岗位的要求，履行和完成岗位所赋予的全部工作，实现个人的社会价值，做岗位的主人。

打工者的心态是这样的：我只是打工者，我为别人做事，别人给我工资，尽量少做事，想法多挣钱，遇到难事躲着走，能少干就少干，这样会产生如下的结果：少干一个工作，就少积累一个经验，躲过一个困难工作，就等于放弃一次技能提升的机会，最终知识、经验、技能没有提升，报酬的提升就没了根基。

岗位主人的心态是这样的：把岗位当成自己的公司，见工作就干，不管分内分外，有困难就上，不管报酬高低。结果多干一次工作，就多积累一次经验，工作中克服一个困难，就等于争取一次技能提升的机会，最终知识、经验、技能大大提升，报酬的提升就有了根本的保证。

岗位主人翁理论仍然不能改变打工的事实，但成功人士会这样想，即使打工，我也首先是为自己打工，虽然我不一定是企业的主人，但我是名正言顺的岗位主人翁。

（四）每个人都是自己人力资源的管理者

1. 人力资源衰减定律　人们拥有的知识、经验、技能、体能等人力资源随着时间的延续会自然衰减。因此，知识、经验、技能、体能都是人力资源的具体形态，都是通过学习、实践和锻炼获得的，一旦获得，人们就必须不断学习或在实践中应用，否则，将受自然衰减规律的作用而不断衰减。

2. 人力资源获取定律　人体的人力资源获取有两个途径：一个是先天遗传，一个是后天获得。后天获取可通过学校和书本学习实现，其中知识通过直接、间接两个途径都可以获取，而经验、技能和体能只能通过实践的参与才能获得。

（五）如何做好岗位主人翁

1. 通常有一个规律，工作难度越大，背后隐藏的知识、经验、技能就越多，一旦完成这样的工作，积累知识、经验、技能的机会当然也越大。

2. 契机。当有人偷懒、该做的工作没有做时，或者领导考虑不周，该分配的工作没有分配时，或者你眼睛好使，发现了别人还没有发现的工作时，请你不要迟疑，马上扑上去把它做好，至于做完后有没有报酬，先不考虑，因为做这些工作最重要的是能够使自己的人力资源增值。做得越多，增值越多。

3. 你的人力资源的持续增值，就会使你有了不可替代性；别人不会做的，你会做；别人做不好的，你能做好。只有自己在单位的不可替代性，才能提高自己的地位，才能争取到提拔机会。

4. 以主人翁心态做事，就要维护企业形象，保护企业利益，遵守企业制度，领会企业理念，获得自我价值观和企业价值观的最大平衡。

5. 以主人翁心态做事，就要保质、保量、保期地完成岗位任务，要做好这些，有一些具体的技项，如主动工作，不要被动等待；承担责任，不要逃避推脱；追求卓越，不要敷衍了事；寻找办法，不要强调借口。

6. 当完成任务的条件已经具备时，那就马上行动，任何拖延都是浪费，因为时间是最重要的资源，还要勇于创新，经常想是不是还能更好，是不是还能更高？怎样才能超越自我？怎样才能超过他人？

7. 当完成任务的条件不成熟时，尽可能多地整合与利用组织现有的资源，同时积极创造条件，确保任务的完成。"有条件要上，没条件创造条件也要上"，这是一句永远没有过时的话。

8. 在组织没有更多可利用资源，任务又非完成不可时，自己想办法完成。可以从领导那里寻求支持。但是永远不要为完不成任务而求借口、找理由。

9. 要有补位意识，当工作安排中出现一些空当时，你要能及时补位。这样有两个好处：一是不至于因为安排空当而使组织出现损失；二是自己又抢得一个积累知识、经验、技能的机会。

10. 一般经验告诉我们，工作空当容易发生在横向岗位之间的职责交合处，如流程的衔接点、换新人的时候、出现新任务的时候。在这些时候，积极补位是组织最需要的。

11. 岗位主人翁要有替位意识，当按照规定应该是某一个岗位的责任，责任人由于各种原因无法履行，任何迟延又可能造成无法挽回的损失时，具有主人翁精神的人会挺身而出，主动做好工作，并准备为此而承担责任。

12. 要全力消灭主人翁精神的敌人，以"差不多先生"为代表的整个家族都是主人翁精神的敌人，他们顽固狡猾，无孔不入。

13. 记住这些敌人的名字和特点，他们经常在你工作时会跳出来捣乱。如果不把他们打倒，主人翁精神就被他们消灭：拖延、拖拉、应付、懒惰、贪婪、马虎、浮躁、推卸、推诿、推脱、借口、理由、明天、下次、以后、埋怨、迁就、草率、冒失、缺位、本位、麻木、计较、糊弄、疏忽、松懈、麻痹、怕麻烦、怕担责、怕吃亏、无所谓、得过且过、不求甚解、一知半解。

思 考 题

1. 什么叫管理，管理主要分几步？
2. 爱心护理院质量管理具体内容有哪些？
3. 爱心护理院院长需具备哪些素质？
4. 爱心护理院管理的方法有哪些？
5. 爱心护理院文化建设如何进行？

第五章　爱心护理院医疗质量管理

本章重点概述

医疗服务是老年人非常需要的服务之一，也是爱心护理院提供的重要服务内容之一。目前很多爱心护理院的院长虽然不是医疗专业出身，但也十分重视爱心护理院的医疗管理工作，满足入住老年人的基本医疗需求，提供高质量的服务。

第一节　医疗质量管理概述

一、医疗质量管理内容

根据爱心护理院工作的特点和规律，决定医疗质量因素是多方面的，但关键的因素是技术水平、仪器设备、科研能力、管理水平，以及这些因素的结合程度，即是否有机地形成了医疗工程能力，其中管理水平起着重要的作用。主要有以下几个方面的管理：

（一）以综合管理为基础，着重抓医疗质量管理和技术管理

质量管理是在整个医疗活动过程中，通过监督、协作、质控、检测等技术方法，使医疗工作达到质量标准，实现质量目标。技术管理是对医疗技术性作业加以组织、协调，从而充分发挥技术因素的最佳效能。两者的终极目标是一致的。开展质量管理是在综合管理的基础上进行的，管理工作制度、日常工作程序、工作质量标准、服务工作质量与质量管理有密切关连，其中的核心是工作质量标准化，如果各项工作都达到了规定的质量标准，就实现了质量管理愿望。

1. 抓好规章制度的建立健全和监督执行　这是保证爱心护理院系统惯性运行的必要条件。

（1）要建立健全各项规章制度，包括岗位责任制，做到有章可循。

（2）要认真贯彻执行，违章必究。每年进行 2~3 次集中学习，要求医务人员熟记内容和条文，并按各级各类人员的特点，分别采用笔试和口试及实际操作等方式进行考核。

（3）突出抓关键性制度的执行，如病历书写制度、三级查房制度、病历讨论、会诊制度等。

2. 日常工作必须按程序进行　程序的内容包括两个方面，一是管理工作程序，二是业务工作程序。从业务院长到各科室都制订工作程序，常见的危重老年人抢救工作程序也有制订。

3. 工作质量必须实行标准要求　所谓医疗质量标准化，就是通过对医疗实践经验的总结，形成的共同遵守的客观准则。就是通过对技术特性及共性制订并推行统一的技术标准来建立最佳秩序，实现最佳效果。标准化首先要有标准，如病危病重判断标准、

甲级病历书写标准等。在制订标准过程中，每个标准要有如下特性：可接受性（既先进又符合实际），清楚、稳定、可定量，只有这样才便于推行。

4. 服务工作必须达到质量要求　是指直接或间接为老年人服务工作都要体现良好的服务思想和作风，高尚的医德与精湛的医术，达到优良的要求。具体要求是：全院职工对待老年人要做到：热心、细心、虚心、耐心。医师要做到：书写病历及时、诊断及时、治疗及时、抢救及时、观察病情及时。

（二）以提高医疗技术为重点，着重抓技术骨干的培养提高

提高技术骨干队伍的素质，既是提高医疗质量的当务之急，又是现代化爱心护理院建设的长远战略措施，这就要努力开发智力资源，造就一支坚持走社会主义道路的、具有较高职业素质和业务能力的技术骨干队伍，这是保证发展专业技术和提高医疗质量的基础。可以采取重点提高和普遍教育相结合，抓技术骨干提高为主和管理骨干教育相结合；以在职提高为主和外出进修、参观、学术交流相结合。

1. 确定培养方向，根据不同对象，确定提高的方向和要求。对学术经验比较丰富的，要求他们著书立说，做好学术交流，做好传、帮、带。技术队伍骨干有计划地选派到先进单位进修或专题学习，尽快掌握最新技术。年轻医师则着重基础理论、基本知识、基本技能的训练。

2. 加强在职培训，采取按级负责。在工作中做好传、帮、带以外，还可以举办比较系统的业务培训。

3. 定期进行业务考核，鼓励钻研。

二、医疗质量管理制度

（一）医疗质量管理制度

1. 爱心护理院必须把服务质量放在首位，把质量管理纳入爱心护理院的各项工作中。

2. 爱心护理院要建立质量保证体系，即建立院、科二级质量管理组织，配备专（兼）职人员，负责质量管理工作。

（1）树立为老年人服务的思想。医疗质量管理的内容及措施应力求为满足老年人的需要，保证医疗工作以最佳技术状态为老年人服务。

（2）质量管理以控制预防为主的思想。

（3）系统管理的思想。

（4）标准化管理的思想。

（5）科学性与实用性统一的思想。

（6）对新招聘来院人员进行严格的岗位教育，学习各项规章制度和岗位职责教育。

3. 开展全院性质量教育。

4. 各科要定期组织学习规章、职责及各种操作规程和专业基础知识。

5. 对质量观念弱者要进行强化教育。

（二）医疗质量管理领导小组制度

爱心护理院质量管理委员会（领导小组）在院长领导下进行工作。科室质量控制小组在科主任领导下进行工作。

1. 爱心护理院医疗质量管理领导小组制度

（1）根据上级要求，结合本院实际情况，制订质量标准。

（2）研究提高质量的方法和控制手段。

（3）对各科室、各部门的质量完成情况进行考核。

（4）随时对各种质量进行分析，定期向院长汇报。

2. 科室质量管理小组制度

（1）根据爱心护理院质量管理委员会制定的质量标准，每月统计本科室完成情况，上报医务科。

（2）随时对本科室的质量进行分析，向科领导汇报。

（3）收集对质量进行分析，向科领导汇报。

（4）收集对质量控制手段以提高质量的方法意见和建议，并与爱心护理院（分级管理）院办公室联系。

（三）医疗质量主要标准与指标

医疗质量主要标准

1. 诊断质量标准

（1）正确性：确诊要符合诊断要点，病史、体征、实验室及特殊检查具有的特性，拟诊要基本符合诊断要点。诊断性治疗有效。

（2）全面性：主病、并发症、伴发症应依次列出；诊断疾病名称以国际疾病分类法为准。

（3）及时性：对急、危、重病应力争在24小时内确诊；疑难复杂病症应及时组织科内会诊，需其他科室会诊要及时并要书面记录，必要时可组织全院会诊或及时转入上级爱心护理院。

2. 技术操作规程　按照国家卫生部、省卫生厅颁发的有关技术操作常规与规程，以及高等医学院校教科书编印的技术操作规程执行。

3. 病历书写标准　按照卫生部印发的《病历书写规范》执行。

4. 工作质量标准　各项工作制度和各级各类人员岗位职责健全，并能认真执行。

三、医疗质量管理计划

（一）目的

通过科学的质量管理，建立正常、严谨的工作秩序，确保医疗质量与安全，杜绝医疗事故的发生，促进爱心护理院医疗技术水平、管理水平不断提高。

（二）目标

逐步推行全面质量管理，建立任务明确、职责权限相互制约，协调与促进的质量保证体系，使爱心护理院的医疗质量管理工作达到法制化、标准化，设施规范化，努力提高工作质量及效率。

（三）健全质量管理及考核组织

1. 成立院、科两级质量管理委员会，由分管院长负责，医务科、护理部及主要临床科室主任组成。负责制订、修改全院的医疗护理质量管理目标及质量考核标准，制订适合的医疗工作制度，诊疗技术操作规程，对医疗、护理、教学、科研、病案的质量实行全面管理。负责制订与修改医疗事故防止与处理预案，对医疗缺陷、差错与纠纷进行调查、处理。负责制订、修改医疗质量管理奖惩办法，落实奖惩制度。

各临床科室设立质控小组。由科主任、护士长、质控医生等人组成。负责贯彻执行医疗卫生法律、法规、医疗护理等规章制度及技术操作规章。对科室的医疗质量全面管理。定期逐一检查登记和考核上报。

2. 健全质量监督考核体系，成立爱心护理院医疗质量检查小组，由分管院长担任组长，医务科、护理部主任分别负责监督考核工作。各科室成立医疗质控小组，对本科室的医、护质量随时指导、考核。形成医疗质量管理委员会、医疗质量检查小组、科室医疗质量控制小组及质量监督、考核体系。

3. 建立病案管理委员会、药事委员会、爱心护理院感染管理委员会、医疗事故预防及处理委员会。分别负责相关事务和管理工作。

(四) 健全规章制度

1. 执行以岗位责任制为中心内容的各项规章制度，认真履行各级各类人员岗位职责，严格执行各种诊疗护理技术操作规程常规。

2. 重点对以下关键性制度的执行进行监督检查
(1) 病历书写制度及规范；
(2) 危急重症抢救制度及首诊责任制；
(3) 医师负责制及查房制度；
(4) 医嘱制度；
(5) 会诊制度；
(6) 值班及交班制度；
(7) 危重、疑难病例及死亡病例讨论制度；
(8) 医疗缺陷登记及过失（纠纷）报告制度；
(9) 传染病登记及报告制度；
(10) 业务学习制度。

3. 健全爱心护理院感染管理制度和传染病管理、疫情登记报告制度，严格执行消毒隔离制度和无菌操作规程。

(五) 加强全面质量管理、教育，增强法律意识、质量意识

1. 实行执业资格准入制度，严格按照《医师法》规定的范围执业。

2. 新进人员岗前教育，必须进行医疗卫生法律、法规、部门规章制度和诊疗护理规范、常规及医疗质量管理等内容的学习。

3. 不定期举行全员质量管理教育，并纳入专业技术人员考试内容。

4. 对违反医疗卫生法律、法规、规章制度及技术操作规程的人员进行个别强化教育。

5. 各科室医疗质控小组应定期组织本科的人员学习卫生法规、规章制度、操作规程及爱心护理院有关规定。

6. 医疗质量管理委员会定期对各类医务人员进行"三基"强化培训，达到人人参与、人人过关。要把"三基"的作用贯彻到各项医疗业务活动和质量管理的始终。

7. 建立医务人员医疗技术缺陷档案。

（六）建立完整的医疗质量管理监测体系。

1. 分级管理及考核

（1）各级医疗质量管理组织定期检查考核，对医疗质量进行监督检查、考核、评价，提出改进意见及措施。

（2）职能部门定期下科室进行质量检查，重点检查医疗卫生法律、法规和规章制度执行情况，上级医师查房指导能力，住院医师"三基"能力。

（3）分管院长应组织职能部门和相关科室负责人，进行节假日前检查，突击性检查及夜查房，督促检查质量管理工作。

（4）院医疗质量检查小组要定期和不定期组织科室交叉检查、考核。

（5）各科室医疗质控小组应每月对本科室医疗质量工作进行自查、总结、上报。

2. 职能部门及各临床科室、质控小组要制订切实可行的质量管理措施及评价方法。要建立健全各种医疗质量记录及登记。对各种质量指标做好登记、收集、统计，定期分析评价。

3. 建立质量管理效果评价及双向反馈机制

（1）科室医疗质控小组每月自查自评，认真分析讨论，确定应改进的事项及重点，制订改进措施，并每月有医疗质控办上报业务工作月报表和科室当月的质控工作总结。

（2）医疗质量管理委员会定期向临床科室下发医疗质量管理评价表，进行交叉评价，经职能部门汇总分析，在临床科室主任联系会上通报。

（3）医务科、护理部、信息科、院感办等职能部门应将检查考核结果、医疗质量指标等，分析后提出整改意见，及时向临床科室质控小组反馈。科室质控小组应根据整改建议制订整改措施，并上报相关职能部门。

（4）医疗质量管理委员会应定期召开全体会议，评价质量管理措施及效果分析，讨论存在的问题，交流质量管理经验，讨论、制订整改计划及措施。

第二节　爱心护理院医疗重点环节质量

一、病情危重的观察、判断、通知及措施

病危病重并无统一的标准，对病危病重的判断更多的是医师个人对老年人的初步情况的一种判断；是床位医生对老年人的年龄、主诉、呼吸、循环、神经系统、生命体征等的表现的一个综合判断，以及对老年人病情发展趋势的预测。往往和医师的从业时间和经验有很大的关系。

（一）病情危重的观察

临终老年人在生命的最后阶段，可能出现以下症状与不适：

1. 呼吸时喉咙出现嘈杂声（如痰鸣音、哮鸣音等）。

2. 手脚冰冷，偶而出现抽搐或癫痫发作。
3. 食欲差，吞咽困难，味觉改变，恶心、呕吐，进食困难，脱水。
4. 疼痛增加。
5. 不规则呼吸（浅或快），暂时停止呼吸。
6. 睡眠时间越来越长，不易叫醒。
7. 对人、时、地混淆不清。
8. 语言表达减少，声音含糊不易听懂，有时会出现激动、焦虑不安、混乱或迷糊情形。
9. 大小便失禁，尿液减少或尿色深黄。
10. 咯血，吐血，局部黏膜出血。

（二）病情危重的判断

1. 各种休克状态。
2. 昏迷状态，体温高于 39.5℃，且经治疗后持续不退热者。
3. 各种恶性肿瘤晚期，且伴有严重并发症者。
4. 全身严重水肿或伴大量腹水者。
5. 癫痫持续状态或癫痫频繁发作者。
6. 剧烈疼痛，且一般情况差者，如进食差、精神萎靡。
7. 严重腹泻伴饮食差，精神极度萎靡者，脱水明显（尿少、皮肤干燥、眼球凹陷等）。
8. 全身恶病质或消瘦明显，营养不良。且不能进食 2 顿或以上者。
9. 无尿>24 小时者，且膀胱内无尿者。
10. 呼吸节律改变：潮式呼吸，间停呼吸，呼吸>30 次/分，同时伴有发绀、低氧血症（血氧饱和度<90%）。
11. 双肺明显湿啰音，伴发绀，大量痰鸣音，无法咳出者。
12. 支气管哮喘发作，用药无效。
13. 严重喘息发作伴明显发绀者，经一般处理无效者，或哮喘持续状态。
14. 白细胞总数>$20×10^9$/L 或伴 C-反应蛋白（CRP）≥100mg/L 的感染者。
15. 严重感染表现白细胞不升高，但 CRP 非常高。
16. 生化异常：高钾血症>6.5mmol/L，严重低钾血症<2.0mmol/L，肌酐>400mmol/L，反复低血糖发作者。
17. 心率持续≥130 次/分，一般处理无效者。或心率<50 次/分，且有阿-斯综合征发作者。
18. 严重心律失常：室性心动过速，频发室性早搏，室上性心动过速频繁发作者，快速性房颤经处理无效者。
19. 突发严重疾病：急性心肌梗死，急性心力衰竭，急性呼吸衰竭，急性肾衰竭，急性脑血管意外等。
20. 高龄（90 岁以上），一天未进食，精神极度萎靡者。
21. 上消化道出血（呕血，大量黑便）。

22. 大面积压疮伴感染。

23. 长期衰弱，突然夜间吵闹明显，胡言乱语烦躁不安，谵妄。

以上各数值仅供参考，具备一项以上可通知病情危重。

(三) 病情危重的通知

告知病情时，应态度中肯，语气温和，神情自然，要准确明白地向家属表达自己的意思，不仅要进行当面交流沟通，还要以书面的形式记录在病历里，并有家属签字。具体内容可如下：

您的家人×××，现在我院×××科住院治疗，目前诊断为××××××。虽经医护人员积极救治，但目前老年人病情危重，并且病情有可能进一步恶化，随时会出现一种或多种危及生命的并发症。如肺性脑病、严重心律失常、心功能不全、心肌梗死、高血压危象、上消化道出血导致出血性休克、脑出血、脑梗死、脑疝、感染中毒性休克、过敏性休克、心源性休克、弥散性血管内凝血、多器官功能衰竭、糖尿病酮症、酸中毒、低血糖性昏迷、高渗性昏迷等。上述情况一旦发生会严重威胁老年人生命，医护人员将会全力抢救，但限于我院的医疗技术水平有限，建议家属转上级医院进一步治疗。但老年人家属经商议后决定继续在我院进行对症治疗及临终关怀，对以上情况已知悉，对所发生的一切后果由家属自行承担责任。签字为证。

如果发生老年人病情危重，且一时无法与家属取得联系，紧急情况下可短信告知家属，并在手机内留存。并且家属不到，抢救不停。

(四) 病情危重的措施

1. 了解需求，提供协助　临终关怀最基本的工作，就是了解老年人的需求，并提供他必要的帮助，不论精神或物质。每位老年人对身、心的需求不尽相同。当老年人长卧病床，久未沐浴时，他最需要的就是梳洗一番，身心清爽。当老年人辗转难眠，精神涣散时，他最需要的就是安眠药剂，好好入睡。当老年人孤苦无依、彷徨无助时，他最需要的就是有人陪伴，听他讲话。因此，看似毫无学问的翻身摆位、吃喝拉撒、睡眠休息、清洁盥洗等基本需要，有时却成为老年人最大的渴望。被爱、被需要、被包容、被宽恕则可能是某些老年人最急切的需求。甚至有人只求安详地死去，其他别无所求。了解因人而异的不同需求，才能随其所需，提供帮助。

临终老年人经常会为一些未完成的事情焦虑，如果他不能完成心愿，就不可能全然地放下，所以尽可能帮助他了结心事，使其内心清明、无挂无碍、宁静安详地死去。别忘了他是人，和正常人一样，除了需要生理的舒适外，也需要心理的安抚、心愿的满足。

2. 全面关怀，全人照顾　临终关怀是全人照顾，也就是生理、心理、社会的整体照顾。临终老年人除了生理症状外，有许多心理、家庭、社会的问题，也须费心关怀。因此，关怀也应从身、心方面着手。生理方面：以舒适为主，协助吞咽困难、小便失禁、呼吸困难、生理疼痛的排除或舒缓。心理方面：以同理心关怀沟通，使其心情开朗，安排想见的亲友来访。

3. 满足心愿，令无遗憾　每个人都需要被人关爱、被人呵护，也希望拥抱理想、满足愿望。

4. 支持希望，探索自我　人类的生命乃建筑在希望之上，临终老年人如果希望掌控自己的死亡方式，希望死亡时亲人在旁，希望死亡不会带来太多伤痛，希望家人在自己死后能够保重，希望自己决定死亡的地点，希望自己能多活一分钟……，希望是支持临终老年人与病魔及死神搏斗的无形力量，必需适时地了解与支持。希望与恐惧往往盘据在临终老年人的心里，直到生命终点。倘若我们忽视他的希望，留给他的就只剩下恐惧了。

5. 分担情绪，纾解忧愁　大部分病情渐走下坡的末期病患，只要意识清楚，就必然知道自己已濒临死亡，因为自己的身体会传达讯息。许多临终关怀的经验让我相信，每位老年人对于自己即将死亡，比任何人都清楚。此时，老年人往往会有忧伤、感叹、罪恶感、麻木、焦虑、恐惧、痛苦、愤怒、挫折、失望、不舍、无助、自暴、沮丧等情绪产生。记住，帮助他不要压抑，要与他共同承受，协助他把这些情绪宣泄出来，分担他的失落与愁苦，让他心里好过些。

但临终老年人常常不愿说出他的心思，故善于巧妙引导或有效沟通是很重要的，告诉他："我可以体会你的身体正遭受病痛的折磨，内心一定很愁苦，但压抑着，反而会增加痛苦，说出来，会使你好过些。如果你愿意让我分享你的苦楚，或者你需要我怎样的帮助，请告诉我，我乐于协助你。"当他开始述说内心话时，千万不要打断、否认或缩短他正在说的话。临终者，正处于生命中最脆弱阶段，你需要发挥耐心和爱心，让他把心思完全透露出来。譬如：工作、家庭、希望、梦想、懊恼、挫折、悔恨、伤心等诸事。学习倾听、静静地接受、宁静的气氛，会让他感到已经被接受，可以带给他生命的尊严和人性的光辉。

6. 倾听心声，心心相契　倾听，有时就是与临终老年人交谈的最好方式。如果老年人对你倾诉心声，应仔细聆听，勿转移话题，勿随意判断，这是给他的最佳礼物。倾听老年人说话的技巧，可以协助我们搜集资讯，也可以评估老年人的身心状态。其实，倾听本身就是一种最大的安慰，也是与老年人心心相契的最佳方法。

7. 开诚布公，告知病情　开诚布公地向家属交代老年人的病情，告知可能的预后。告知病危，不代表着放弃，相反地是积极的准备。

8. 症状处理，具体照护　保持呼吸道通畅（清醒老年人鼓励定时深呼吸，以利分泌物排出；昏迷老年人头应偏向一侧，及时吸痰与清理分泌物，防止窒息）、保持各类导管通畅（危重老年人身上有时会有多根导管，应注意妥善固定，安全放置，定期更换与消毒引流管和引流袋，防止扭曲、受压、堵塞、脱落，保持通畅。注意无菌操作，防止感染）、确保老年人安全（对意识丧失、昏迷老年人保证其安全，使用床档，工作人员动作轻柔、治疗护理工作要集中进行，以减少刺激与翻动老年人），密切观察病情变化（使用多功能心电监护观察老年人的生命体征和其他变化，准确记录各项监测指标，及时发现异常情况，立即处理，积极进行抢救），对症营养支持治疗。

9. 商讨死亡，预办后事　当老年人下达病危后，可与家属商议老年人的后事准备情况。详细询问老年人或家属是否有特殊要求，帮助家属处理老人的身后事。可能有些家属一时间还不能接受老人即将离世的消息，这就要求我们医护人员要做好与家属的沟通，让其明白老年人的目前情况，安抚家属的情绪。

10. 安详死亡，安抚家属　到了最后阶段，静静地陪老年人度过最后的时光，并且做好安慰家属的工作。医生确定老年人死亡，向家属告知老年人死亡时间及死亡原因，告知家属后面需要办理的事情，如开具死亡证明、住院账户结算，经家属同意，护士撤除抢救用品并给死者进行尸体护理；护理员给死者进行身体清洗，穿寿衣。最后，由科室主任、护士长和床位医生一起陪同家属将老人送至太平间，最后将死者送上灵车。

二、入、出院及转科、转院流程

（一）新老年人入院流程

1. 咨询接待处　有来院咨询者要热情接待。首先确认是否符合入院指征，并详细介绍本院软硬件设施，包括医生、护士、护理员的配备；医疗、护理设施条件；护理等级；具体费用标准。留下家属或老年人的姓名、联系方式，如确定入院，带领家属实地看床，根据老年人情况及家属的要求合理安排床位。定下入院时间和入院方式。告知入院时需携带的私人物品和办理入院手续时需要的物品，了解老年人基本情况，提前通知病区做好各项准备，如吸氧、气垫床等。

2. 老年人来院到达门口时，咨询接待室应热情接待，确定老年人床位，通知病区带好平车或轮椅到指定地点迎接老年人。

3. 老年人入科后，科室再次确认老年人是否符合入院指征，如有疑问应及时汇报医务科。

4. 老年人到达病房后，床位医生、护士、护理员应立即到位，科主任、护士长及时到病房与家属见面。

5. 护士负责向老年人及家属做入院介绍，进行护理评估，告知家属科主任和护士长的联系方式，与护理员一起查看老年人的皮肤，发现问题及时告知家属。贵重物品及利器要求家属带回，如拒绝带回造成损失家属自行承担责任，签字为证。

6. 医生应详细询问病史、体格检查并做好记录。落实各项入院告知，对老年人进行吞咽功能、意外伤害的评估。让家属仔细阅读入院协议书，做好解释工作，无异议后签署入院协议书，必要时核对家属联系方式及身份，主动向家属告知床位医生的联系方式，以建立相互信赖的医患关系。书写门诊病历，协助家属办理入院手续。然后告知家属老年人病情、预后、可能发生的情况、治疗方案，并在病程记录上签字。有精神症状的老年人当天应签保护性约束协议。

7. 床位护理员负责清点老年人物品，在衣服及生活用品上做记号，并整理物品入柜。全面了解老年人的生活习惯，为老年人做好全身的清洁工作（包括洗澡、更换衣服、理发、剪指甲等）。

8. 新老年人入院后一周内要求病区工作人员重点观察和护理，建议家属一周内尽量常来院陪伴老年人，让老年人尽快适应新环境，也让家属了解院内的工作方式及老年人的生活环境。在此期间多与家属沟通聊天，了解老年人与家属的需求，及时发现与解决问题。如家属一周内不能来院，床位医生应在一周内电话告知老年人情况。建议家属在老年人入院一周内予以夜间陪护，以方便工作人员尽快了解老年人情况。

（二）老年人出院流程

1. 自动出院

（1）床位医生知道老年人要求出院的信息后，上报科主任，向家属和老年人了解老年人出院原因，并填写出院原因报告表。

（2）科主任接到医生报告后，与护士长一起再次向家属了解出院原因及时间，同时报告院长，书面报告医务科。

（3）主班护士负责核对医嘱，经信息科核对无误后证明出院，通知家属携带押金收据至收费处结账。

（4）床位护理员协助家属整理老年人物品，医生、护士、护理员一起将老年人送出护理院。床位医生及咨询接待室一周内分别电话随访。

（5）医生整理病历，在规定时间内归档。

注：所有出院老年人，出院前一天及出院当天必须有病程记录。

2. 死亡

（1）老年人病情危重及时下达病危通知告知家属；同时通知医务科。由床位医生、科主任负责对病员及家属进行临终教育。并与家属商谈老年人死亡后事宜，做好相关准备。要求老年人家属保证24小时能联系得到，最好有一位家属在院内陪伴老人。

（2）老年人濒临死亡之前，要求科主任、床位医生、床位护士全部在场，在最短时间内上好抢救设施，并通知医务科。如家属不在场应电话通知家属老年人病情变化正在积极抢救，让其马上来院。家属未到场不要放弃抢救及撤离抢救措施，医护人员应在场等候家属的到来。

（3）老年人死亡后告知家属老年人死亡时间、死亡原因。征得家属同意后撤掉所有抢救设施，清理老年人身上的各种管道。人性化进行常规医疗护理操作，要求家属回避。医生、护士、护理员一起将老年人送至太平间。同时安慰家属，避免情绪失控。

（4）由医生告知家属办理老年人后事的流程，填写相关医疗文书，如死亡证明。

（5）主班护士做好医嘱的录入及账目的核对工作；床位护理员整理老年人物品及床铺，责任护士做好终末消毒工作。

（6）医护人员要在规定时间内完成各项医疗文书的书写，并保证病历质量。

（7）对于非正常死亡要立即向上级医师报告；想尽一切办法抢救老年人；维持老年人在正常、人性化的体位，保证老年人外观清洁。

（8）医生应及时完成病历书写并及时归档。死亡病历7天内归档。

（三）老年人转院流程

1. 主要是急诊和重症老年人的转院。

2. 急诊和重症老年人在科内组织积极抢救的同时上报院领导、医务科，通知家属告知老年人病情，询问是否转院，如家属拒绝转院，科室与医务科进一步制订治疗方案，医生及时书写病程记录，详细告知病情及发展预后，家属签字写明拒绝转院并愿意承担后果。与家属商量临终关怀事宜。

3. 老年人转院时，应及时上报医务科，医生在抢救的同时及时书写抢救纪录，写清楚老年人存在的危险及路上可能出现的情况，家属签字表示愿意承担在转院途中出现的意外情况。家属拨打 120 急救电话。

4. 护士配合医生做好抢救工作，主班护士快速录入医嘱，通知药房发药，并进行必要的核对，信息科复核无误后证明出院。通知收费处及家属结账，医保卡交于家属手中。

5. 床位护理员应及时整理好老年人的物品。

6. 收费处在接到通知后，立即给予办理出院手续，要求在 5 分钟内完成。

7. 医生、护士、护理员一起协助家属护送老年人至 120 急救车，与跟车医生进行简单病情的交接，离开护理院，如有需要，应安排床位医生陪同。

8. 收费处值班人员电话应 24 小时保持通畅。

9. 医生在规定时间内完成病历书写并及时归档。

三、"三三二" 查房

"三三二" 查房即业务院长、科主任、床位医生三级查房，床位医生的每天三次查房，新入老年人及危重老年人的二次查房。

开展运行的过程为：

（一）院长行政、医疗查房

每半月一次，医务科负责组织安排并做好记录。

查房内容：

1. 科室的指标完成情况，医疗护理工作计划及计划完成情况，医疗护理服务中的主要问题。

2. 检查各科室对各种规章制度及政策的贯彻执行和落实情况。

3. 重点查危重老年人的医疗、护理、生活情况，包括医疗、护理文书的书写。

4. 深入病房，了解老年人及家属对病区工作的满意度。

5. 听取和解决病区工作中的主要问题及困难。

6. 了解科室仪器设备的使用情况。

（二）科主任查房

应有床位医师、护士长和有关人员参加，查房时间从周一到周五每天一组，每周 1~2 次，查房一般在上午进行。

查房内容：

1. 对危重病员，科主任每天至少一次检查病员，提出处理意见。

2. 科主任查房要解决疑难病例，做必要的检查和病情分析，并做出肯定的指示，必要时向医务科长汇报。

3. 审查新入院、危重老年人的诊断，治疗计划。

4. 检查医嘱、病例、护理质量。

（三）床位医师查房

床位医师对所管病员每日至少查房二次，上午一次，下午一次，夜间值班医师查房一次，即每天三次查房。

查房内容：

1. 对危重病员，床位医师应随时观察病情变化，并及时处理。

2. 床位医师查房前要做好准备工作，查房认真负责，要求重点巡视重危、疑难、新入院的病员。

3. 巡视一般病员，了解病情，修改医嘱。

4. 检查各种报告单，分析检查结果并及时粘贴。

5. 检查病员饮食、大小便情况，主动征求病员及家属对医疗、护理、生活等方面的意见。

6. 上级医师查房时主动将老年人近期情况及检查结果如实、详细汇报。

（四）院职能科室查房

组织晨间新入院老年人查房，下午危重老年人查房，即二次查房。

1. 新入院老年人查房　主要由业务院长、医务科、护理部负责，每日晨间查房。内容包括：

（1）医疗上查新入院老年人的病历书写、沟通告知、入院病情、治疗、家属意见等。

（2）护理上查新入院老年人的护理措施、治疗落实、护理文书、皮肤变化，以及贵重物品返还等。

2. 危重老年人查房　内容包括

（1）医疗上重点查病历书写、沟通和告知，老年人生命体征和病情转归、预测、治疗和抢救，以及家属意见。

（2）护理上查护理措施和治疗落实、皮肤变化、贵重物品返还，以及管理、护理文书的书写，危重老年人的护理计划，检查抢救物品以及器材的准备情况。随机检查护理员工作情况。

四、三个系列总值班

三个系列总值班包括：医疗二线行政总值班、护理总值班、后勤总值班。

（一）医疗二线行政总值班

开展运行的过程为：参加人员为临床科室科主任、医务科科长。值班时间为24小时，从当日晨间8点到次日晨间8点。值班期间检查内容为：

1. 各科室医疗值班人员的在岗在位情况。

2. 全院老年人流动情况（死亡、出院、转院以及新入院）。

3. 全院的危重老年人情况，老年人病情变化时病区医生不能处理时及时给予指导，保障夜间医疗工作正常开展。

4. 处理行政事务以及突发事件，遇到重大问题及时向院长汇报。值班期间检查的内容要做好记录，第二天晨间向主管院长及职能科室负责人交班。

5. 与护理总值班及值班医生做好值班期间死亡老年人的善后事宜。

医疗二线值班是病区医疗值班的补充，特别是夜间突发医疗事件的主要处理者，突发医患矛盾的主要解决者，重大事件发生后的联络者。

（二）护理总值班

开展运行的过程：参加人员为护理部工作人员及各病区护士长。值班时间为 24 小时，从当日晨间 8 点到次日晨间 8 点。

1. 中午值班负责咨询接待，包括外来人员的咨询接待，新入院老年人通知病区，护送到病区。
2. 了解病员总数及空床情况、订床情况、病员流动情况并做好登记。
3. 夜间值班了解病员人数（原有、新入、出院、死亡、转入、转出、病危、病重、现有），值班人员在岗在位情况，新入、出院、死亡、病危、病重老年人情况。
4. 处理突发事件，遇到重大问题及时汇报行政总值班。
5. 护理查房查夜间护理措施的落实情况。
6. 与医疗二线总值班及值班医生一起做好值班期间死亡老年人的善后事宜。
7. 值班期间检查的内容做好记录，第二天早上向主管院长及职能科室负责人交班。

护理总值班是病区护理值班的补充，保障中午及夜间的护理工作正常开展，是突发护理事件的解决者，重大护理事件的联络者。

（三）后勤总值班

开展运行的过程：主要由后勤工作人员参加，值班时间为 24 小时，从当日晨间 8 点到次日晨间 8 点。值班期间主要负责：

1. 治安　负责全院的安全工作，与门卫一起管理好夜间流动人员，保障病区及值班工作人员的安全。
2. 消防　检查安置的消防设施和器材，保障消防安全。
3. 电梯　与门卫共同做好电梯使用的管理。
4. 供氧　保障夜间正常氧气供应。
5. 设备维护　夜间出现设备使用障碍，负责紧急维护。
6. 水电维修　保障夜间正常的供水、供电。
7. 遇到重大水电、消防安全事件及时通知各病区，汇报行政总值班，必要时汇报行政院长。值班期间检查内容做好记录。第二天晨间与医疗、护理总值班一起向主管院长及职能科室负责人交班。

后勤总值班是病区安全和医疗护理工作正常开展的强力后盾。

第三节 医疗质量控制与检查

一、医疗考核细则

科室_____   考核日期_____

考核项目	总分100分	考核内容	考核分数	扣分	奖分	扣分原因	得分
医疗质量	40	门诊病历：在院老年人180天结账后再次入院的门诊病历应在当天及时完成。发现未及时完成者，每例扣2分	4				
		由质控委员会按照"爱心护理院病历质量评分标准"每两个月一次，每次随机抽取每个医生的3份病历进行评分，并评出甲、乙、丙级病历，要求甲级病历合格率在90%以上，每低于1%扣1分，乙级病历一份扣5分，丙级病历重写并一份扣5分。最后以楼层为单位，将评分记为科室考核成绩	4				
		由质控委员会不定期抽查，主要包括病历是否及时记录、病程记录的质量、交班报告是否及时完整，其中每发现一次问题扣所在科室1分。同时将不定期组织科主任相互检查在院病历，按照"爱心护理院病历质量评分标准"进行评分	4				
		病历及时归档：要求出院病历3天，死亡病历7天归档，有一份不及时归档扣0.5分。退回科室要求修改的病历，应在当天及时准确修改并送回病案室，不改或逾期者一次扣2分	4				
		告知制度：包括入院告知、病危告知、"六防"告知等，有一项未告知或接到家属投诉者，扣5分	4				

续表

考核项目	总分100分	考核内容	考核分数	扣分	奖分	扣分原因	得分
医疗质量	40	每月抽查每位医生5份处方医嘱质量,根据药房检查医师毒麻药处方结果,有一次错误扣1分	4				
		由质控委员会每月抽查每位医生使用抗生素的两份病历,发现不合理使用一次扣2分	4				
		老年人死亡无病危通知一次扣5分,病危通知书书写不规范及发放不及时一次扣1分	4				
		每月抽查每位医生5份各种申请单,书写不规范一次扣0.5分	4				
		出现重大差错事故一次扣5分,提前发现预防没有发生的一次奖励5分	4				
日查房	30	危重老年人:(1)生命体征如不正常无心电监护一次扣2分。(2)抢救措施不到位一次扣2分。(3)抢救记录或病程记录不及时一次扣1分。(4)无主任查房及记录一次扣2分。(5)按卫生局2009年第10号文件上的"七告知",无告知一项者扣2分。(6)抢救设施功能不正常一次扣2分	15				
		新入老年人:(1)新入老年人的首次病程记录及入院记录要求在规定时间内完成,不及时一次扣2分。(2)按卫生局2009年第10号文件上的"七告知",无告知一项者扣2分。(3)科主任查房不及时扣4分。(4)入院七大常规在规定时间内未完成者一例扣2分	15				

续表

考核项目	总分100分	考核内容	考核分数	扣分	奖分	扣分原因	得分
工作效率及各项指标	30	考试：科室每月各项考试平均分在80分及以上为合格，每增减1分奖惩0.5分，不及格全扣，满分加10分	10				
		医保政策：要求每季度科内组织学习一次并组织测试，不完成的每次扣5分。如季度医保局检查扣分本项全扣。每月培训学习到岗率低于90%扣2分	10				
		工作职责、制度：要求医生严格按照《医师工作手册》里的职责和制度进行工作，发现一次不符合者扣所在科室5分	5				
		遵守劳动纪律，包括按时上下班，严格履行请销假制度，不私自调班，服从管理等，有一次不符扣2分	5				

总计：总分（　）＋奖分总分（　）－扣分总分（　）＝考核分数（　）

二、住院病历质量判定标准

项目	缺陷内容	扣分标准
基本规则	①字迹潦草难以辨认、不能通读	重度缺陷
	②有两处以上明显涂改	重度缺陷
	③有证据证明病历记录系拷贝行为导致的原则性错误	重度缺陷
	④病历中有模仿他人或代替他人签名或签名潦草不能辨认	重度缺陷
	⑤病历眉栏填写不完整	1
	⑥表格病历填写有漏项	2
	⑦使用无电子签名的计算机Word文档打印病历	重度缺陷

续表

项目		缺陷内容	扣分标准
病案首页		⑧缺科主任或主（副主）任医师签名	2
		⑨缺主治医师或住院医师签名	2
		⑩门（急）诊诊断未填写或填写有缺陷	1
		⑪入院诊断未填写或填写有缺陷	2
		⑫出院主要诊断选择错误	5
		⑬药物过敏栏空白或填写错误	2
住院病历/入院记录	病史	⑭主诉与现病史不能紧密结合	5
		⑮现病史无鉴别诊断资料	5
		⑯疾病发展变化过程描述不清	5
		⑰缺重要的阴性症状记录	2
		⑱既往史中缺与主要诊断相关内容	2
	体格检查	⑲遗漏主要阳性体征	5
		⑳缺有鉴别诊断意义的阴性体征	3
		㉑需写专科情况的病历缺专科情况	2
		㉒专科情况记录有缺陷	2
	诊断	㉓诊断不确切、依据不充分	重度缺陷
		㉔主次排列颠倒	2
		㉕其他主要疾病误诊、漏诊	5
病程记录与护理文件		㉖首次病程录未在老年人入院后 8 小时内完成，或对待诊、待查病历缺诊断讨论（鉴别诊断）或诊断讨论无针对性或无主治以上医师审签。	10
		㉗未按规定时期书写病程记录	1
		㉘主治医师查房记录无对新入、重危、诊断未明、治疗效果不好的老年人进行重点检查与讨论及审签	重度缺陷
		㉙科主任或副主任医师以上人员查房记录无对危重、疑难老年人的病情分析和进一步诊疗意见及审签	重度缺陷
		㉚医学院校附属爱心护理院无教学查房记录	2
		㉛病情变化时无分析、判断、处理及结果的记录	5
		㉜缺检查结果异常的分析及相应处理意见的记录	5
		㉝缺反映特殊检查（治疗）情况的记录	2
		㉞缺会诊记录单或会诊不及时	2
		㉟缺反映会诊意见执行情况的记录	2

续表

项目	缺陷内容	扣分标准
病程记录与护理文件	㊱缺更改重要医嘱的理由的记录	3
	㊲缺重要治疗措施的记录	3
	㊳缺抢救老年人的抢救记录	10
	㊴确诊或治疗困难的老年人无以科室为单位的疑难病例讨论记录或记录无明确的进一步诊疗意见或仅有床位医师和主持者发言记录	重度缺陷
	㊵应讨论的手术病例无以科室为单位的术前讨论记录或记录无手术方案、术中注意事项、手术可能出现的意外及防范措施、术后观察事项及护理要求或仅有床位医师和主持者发言记录	重度缺陷
	㊶缺手术老年人的手术记录	重度缺陷
	㊷植入体内的人工材料的条形码未粘贴在病历中	重度缺陷
	㊸缺术后3天内上级医师查看老年人的记录	3
	㊹治疗措施不正确或不及时而贻误抢救与治疗	重度缺陷
	㊺慢性消耗性疾病老年人缺临终前的救护记录	5
	㊻死亡病例无以科室为单位的死亡讨论记录或记录无死因分析和诊疗过程中的经验教训或仅有床位医师和主持者发言记录	重度缺陷
	㊼缺传染病疫情报告记录	2
	㊽病程记录与护理记录不一致	2
	㊾医嘱单缺医师签名	2
知情同意书	㊿缺特殊检查（治疗）同意书或缺老年人（近亲属）签名	重度缺陷
	51缺手术（含扩大手术范围）同意书或缺老年人（近亲属）签名	重度缺陷
	52特殊检查（治疗）、手术同意书等缺谈话医师签名	重度缺陷
	53非老年人本人签字的同意书，缺老年人本人授权委托书及被委托人的身份证明复印件	重度缺陷
	54将特殊检查（治疗）、手术同意书擅自更改为"志愿书"等不规范格式	10
	55病危老年人无书面病危通知书	5

说明：
1. 住院病历质量判定标准包括五个部分55项内容，每份病历均需逐项全面检查，不得漏项。
2. 住院病历质量缺陷判定分轻度、中度、不合格三级：

（1）每份病历扣分≤15分为轻度缺陷，等同为甲级病历；扣分达16~30分为中度缺陷，等同为乙级病历；扣分≥31分为不合格病历。

（2）住院病历质量判定标准中列出了18项病历质量重度缺陷，每份病历发生任何一项，则该份病历即为重度缺陷病历，即不合格病历。

3. 检查中对已发现有一项重度缺陷的病历不得终止检查，仍需按标准逐项检查；每份病历检查结束应计算总扣分数和重度缺陷数及其项目序号。

4. 各项标准分扣完为止，不进行倒扣分。

思 考 题

1. 爱心护理院医疗质量管理主要包括哪些内容？
2. 如何开展医疗质量管理，提高服务质量？
3. 如何开展爱心护理院医疗质量控制？
4. 病历书写评比标准主要包括哪些内容？
5. 老年人病情危重时，爱心护理院医师应如何开展工作？

第六章　爱心护理院护理质量管理

本章重点概述

爱心护理院护理工作包括医疗护理和基础护理,是爱心护理院的主要工作内容,护理质量的好坏直接关系到爱心护理院的生存与发展。做好护理管理工作,对持续、平稳的运行爱心护理院有着十分重要的意义。

第一节　护理质量管理概述

一、护理质量管理的重要性

(一)护理质量管理是指按照护理质量形成过程和规律,对构成护理质量的各个要素进行计划、组织、协调和控制,以保证护理服务达到规定的标准和满足服务对象需要的活动过程。

(二)护理质量管理首先必须确立护理质量标准,有了标准,管理才有依据,才能协调各项护理工作,用现代科学管理方法,以最佳的技术、最低的成本和时间,提供最优良的护理服务。

(三)护理质量是衡量爱心护理院服务质量的重要标志之一,它直接影响着爱心护理院的临床医疗质量、社会形象和经济效益等。在医疗市场竞争日益激烈及人们生活水平不断提高的今天,如何把握护理质量管理的重点,确保护理质量的稳步提升,提高老年人的满意度,是护理管理者的中心任务,也是爱心护理院护理工作的主要目标。

二、护理质量管理制度

(一)质量管理方针

1. "以人为本,以老年人为中心",为老年人提供优质的护理服务,提高老年人满意度。

2. 在护理实践中,持续地改进护理服务过程和效果,不断提高护理质量,保证医疗护理安全。

(二)质量管理目标

1. 一人一用一灭菌执行率100%(合格分100分)。

2. 常规器械消毒灭菌合格率100%(合格分100分)。

3. 一次性注射器、输液(血)器用后统一回收率100%(合格分100分)。

4. 护理人员专业理论考核合格率≥95%(合格分80分)。

5. 护理人员专业技能考核合格率≥95%(合格分80分)。

6. 护理文件书写合格率≥90%(合格分80分)。

7. 急救物品完好率100%（合格分100分）。
8. 病房管理合格率≥90%（合格分85分）。
9. 健康教育覆盖率100%（合格分95分）。
10. 基础护理合格率≥90%（合格分85分）。
11. 危重症护理合格率≥95%（合格分85分）。
12. 年压疮发生次数为0（难免性压疮除外）。
13. 每100张病床一级护理缺陷发生次数<1%。
14. 事故发生例数为0。
15. 老年人对护理工作满意率≥90%。

(三) 护理质量控制组织结构

爱心护理院护理质量管理组织实行二级质控管理模式，即爱心护理院护理质量监控小组和科室护理质量监控小组。

1. 爱心护理院护理质量管理委员会　由分管院长、护理部主任等组成。
2. 科室质量质控小组　由护士长、主管护师或业务骨干等组成。

(四) 护理质量监控组织职责

1. 爱心护理院护理质量管理委员会职责

(1) 在分管院长的领导下，根据《护理管理规范》要求，结合实际，制订和修改护理质量指标，建立质量控制组织，确立质量控制方法，确定护理质量持续改进。

(2) 不断完善临床护理工作的各项考核标准及质量控制标准，建立科学、有效的护理质量评价体系。

(3) 定期对全院护理质量进行检查，严格掌握质量标准，正确评价护理工作，认真总结并量化检查结果，对存在的问题进行分析研究，提出针对性的改进措施，在全院护士长会议上进行讲评，督促落实。

(4) 对临床护理设施及设备的更新提出建议。

(5) 对护理缺陷进行分析、讨论、鉴定，提交处理意见。

(6) 每月底向爱心护理院质控办提交全程护理质量考核结果。

2. 科室质量质控小组职责

(1) 按照全院《护理质量控制与持续方案》结合科室实际，制订相应的操作性强的科内质控方案。

(2) 定期组织科室护理人员学习护理常规、操作规程等，强化质量意识和安全意识。

(3) 严格执行各项护理工作程序。

(4) 按护理质量标准及考核评分办法，每位成员每周按监控范围对本科室护理质量进行考评一次，并做好记录，把存在问题通知责任人及时进行整改，同时向护士长汇报，评价改进情况。

(5) 每月召开小组会议，总结一个月质控检查中发现的护理问题及发生问题的原因和整改措施是否有效，对改进情况进行评价。

(6) 每月向护理部报告本科室护理质量监控结果。

（五）质量控制与持续改进办法

1. 护理部将日常督查与月检查相结合，坚持每周1~2次深入病房督查各病区的护理工作落实情况，特别是重危、特殊老年人的护理工作落实情况，对发现的各类隐患及时纠正，现场处理，并有针对性地提出有效、可行的防范措施。每周进行单项重点质量检查，每月组织一次全面质量检查，对存在的问题进行登记，提出整改措施，限期整改，并随时下科室督查落实整改情况。

2. 各科室质控员根据护理质量标准，每周1~2次对分管的护理项目进行自查，发现问题及时纠正，并与护士长联系，分析原因，提出改进意见。

3. 各科护士长根据工作要求，每日有重点地检查，有目的地跟班检查，把好医嘱关、查对关、交接关、特殊检查诊疗关、基础护理、危重老年人护理关、护理记录关、健康教育实施关，对发现的问题进行登记，及时反馈当事人立即整改。

4. 护理部每月在护士长会上汇报、讲评当月质控结果，指出在检查中发现的问题，以供借鉴，对共性问题制订可行的改进措施。

5. 护理部每月将日常督查以及月检查结果进行分析汇总，量化评分，报送爱心护理院质控科予以奖惩。

三、护理质量管理计划

1. 加强护理人员质量管理法律、法规意识的教育，使其明确各项护理工作质量标准和职责，以达到全体护理人员均能贯彻执行的目的。

2. 加强各级人员的素质培养，不断提高各级人员的综合素质，重视护患沟通能力与技巧，尤其是加强护士长思想素质、管理素质、业务综合素质的培训，提高护士长科学管理能力。认真落实护理部质控委员会、护士长、科室质控员三级管理体制，将服务理念贯穿于护理工作全过程中。做到责任到人，落实到岗，一级考核一级，努力提高基础质量、环节质量、终末质量，重点强调科室环节过程质量管理。

3. 强调人文护理服务，为老年人提供个性化护理服务。科室对住院老年人每月一次满意度调查、家属座谈会，护理部每月对各病区进行病员满意度调查。

4. 继续修改、完善各项护理质量检查标准，尤其是护理服务流程及岗位标准。

5. 加强护理安全管理，将"三基"贯穿到各项护理活动及各项护理管理活动中。树立质量"三级预防"的观点，认真落实各项护理管理制度；实行非惩罚性的不良事件报告机制，加强护理缺陷的管理，严格执行"三查七对"，预防护理并发症、护理纠纷和差错事故的发生。

6. 加大节假日、休息日护理质量考核力度，加强护士长夜查房工作。提高节假日及夜班护理工作质量。加大平时不定期综合抽查力度，注重理论与老年人实际情况相吻合，杜绝作假现象。

7. 督促科室认真执行《爱心护理院感染管理与监测规范》《消毒技术规范》《医疗废物管理条例》等，做好防护工作，预防院内感染。

8. 督促各级管理人员规范各种资料的记录、整理归档、考核、总结、反馈与提高。

第二节 爱心护理院特殊护理内容

一、巴氏量表的评分及运行过程

(一) 巴氏量表的概念

巴氏量表又称为巴式指数 (Barthel Index),是一种日常生活功能评估量表,是目前最常用来评估个案的身体功能的量表。巴氏量表是美国巴尔地摩 (Baltimore) 市州立护理院的物理治疗师巴希尔 (Barthel) 于1955年开始使用于测量住院复健病患的进展状况,1965年发表,自此巴氏量表 (表6-1) 就被广泛使用于复健、老年病患的领域,用来测量病患的治疗效果及退化的情形。

表6-1 巴氏量表

项目	分数	内容
进食	0	需别人喂饭。
轮椅与床位间的移动	10	需要稍微的协助(例如:予以轻扶以保持平衡或需要口头指导)。
	5	可自行从床上坐起来。
	0	需别人帮忙方可坐起来或需别人帮忙方可移位。
个人卫生	5	可独立完成洗脸、洗手、刷牙及梳头发。
	0	需要别人帮忙。
上厕所	10	可自行进出厕所,不会弄脏衣物,并能穿好衣服。使用便盆者,可自行清理便盆。
	5	需帮忙保持姿势的平衡,整理衣物或使用卫生纸,使用便盆者,可自行取放便盆,但须仰赖他人清理。
	0	需别人帮忙。
洗澡	5	可独立完成。
	0	需别人帮忙。
行走于平地上	15	使用或不使用辅具皆可独立行走50m以上。
	10	需要稍微的扶持或口头指导方可行走50m以上。
	5	虽无法行走,但可独立操纵轮椅(包括转弯、进门及接近桌子、床沿)并可推行轮椅50m以上。
	0	需别人帮忙。
上下楼梯	10	可自行上下楼梯(允许抓扶手、用拐杖)
	5	需要稍微帮忙或口头指导。
	0	无法上下楼梯
穿脱衣服	10	可自行穿脱衣服、鞋子及辅具。
	5	在别人帮忙下,可自行完成一半以上的动作。
	0	需别人帮忙。

续表

项目	分数	内容
大便控制	10	不会失禁,并可自行使用栓剂。
	5	偶尔失禁(每周不超过一次)或使用栓剂时需人帮助。
小便控制	10	日夜皆不会尿失禁。
	5	偶尔会尿失禁(每周不超过一次),或尿急(无法等拿来便盆或无法及时赶到厕所)或需别人帮忙。
	0	需别人处理。

评分标准:0分至20分为完全依赖;

21分至60分为严重依赖;

61分至90分为中度依赖;

91分至99分为轻度依赖;

100分为完全独立。

(二)针对巴氏量表评分结果,开展生活护理

1. 进食方面

(1)喂饭前床头摇高30~50cm,头偏向喂饭者,缓慢进食,适当喂汤水。

(2)忌食黏性大,团块状等易堵塞呼吸道的食物。

(3)鼻饲饮食老年人,在护士常规操作下,勤观察,操作结束后20分钟摇平床头,并在这段时间内提醒护理员避免翻身扣背,防呛咳窒息的发生。

(4)除院内提供的食物外还应注意家属带来的食物,不适宜老年人的食物应及时制止,并与家属沟通,使家属理解并配合。

2. 个人卫生、洗澡方面

(1)每日给每位老人擦身一次,同时观察老年人皮肤有无异常情况。

(2)每周更换被服及内衣内裤一次,如有血迹、污迹及时更换。

(3)在洗澡前为老年人准备适宜的温水防止烫伤。

(4)在给老年人洗澡时两名护理员共同参与,切忌老年人身边离人,防止意外情况的发生。这样不但提高工作效率,还加强了工作人员之间的协作精神。

3. 如厕方面

(1)老年人上厕所时勿穿拖鞋,过程中须有工作人员全程陪同。

(2)保持病室及卫生间的地面干燥无积水。

4. 穿脱衣服方面

(1)脱衣服时,先脱健侧,后脱患侧,穿衣服时反之。

(2)为老人选择方便舒适的衣服,例如棉质的宽松的前开口上衣,袖口宽松等,易于操作。

(3)操作时动作轻柔,避免生拉硬拽。

5. 大小便方面

(1)规范放置马桶,且马桶放置时间不得超过20分钟,防止压疮的发生。

（2）如 3 天无大便或大便干结者及时汇报医生护士，同时观察大便过程中出现的异常情况，及时处理。

（3）掌握开塞露的使用方法及注意事项。

（4）学会对异常大小便的观察并及时上报。

6. 平地行走、上下楼梯、上下床或椅子方面

（1）卧床老年人的床栏及时拉好，防止坠床。

（2）对于躁动者给予适当的保护性约束，约束具松紧适宜，每 2 小时松解一次。

（3）能下床活动的老人，穿防滑有后跟的鞋子，同时使用辅助工具，行走过程中确保无障碍物、地面无积水。

（4）与能自行下床的老人做好宣教工作，每次从床上爬起后静坐 5 分钟再下床行走，防直立性低血压或一过性脑缺血致意外伤害情况的发生。

（5）此项过程中均须有工作人员陪同并搀扶。

通过巴氏量表的评估，让每名医生、护士、护理员在细节上对老人有了更深的了解，同时加强各类意外事故的防范，加强责任感，真正地把细心、爱心、责任心落实于行动中，让老人更舒适、更安心地度过余生。

二、植物状态患者的护理

（一）医疗护理

1. 生命体征的监测

（1）严密观察病情，经常巡视植物状态老年人，每小时巡视老年人一次，必要时 15～30 分钟一次，根据医嘱观察血压、脉搏、呼吸、瞳孔大小、对光反应，经常呼唤老年人，了解意识情况。

（2）根据病情制订护理计划并实施，观察用药后的反应及效果，及时做好各项护理记录及出入量统计。发现异常，及时汇报医生处理。

2. 基础护理

（1）口腔护理：分泌物残留可发生口腔炎、口腔溃疡。一般 1～2 次/日，根据老年人不同情况备开口器，常用漱口液生理盐水或碳酸氢钠溶液。

（2）皮肤护理：重点是防止压疮，与长期卧床有关。使用气垫床，一般每 2 小时翻身一次，并在护理巡视单上如实记录。告知护理员翻身时不可拖拉以免擦伤皮肤，对于易发生压疮的部位更应注意保护，避免长时间受压，保持床单元的整洁、干燥，潮湿后随时更换。定时协助老年人作被动性肢体运动，并保持功能位。

（3）护理及观察大小便情况：长期留置尿管者，2 次/日消毒尿道口，防止尿道感染。引流管根据不同部位观察引流液的颜色、质、量并记录。确保引流管的妥善固定、密闭、通畅。发现异常及时汇报并处理。大便干结者，按摩腹部或遵医嘱使用缓泻剂。

（4）深静脉置管的护理：需长期留置深静脉管输液，不输液时 2 次/周消毒更换敷贴，防止脉管炎发生。

（5）老年人末梢循环不好，冬季时手脚越发冰凉，要注意保暖，避免受凉。

（6）对眼睛不能闭合者，可给老年人涂用抗生素眼膏并加盖湿纱布，以防结膜、角

膜炎的发生。

(7) 呼吸道的护理

①环境要求：清洁舒适，保持室内空气流通，温度、湿度适宜。

②应平卧，取下义齿，头偏向一侧，以促进呼吸道分泌物排出，防止呕吐物误吸而引起吸入性肺炎，一般每2小时翻身一次，叩背使痰松动，有利于痰液排出。

③舌后坠影响呼吸者，可采取侧卧并托起下颌。气管切开的老年人按气管切开的护理常规护理。

④及时清除口腔及呼吸道分泌物、呕吐物等，必要时及时给予吸痰护理。

(8) 饮食护理

①禁食期间给予静脉营养治疗者，准确记录出入量。

②给予鼻饲饮食者，鼻饲量2000~2500ml/日（也可根据老年人的消化情况决定鼻饲量）。确知胃管在胃内，喂食前检查有无胃出血或胃潴留。有胃潴留者，延长管喂间隔时间或中止一次。胃出血者禁止喂食，抽尽胃内容物后按医嘱注入止血药，每次管喂200ml，每2小时一次，夜间停喂8小时。

③如老年人意识好转，出现吞咽、咳嗽反射，应及时争取经口进食。从半流质饮食开始，逐渐过渡到普通饮食。进食时抬高床头防止呛咳及反流。

④药物应研磨碎调成糊状注入。

(9) 抢救措施　随时准备好急救用品，以便及时抢救。

(二) 生活照料

1. 病房环境

(1) 病室整洁干净，物品放置规范，定时开窗通风，保持室内空气清新，无异味、臭味。台面及地面用含氯消毒液擦拭干净。

(2) 床单元清洁、平整、干燥、无污渍、血迹，中单覆盖橡皮单，尿布清洁平整。

2. 皮肤护理

(1) 保持皮肤清洁，使老年人感觉舒适，严格做到"三短六洁"，即头发、指（趾）甲、胡须短，口腔、头发、手足、会阴、肛门、皮肤清洁。

(2) 每日给老年人擦身，使老年人感觉舒适，促进皮肤血液循环，增强皮肤排泄功能，预防皮肤感染。

(3) 及时擦干汗液，呕吐物清理及时，更换潮湿衣物。

3. 预防压疮的护理

(1) 每班常规皮肤检查，进行交接班，特别是交接班的时候，每个老年人都要仔细检查。

(2) 使用橡胶圈、小枕头等，保护脆弱皮肤。老年人肌肉萎缩的交界面要用小枕头隔开，不能用力太大，以免造成骨折。

(3) 每1~2小时翻身一次，不能拖、拽老年人，容易发生破溃的地方要重点护理，如耳后、肩、肘、臀部、脚跟、膝盖等。

(4) 及时更换湿污床单及尿布。

(5) 卧气垫床的老年人，气垫床充气适当，随时检查有无充气，出现问题及时请人解决。

4. 做好大小便的护理，及时为老年人清理大小便，便后轻柔擦洗，避免皮肤受潮湿等不良刺激。大便干结者，按摩腹部或遵医嘱使用缓泻剂。

5. 给留置管道的老年人做护理操作时，应先将管道处理好，再进行翻身操作。严格执行交接班制度，导管数目不清不交不接。

6. 做好消毒隔离工作，定期更换衣物及被服，定时消毒老年人卫生洁具。护理员严格做好洗手工作。

三、骨折外固定后的护理

（一）护理要点

1. 外固定的护理对骨折术后患者非常重要。患者如采取了下肢骨牵引、石膏或夹板外固定，护理上应保持有效骨牵引。

2. 每日检查钢针口皮肤，钢针口滴 75％乙醇每日两次，防止感染。

3. 小夹板外固定者，应观察患肢远端血运情况，注意小夹板位置及布带松紧度，以防捆扎过紧或过松。

4. 石膏托外固定者，衬垫得当，防止压疮，定时检查，以防止早期固定过紧、影响血运及消肿后因石膏间隙增大而发生骨折再移位。

5. 肋骨骨折予肋骨固定带固定，要注意包扎的方法正确，固定带内侧垫干毛巾，使皮肤舒适，防止汗液的刺激，固定的松紧以患者不感到憋闷为宜。

（二）心理护理

因患者的个人性格、年龄、职业、文化修养、社会环境的不同，其心理表现差异很大。特别是伤势较重、可能会遗留较严重的生理功能减退或障碍者，其精神状态势必会受到影响，如抑郁、消沉、悲观失望，过多的考虑到家庭和个人前途等问题，不利于治疗。患者多表现为焦虑、担忧、烦躁，甚至不配合治疗。因此应给予患者各方面的心理支持，对患者进行卫生知识教育，将病情、治疗方法、预后情况及功能恢复的状态一一讲解，给予鼓励、安慰，尽可能早期恢复功能锻炼及康复治疗，鼓励患者从事力所能及的活动，使他们树立战胜疾病的信心和勇气。

（三）防止压疮等卧床并发症

1. 护理上采取 2 小时翻身、更换体位、按摩骨隆突处，给予每小时按摩腰骶、背部及臀部，促进血液循环。

2. 鼓励患者多做深呼吸，进行有效的咳痰，行雾化吸入以消炎排痰。

3. 留置尿管的患者要保持尿管的通畅，每日清洁会阴两次，指导患者多饮水。

4. 因不适应床上排便及病情的影响，患者多会出现便秘，采取腹部按摩等方法促进肠蠕动，必要时使用开塞露、番泻叶等促排便。

（四）功能锻炼

早期的肢体功能锻炼可以有效地防止关节僵硬与肌肉萎缩，促进骨折愈合和关节功能的恢复。因此待病情平稳、骨折固定牢后，即应鼓励患者进行适当的关节屈伸活动。但骨折早期活动量不宜太大，否则容易引起骨折端移位。

上肢骨折主要进行手、腕、肘的屈伸，尽量不做前臂的旋转活动。肩关节骨折进行前屈、后伸和外展活动。下肢骨折进行股四头肌收缩和足趾屈伸锻炼。颈椎骨折的患者进行四肢的屈伸练习。腰椎骨折患者多做五点支撑、飞燕式的锻炼。

骨折中后期可逐渐加大关节的活动度。而病人在此期间应定期检查，拍摄 X 线片，以确保骨折端无移位，同时还可以指导功能锻炼。除此之外，还可以配合口服中药、理疗仪和按摩，以促进血液循环，使各关节达到全面协调的锻炼和骨折的愈合。

（五）改善患者的营养状况

1. 骨折早期提供清淡饮食。

2. 病情稳定后及时调整高蛋白、高热量、高维生素饮食，增加钙盐的摄入以增强免疫力，促进组织的修复。

3. 多食用水果及含维生素多的蔬菜，避免进食易产气的食物，如牛奶、糖等。

四、造瘘口的护理措施

（一）人工肛门（肠造瘘口）护理

1. 人工肛门袋的使用

（1）使用前清洁造瘘口及周围皮肤并用软纸擦干。除去胶片外面的粘纸贴于造口位置，轻压胶片环及其周围，使其紧贴皮肤。用防水纸胶贴于胶片周围，防止洗澡时水渗入胶片内。

（2）将便袋尾端包住夹子再与外夹相扣，再关闭夹子的末端，便袋关闭完毕。

（3）将便袋两旁的扣洞用腰带扣上，稳固便袋。

（4）便袋内容物超过 1/3 时应将便袋取下清洗，替换另一便袋。

（5）便袋取下后拔开便袋夹，将粪便倒入马桶。清洗便袋，晾干备用。

2. 造瘘口护理

（1）观察造瘘口肠黏膜的血液循环，肠造口有无回缩、出血及坏死。

（2）术后早期勤换药，肠管周围用凡士林纱布保护，直至切口完全愈合。

（3）使用造口袋后，应观察造口袋内液体的颜色、性质和量，如造口袋内有气体及排泄物，说明肠蠕动恢复，可开始进流质。

（4）造口处拆线后，每日进行造瘘口护理一次。

（5）保护造口周围皮肤，减少肠液的刺激及湿疹的出现，常用氧化锌软膏或防漏膏保护皮肤。

（6）伤口如有化脓、发炎情形应回医院检查，并酌情给予对应的处理。

3. 健康指导

（1）注意人卫生，防止食物中毒等原因引起腹泻，避免食用过多的粗纤维食物，如笋、芹菜等。忌洋葱、蒜、豆类、山芋等有刺激性气味或引起胀气的食物，以免造成肠管和造口的梗阻，以及频繁使用造口袋引起生活的不便。调节饮食使大便成形，必要时口服收敛药。

（2）教会老年人进行自我护理，如肛门袋的使用、局部皮肤的护理等。

（3）训练排便习惯，如降结肠或乙状结肠造口术者，可定时反复刺激，以养成良好的排便习惯。

(4) 适当掌握活动强度,避免过度增加腹压,导致人工肛门结肠黏膜脱出。

(二) 永久性膀胱造瘘的护理

1. 医疗护理

(1) 观察:经常观察引流出的尿液,如引流管内有絮状物出现,引流液浑浊且坏死脱落细胞较多,提示有膀胱炎或尿路感染发生,及时通知医生处理,可做尿常规、尿培养。如发现血尿及脓尿等异常情况,也应立即通知医生。

(2) 每日用碘伏消毒造瘘口 2 次,消毒范围以造瘘口为圆心,自内向外 15cm,同时,碘伏消毒引流管,方向自造瘘口向远端消毒 10cm。

(3) 膀胱造瘘管要妥善固定,防止扭曲、折叠。

(4) 集尿袋每周更换两次。

(5) 尿袋的位置不能高于膀胱区,防止尿液回流,引发尿路感染,引流袋达 2/3 满应及时倒尿。

(6) 对于长期卧床的老年人,应做到勤翻身,防止尿沉淀形成,从而预防尿管堵塞和尿路感染。

(7) 鼓励老年人多饮水,每天饮水量不少于 2500ml,保持充足尿量。

(8) 尿液混浊:必要时遵医嘱给予生理盐水+庆大霉素 1 支行保留冲洗,每日一次,至尿液转清。

2. 生活照料工作要点

(1) 保持病室空气清新、安静,每日早晚通风各 1 次,每次 30 分钟,室温保持在 24℃左右。

(2) 保持造瘘口清洁,衣物随脏随换。

(3) 每日擦身两次。

(4) 护理员应熟练掌握更换尿袋的方法,以便及时更换。

(5) 集尿袋内尿液及时倾倒,倾倒后告知床位护士具体尿量,以便护士及时准确地记录。

(6) 护理员应熟悉导尿管的注意事项,如尿袋的位置不能高于膀胱区,防止尿液回流,引发尿路感染,引流袋达 2/3 满应及时倒。

五、临终关怀的护理

(一) 医疗护理

1. 选派素质较好的护士,实行整体护理。临终老年人病情变化多端,有的身体带有许多导管,如鼻导管、输液管、导尿管、引流管和其他监测导管等,护理的难度极大,因此需要责任护士或专人守护,以便严密观察病情变化和熟练地进行各种技术操作。

2. 密切配合医疗,及时准确地完成各种治疗和护理任务。如输液、吸痰、吸氧和采集各种化验标本等,不随意终止各种维持生命的措施。

3. 补充营养。临终老年人消化吸收能力大多明显降低,应给予高热量、高蛋白、高维生素的流质饮食，最好符合老年人的口味，同时保持食物色、香、味俱全，以增强老年人的食欲。多进食蔬菜和水果，不能进食的老年人给予鼻饲或者静脉营养，保证机体能量的供给。

4. 做好老年人饮食护理。基于老年人食欲下降的特点，护士应和家属以及营养师共同商量老年人的饮食，既要满足老年人的热量需要，又要迎合老年人的饮食习惯和爱好，使老年人感到在家一样，始终保持最佳心理状态。

5. 口腔护理。增加老年人的食欲，减少口腔溃疡的发生，增加舒适感。

6. 认真书写护理病历和特护记录。按要求如实填写好每个项目，包括病情、生命体征等变化、特殊用药、出入量的登记，为医生提供可靠的依据。

7. 尽量减少老年人的痛苦。定时注射止痛剂等各种药物，熟悉各种常用药及抢救用药的剂量、作用和副作用。

8. 病情的告知应取得医生和家属的同意并统一口径，最好不要欺骗（特殊情况例外），否则会使老年人多生疑虑，甚至不再相信医护人员而采取不合作态度。

9. 动员家属与社会成员多探视老年人，让他们感到自己被重视，生活在温暖和希望中，忘记烦恼和孤独，有一个安静舒适的心境。

10. 护士要注意评估老年人的心理状态，针对性地做好各个阶段的心理护理：

（1）否认期：护士应给予充分的理解，应多与老年人沟通，既不戳穿老年人的防卫，也不对老年人撒谎，应耐心倾听老年人的倾诉，循循善诱使其逐步面对现实。

（2）愤怒期：护士应给予老年人关爱、宽容，使其能发泄愤怒，宣泄情感，耐心倾听老年人的心声，不要随便打断老年人的说话，言语要谨慎，态度要真诚，对老年人一些失控行为给予同情和理解。

（3）妥协期：愤怒心情消失后，老年人开始接受现实，护士应在生活上给予关心，饮食上给予指导，使老年人处于最佳的心理和生理状态。

（4）抑郁期：护士要多与老年人沟通，给老年人表达自己情感和顾虑的机会，要注意绝口不谈病故和死亡这类敏感的话题，同时要加强防范，防止意外事故发生。

（5）接受期：此期护士应做好老年人的基础护理与临终关怀，为老年人提供安静整洁的环境，不过多地打扰老年人，让家人陪伴在老年人身旁，鼓励家人表达对老年人的爱和关怀，并配合家属做好各种善后工作。

（二）生活护理

1. 老年人的房间要清洁、安静、光线充足、温湿度适中、空气新鲜、避免噪声。其目的是让老年人安静舒适地休息，保护其他老年人免受精神刺激。

2. 维护人的尊严。老年人尽管处于临终阶段，但个人尊严不应该因生命活力降低而递减，个人权利也不可因身体衰竭而被剥夺，只要未进入昏迷阶段，仍具有思想和感情，护理人员应维护和支持其个人权利，如保留个人隐私和自己的生活方式，参与医疗护理方案的制订，选择死亡方式等。

3. 排泄护理。对大小便失禁老年人，要保持肛门周围及会阴部清洁，每次便后要及时轻柔擦洗，肛门周围红肿的老年人涂凡士林油；对尿潴留老年人给予导尿；对于发生腹胀、便秘老年人，可给予热敷或口服蜂蜜水、缓泻剂，或使用肛门栓剂，或定时给予小量不保留灌肠等方法帮助老年人排便，或行油类保留灌肠，或戴手套将嵌塞的粪便抠出，以解除老年人痛苦。

4. 做好基础护理。定时翻身、擦浴、更衣、按摩，指导护理员预防压疮与护理的基本知识，以降低压疮的发生率或减轻压疮发生的程度。

5. 促进休息和睡眠。环境安静、光线适宜、温湿度适宜等，为老年人营造一个舒适的睡眠环境。

6. 像亲人一样重视和问候老年人。要求护理人员用发自内心的语言安慰老年人，耐心倾听老年人内心的痛苦，鼓励老年人说出自己的恐怖与不安，然后给予适当的解释和诱导，使其得到解脱。

六、压疮病人的护理

（一）压疮发生的原因

1. 压力因素　压疮不仅是由重力引起，而且也可由于摩擦力和剪切力引起，通常是2~3种力联合作用所致。

2. 营养状况　全身营养不良造成肌肉萎缩、皮下脂肪减少、电解质紊乱，使受压处缺乏肌肉和脂肪组织保护。

3. 局部因素　皮肤受到汗液、尿液、渗出液及引流夜等的刺激而引起酸碱度改变，使皮肤角质层的屏障受损而容易发生继发性感染。

4. 年龄　老年人皮肤干燥、弹性差、皮下脂肪少、血管退化、活动减少等使皮肤易损性增加。

（二）压疮的分期及临床表现

根据压疮的发展过程及轻重程度不同，可分为三期：

1. 淤血红润期　为压疮初期，受压的局部皮肤出现红、肿、热、麻木或触痛，但皮肤表面无破损，为可逆性改变。

2. 炎性浸润期　红肿部位继续受压，血液循环仍旧得不到改善，静脉回流受阻，受压皮肤表面颜色转为紫红，皮下产生硬结，表皮出现水疱。水疱极易破溃，显露出潮湿红润的刨面，患者感觉疼痛。

3. 溃疡期　静脉血液回流严重受阻，局部淤血导致血栓形成，组织缺血、缺氧。轻者浅层组织感染，脓液流出，溃疡形成，患者感觉疼痛加重；重者坏死组织发黑，脓性分泌物增多，有臭味。感染可向周围及深部扩展，常达骨骼，甚至导致败血症。

（三）压疮的预防

1. 心理护理　由于患者术后疼痛不敢活动，长时间保持一个姿势，难免造成局部组织受压过久发生压疮。因此，要与患者耐心的交谈，消除恐惧心理，鼓励患者适当变换体位，必要时遵医嘱给予适量的止痛药。

2. 五勤护理

（1）勤翻身：协助卧床病人2~4小时翻一次身，以减轻对某一部位的固定压迫，翻身时切忌拖、拉、推，以防擦破皮肤。翻身后应在身体着力空隙处垫海绵或软枕，以增大身体着力面积，减轻突出部位的压力。受压的骨突出处要用海绵或海绵圈垫空，避免压迫。

(2) 勤擦洗：注意保持病人皮肤清洁、干燥，避免大小便浸渍皮肤和伤口，定时用热毛巾擦身，洗手洗脚，促进皮肤血液循环。

(3) 勤按摩：每次协助病人翻身后，先用热水擦洗，再用双手或一手蘸少许樟脑醑或50％乙醇按摩。骨突处要重点按摩，头后枕部、耳廓及脚后跟是压疮的好发部位，也不能忽视。按摩的手法要有足够力量刺激肌肉，但肩部用力要轻。

(4) 勤整理：床上不能有硬物、渣屑，床单不能有皱褶。

(5) 勤更换：及时更换潮湿、脏污的被褥、衣裤和分泌物浸湿的伤口敷料，不可让病人睡在潮湿的床铺上，也不可直接睡在橡皮垫、塑料布上。保持患者衣服、床单、被褥清洁干燥、柔软、平整，保持患者全身皮肤完整、清洁、干燥，减少外源性感染的机会。

3. 药物预防　选用碘伏、凡士林外涂局部受压处皮肤。碘伏具有使组织脱水、扩张血管、促进血液循环、软化和消散硬结的作用，对黏膜无刺激、无腐蚀性，同时可形成一层极薄的杀菌薄膜，防止细菌的侵入。凡士林能在局部形成封闭性油膜，有缓解局部垂直压力、减少皮肤擦伤的作用。

4. 有原发病患者　压疮的发生常常是在许多原发病的基础上发生的，如糖尿病、低蛋白血症、脊髓损伤。因此，对于原发病的患者以及老年人、营养状况较差的患者应更加注意压疮的发生。

（四）压疮的护理

1. 心理护理　一旦发生压疮，患者长期卧床，失去生活自理的能力，易产生抑郁、忧虑、恐惧心理，害怕家属嫌烦、嫌脏，放弃对自己的治疗。因此，对患者要耐心、周到、关心、体贴，同时多与患者交谈，帮助患者树立战胜疾病的信心。

2. 局部护理　Ⅰ、Ⅱ期压疮采取局部治疗，因为局部治疗可缩短病程。而对Ⅲ、Ⅳ期压疮护理原则应保持创面清洁，促进愈合，有坏死组织时去除坏死组织，促进肉芽生长。在创面内感染被局限后，保持创面湿润以利于肉芽组织的生长，可用温盐水纱布湿敷提供湿润的环境。每次换药时护理人员要对伤口进行评估，制订计划，不能滥用抗生素。避免溃疡处继续受压，溃疡处可用气圈、气垫或带孔的海绵垫垫起。按时翻身，一般1~2小时翻身一次，必要时半小时翻身一次，翻身时避免推、拖、拉等动作，以免褥疮部位处皮肤脱落，引起感染。

3. 营养支持　给患者高蛋白、高维生素、高热量易消化饮食，如鲜鱼汤、鸡蛋汤、瘦肉汤，多吃新鲜水果、蔬菜。若患者经济条件允许，家属同意后，可给静滴白蛋白、脂肪乳、血浆等。

4. 每日责任护士到病人床边观察压疮的情况，并记录在护理记录单上，至少7天记录一次。

5. 汇报制度　一旦病人发生压疮，科室内护士长与责任护士共同评估病人的压疮情况，并填写一份压疮评估表上交护理部备案。护理部根据科室上交的资料每月对相应病人进行观察，了解压疮的转归情况。

第三节　爱心护理院人性化护理

随着现代护理模式的变化，护理工作已从原来的被动服务提升到了主动服务，从单纯的打针吃药的基本护理转变为融临床护理、心理护理与人文护理于一体的现代模式。同时，随着全民文化素养的提高，人们的需求也不断提升，尤其是老年人，希望自己在获得治疗性护理服务的同时，能够享受到舒适的人性化服务。人性化护理秉着"以人为本"的宗旨，以充满人性化服务来满足老年人个性的、丰富的、多样化的需求，做好人性化细节照护。

一、转变服务理念

不断转变服务理念，始终坚持"以人为本"。坚持以人的需求为准，把整体护理与个性化护理相结合。实施"六项护理服务程序"，即"热情接、耐心讲、细心问、精心做、主动帮、亲切送"，让老年人及家属得到热情的接待、耐心和蔼的讲解、细心关爱的询问、精心细致的治疗和护理、主动热情的帮助、亲切礼貌的相送。另外，对待有特殊需求的人群，注意做好个性化护理服务。同时，全体护理人员要不断转变服务理念，坚持"以人为本"，要求护理人员在操作中要充满爱心、充满温情，不断增强服务技能、语言技能、沟通技能，为老年人提供优质服务。

二、优化服务环境

1. 制作便民箱，备微波炉、针线盒、吹风机等日常生活用具，为需要的老年人提供方便。

2. 制作各种检查、检验温馨提示卡，各种简明易懂的路标，使老年人在住院环境中倍感温馨，营造出温馨舒适、接近家庭化的诊疗环境，进一步拉近护患间的距离。

3. 改善病区环境，夏秋季节病房如果蟑螂、蚊子、苍蝇比较多，应采取有效的措施灭蟑螂、灭蚊蝇，如在病房使用电蚊香驱蚊等。

三、细致护理措施

1. 护理人员统一着装，在完成护理工作的同时，必须要做到沟通规范、礼仪标准、服务温馨。每天的工作，都是从"微笑"开始，从"您好"做起。

2. 倾听老年人的心声，让老年人为护理工作出主意。定期进行住院老年人满意度调查，倾听他们的心声，及时了解老年人的需求和建议，并根据老年人的需求不断地改进护理工作。充分了解每一位老年人的需求，改变以往"自己实施什么护理，老年人就接受什么护理"，变为"老年人需要什么，我就护理什么"。

3. 尊重老年人。人性化护理的核心是尊重老年人的生命价值和人格尊严，还有尊重老年人的隐私权与面子，不使老年人感到窘迫、尴尬或难堪等。

4. 走进病房，走近老年人。实行床旁工作制原则，加强巡视，及时评估老年人的需要，开展主动服务，提倡"走在红灯呼叫前，做在老年人开口前"，力争在为老年人服务的有效时间，为老年人提供全面优质的基础护理服务和专业技术服务。在临床护理工作中体现老年人第一、质量第一、服务第一。

5. 护理人员之间可开展"十点"（仪表美一点、微笑甜一点、问候多一点、言语暖一点、查房勤一点、观察细一点、行为轻一点、业务精一点、帮助广一点、亲情浓一点）竞赛活动。这样，通过有计划、有措施、有重点地开展各类有益的活动，逐渐形成一个护理特色。

6. 做到"老年人步入病区，来有迎声，见面有称呼声，询问有回声，操作前有解释声，操作中有询问声，操作失误有道歉声，操作完毕有应答声，节日到来有问候声，老年人康复有祝福声，老年人出院有送行声。"

7. 语言沟通亲情化。"请、您好、对不起、很抱歉"虽然是比较规范的文明用语，但是在临床护理实践中，显得有点儿生硬。建议制订符合专科实际的语言规范，如对老年人"不要说等一会儿，要说马上来；不要说试试看，要说尽我最大努力；不要说没事，要说我们会及时观察"。要处处体现老年人就是自己亲人的感觉。遇到老年人情绪激动时，特别讲究言语沟通，首先要有耐心，然后再给予冷静处理，从而把亲情化融入护理的每一个细节之中，让老年人体会到护理人员真诚的爱心与呵护。

8. 先知道老年人的个性，与他们建立友谊，注重"第一次亲密接触"：第一句话、第一个问题、第一顿饭、第一次检查、第一次输液穿刺、第一次标本、第一次用药、第一晚睡眠。

9. 注意"每一个护理过程"。要做到"六性"：首问宣教亲情性、基础护理灵活性、技能服务规范性、爱心活动经常性、健康教育定期性、护理工作系统性等。

10. 加强和出院老年人的信息沟通。关注"康复出院的病友"，护理人员可通过爱心护理院建立的康复出院人员联系卡，打电话、发邮件，定时提醒老年人服药、复诊和讲解健康教育知识，最大可能为他们提供后续服务，体现友情服务的个性化；经常回访出院的老年人及其家属，收集他们的合理化意见和建议。

11. 对过生日的老年人，可有针对性地免费赠送生日蛋糕或组织室友为其过生日。

12. 自省服务。对于老年人的投诉，不仅要在第一时间处理解决，还要自我检查、及时整改。尤其是对护理工作提出的问题，作为护理人员更要自我反省，有则改之。即使老年人寄来的是表扬信，我们也要自清自醒，不能盲目乐观，要把老年人的投诉、意见、抱怨、建议、表扬、赞美等作为宝贵的财富。

四、人性化护理的体会

（一）一位护理员的心声

在护理院里，住的都是些年老、多病的老人和一些失去生活自理能力的老年人。他们这些人中，大部分都在这里走完自己的最后人生。这一代老人，也是跟着新中国的建立和建设的艰难岁月一路走来的。自己辛苦经营了一辈子的家，临了，却因现实的无奈，而被小辈送去护理院。了却余生，他们有多大的心不甘情不愿。

这就要求护理院，真正的像个大家庭，不但有可口的饭菜，还要有优雅、舒适、干净、整洁的环境可住，而且还要有包容、理解、和谐、谦让、尊重、温馨的氛围。我们要替天下子女尽孝，就要做到：不要因为老人吞咽困难，难喂，而给老人少吃一口饭，不要因为老人是痴呆患者而嫌弃他们；要帮老人托起余辉，就要帮老人料理好一切内务，多给点笑脸，少摆点脸色，多做点实在事，少摆点面子，多善言行，少恶语相向，痛老人之所痛，想老人之所想，让他们天天开心，盼他们身心愉悦。让我们精诚团结，减少点意外伤害。

做到这些虽然很难。相信这段话，爱自己父母、亲人的人，这是共性，人之本能；爱别人父母、亲人的人，是神，这是修养，人之伟大。假如，工作中碰到老年人或者家属的不理解和埋怨时，凭良心做事，日月可见证，天地可鉴。自己在心中默念，老人的今天就是我们的明天。善待今天的老人，就是善待明天的自己。让我们相逢点头，见面问声好，笑容挂眉梢，心儿甜透了，谁能无年少，谁又不年老。人生的道路上，互相照顾，人间多美好，让生活充满阳光！

（二）护士的心声

从毕业至今将近四年的老年护理生涯，从整体护理到优质化护理，有了深刻的体会：从心做起，真诚相待，努力地付出，也幸福地收获。

老年护理是一个特殊的护理领域，从优质化护理中的从心做起，我想到了微笑服务能给白色的病房带来无尽的春光。记得我们区158床的徐阿婆刚从一区转过来的时候，跟她打招呼她理都不理，一脸的漠然。尽管如此，我们还是见面就微笑的和她打招呼，就这样没过几天就用我们的微笑换来了她的微笑。是啊，当你踏入病房时流露出发自内心真诚的微笑，会给老人及家属传递安慰的信息，能扫除他们的急躁和烦恼。操作失误时，及时的一声对不起；疑问时一个言之有理的解释，能使家属理解我们的艰辛。在面对老人痛苦无奈的求助不再漠然置之，而是热情帮助、耐心抚慰；在面对老人的吵闹责备，家属的求助声时都能用微笑，用爱心、热心、细心、耐心、真心、责任心真诚的对待。

"从心做起，真诚相待"听似简单，实则不然。如何才能从心出发把工作做好呢？这就要求我们全身心的投入、真诚相待，要以敏锐的洞察力和灵敏的观察力，顽强的意志和坚韧不拔的毅力，脚踏实地奋力拼搏，不断完善自己，充实自己。还记得刚参加工作时，前辈们曾对我说过：细心、耐心是护理的基本功，细心一点，耐心一点，老年人的痛苦就会少一点，生存的希望就会多一点。是啊，我们付出耐心细致的工作后会发现自己得到了很多很多。给予老人活着的希望，而带给我们的是喜悦和安心。优质化护理在护理工作中会产生不一样的效果：不再是家属的谩骂与投诉，护患纠纷率减少，老人表情中的感激，家属喃喃的感谢，这些正是我们优质化护理的动力所在，也是我们护理工作的价值在优质化护理中得到的肯定。

自开展优质化护理服务以来，我身边发生了很多事，我也亲身经历了很多事，有一件事我印象深刻。那是我们154床的冯老爷子，他患有糖尿病，在我巡视病房时阿姨反映说：刚翻过身，全身是汗。家属也说精神不太好。于是我仔细检查了一下：发现他大汗淋漓，脉搏细数，表情淡漠，这是明显的低血糖现象。马上告知床位医生，测血糖2.3mmol/L，立即予高渗葡萄糖静推，在推注过程中老人就已清醒。家属很是感激，就连旁边的蒋阿爹都说：只是听说糖尿病，原来它那么可怕，你们真了不起，一针下去就好了。这样的例子还有很多，优质化护理模式让我们更加细致，更加全面地掌握老年人病情及心理变化，并及时调整护理措施，促进老年人康复。我们就是这样一边付出、一边收获着肯定和尊重。和老人们在一起的点点滴滴都会让我们成长与蜕变。优质化护理让我们感受到自己的价值所在，也真正认识到自己已经成为医疗行为中重要的、不可或缺的一部分。

比大地广阔的是海洋，比海洋广阔的是天空，比天空更广阔的是心灵。作为一名护士，我们要拥有博大的胸怀，纵使受了委屈我们的脸上依然是灿烂的微笑，我们知道这微笑是阳光，能减轻老人的疼痛；这微笑是雨露，能滋润老人的心灵；这微笑是翅膀，承载了千万个家庭健康平安的希望。"一个微笑，一杯水，一张纸巾，一个真诚的问候"都是对每一个老年人及家属最好的理解与关爱。与老人进行第一次沟通，做好自我介绍，争取给老人留下好的第一印象。我们在病房多跑多讲，多问多答，多看多微笑，及时将老人病情反馈给医生，及时化解老年人对医务工作中的误解，做好医生与老人之间的桥梁。

在推行优质化护理工作中我深有体会的是：他能引导我们从心做起，用心工作，真诚对待，我坚信，只要在护理工作中把自己的爱心、耐心、细心、责任心作为工作的准绳，你的投诉会减少，老人的满意度会提高！

第四节 爱心护理院护理模式

护理学是一门自然科学与社会科学相互渗透的综合性应用科学，是促进人的身心疾病康复和维护人类身心健康的科学。随着现代护理学的发展，护理工作的范围与内涵不断地拓宽。护理工作正从以前的"以疾病为中心"的护理向"以人为中心"的整体护理转变。这些转变对临床护理工作提出了相应的要求，护理工作模式的发展也经历了同样的变化，即由功能制护理、小组制护理转为责任制护理和整体护理的过程。以下是结合爱心护理院的实际工作对各种护理模式的探讨，以寻求适合爱心护理院的护理模式。

一、功能制护理

（一）概念

功能制护理是以工作为中心的护理方式，护士长按照护理工作的内容分配护理人员，每1~2名护士负责其中一个特定任务，各班护士相互配合共同完成老年人所需的全部护理，护士长监督所有工作。

（二）目的

由于爱心护理院不同于医院和养老院，护士承担的工作不仅仅是治疗，还包括许多繁琐的基础护理工作，根据爱心护理院目前的发展，护理人员的特点，为便于组织管理，护士分工明确，节省人力而采取的护理工作方法，不但能完成大量的护理工作，更能够使爱心护理院护理工作得到正常的运转。

（三）功能

功能制护理主要是以完成各项医嘱和常规的基础护理为主要内容，分工方法主要是根据各种班次及工作内容，采取流水作业的工作方法完成大量的护理工作，护士分工明确，易于组织管理、节省人力。但工作机械，缺少与老年人的交流机会，较少考虑老年人的心理社会需求，护士较难掌握老年人的全面管理。

（四）组织形式

护理部根据爱心护理院护理工作安排班次，如主班护士、治疗班护士、护理班护士、值班护士，制定出各班次的工作时间和工作内容，由病区护士长统一排班，分工完成护理工作。

（五）各班工作内容

1. 主班护士　主班又称为办公班护士，主要是处理医生下达的医嘱，长期医嘱进行转抄执行单，临时医嘱转抄后核对告知相应班次执行、医嘱录入电脑、药品管理、老年人费用管理、耗材请领等。

2. 治疗班护士　完成每日老年人的治疗工作，如各类注射、执行临时医嘱、校对医嘱、给口服药、测量生命体征等。

3. 护理班护士　执行每日常规的基础护理工作，如口腔护理、会阴护理、膀胱冲洗、鼻饲灌注、管道护理、深静脉护理、造瘘护理、消毒隔离工作等。

4. 值班护士　完成每日补液老年人的补液工作，危重老年人抢救、护理文件书写，随叫随到、在岗在位。

（六）质控方法

1. 功能制护理质控方法简单明了，护理部制定出详细的各班工作内容和质量检查标准，由护理部和各病区护士长组成质控小组，每月抽查一次。

2. 护士长组织高年资的护士成立病区质量检查小组，按照工作内容每周对各班护士工作进行详细检查。

二、责任制护理

（一）概念

责任制护理（primary nursing）是一种临床护理制度，其特点是以老年人为中心，由责任护士对老年人的身心健康实施有计划、有目的的整体护理。即老年人从入院到出院由专人负责全面计划和实施护理。护士不是医嘱的机械执行者，护理也不仅是对老年人机体的护理，而是强调心身整体护理，要对老年人的生理、心理、社会和家庭生活等全面了解，以调动老年人主观能动性，使之在生理、心理方面都处于接受治疗的最佳状态。

（二）目的

随着爱心护理院的不断发展，护理工作模式也在日益更新变化，为满足住院老年人的需求、把时间留给老年人、更加贴近老年人的生活，由功能制护理转变为责任制护理模式，由指定的责任护士按照护理程序对老年人进行全面的、系统的整体护理，这种护理方式，责任护士责任性强，责任明确，能较全面了解老年人情况，掌握老年人的生活习惯，更加拉近护患之间的距离，为沟通架起桥梁，在护患之间相互信任的基础上，老年人可以得到精心护理，护理人员可以整体、连续的为老年人提供护理服务工作，同时也起到提高护理质量的作用。

（三）指导思想

责任制护理的实质是以老年人为中心，以护理程序为核心内容，以责任制为特点，对老年人实行24小时负责。

1. 护士的责任和义务不仅是护理，而且要对老年人进行护理管理。
2. 强调准确的评估、诊断和制订计划的重要性。
3. 强调老年人积极参与护理活动。
4. 强调责任护士和其他护士、医生及健康保健人员、老年人及老年人家属之间互相沟通信息。
5. 强调对老年人及家属进行健康教育。
6. 强调责任护士对老年人护理的综合协调，即将个别的治疗汇合成有机的整体。

（四）组织形式

根据病区床位数，将护士分成两组或若干组，各设床位护士一名，每位床位护士分管一定床位，实施护士长领导下的分组护理责任制，与床位医生相对应，共同承担本组的医疗护理工作。要求从老年人入院到出院均由责任护士对老年人实行8小时在岗、24小时负责制。由责任护士评估老年人情况、指定护理计划和实施护理措施。这种护理方式，责任护士的责任明确，能较全面地了解老年人情况，但要求对老年人24小时负责则难以实现，且文字记录书写任务较多，人员需求也较多。

（五）责任护士职责

1. 在护士长的领导下，对所分管的老年人实行8小时在班、24小时负责制。
2. 热情接待新入院老年人，做好入院介绍并阐明自己的职责。
3. 负责所分管老年人的健康评估，计划的制订，实施及效果评价。
4. 观察所分管老年人的问题，有效地预防各种并发症。
5. 关心、重视老年人的心理、营养及饮食护理。
6. 进行健康教育，指导护理员掌握预防和康复的防护措施，积极协助功能锻炼工作。
7. 与接班护士交接所负责的每个老年人的情况。
8. 对各有关部门进行综合协调。
9. 组织本组护理人员进行护理月总结工作。
10. 定期开展护理员专业知识小讲座。
11. 对制定的护理活动行为和决策结果负责。
12. 老年人出院、转院或转科时，及时写好护理记录、出院指导，必要时定期随访。

（六）工作内容

1. 履行护士职责，认真执行护士手册的具体规章制度及工作规范。
2. 责任护士每日负责本组老年人的治疗、护理工作。
3. 负责所分管床位病房物品规范化放置。
4. 做好本组老年人及老年人家属沟通工作。

5. 及时解决所分管床位老年人的护理问题。

6. 及时反馈本组老年人的病情，以得到及时的治疗。

7. 组织和参加病员家属座谈会。

8. 指导和组织本组护理人员完成护理工作。

（七）控制方法

1. 护理部制订护理质量检查标准，内容包括：基础护理质量、病房质量、护理文件、消毒隔离质量、急救药品质量检查。

2. 护理部成立院护理质控小组，由各护理部主任和病区护士长参与，每月对护理质量进行一次抽查。

3. 科室护士长组织成立护理质量检查小组，由各组责任护士及其他护理人员参加每月进行一次全面检查。

4. 由护士长组织、各组责任护士参加，采取各组相互检查的方法按照护理质量检查标准对护理质量进行检查。

5. 护理部对每月护理质量检查结果在护士长例会上进行通报并进行分析讨论，提出改进方案。

三、医护工责任小组

（一）概念

以老年人为中心，由床位医生任组长，3~4名护士和4~5名护理员组成，共同为老年人提供医疗、护理、生活照料、康复、临终关怀等全方位服务的小组，全面、深入了解和掌握住院老年人的身体、心理状况及其家庭背景，从而制订完善的医疗、护理、生活照料及心理疏导方案是整体护理的延伸。

（二）指导思想

为进一步加强规范化建设，提高医疗护理质量，推动医疗护理有序开展，转变服务理念，缩短医患距离，把时间和服务最大化的送给老年人，建立医护工责任小组，完善其目标、组织形式、职责、工作内容和要求，达到明确重点、分清主次，合理安排人力，使病区各项规章、职责认真落实，顺利扎实推进工作。把开展医护工责任小组工作看成是爱心护理院提升素质，强化内涵和质量建设的一次重大变革，深入研究、拟订方案，抓重点，逐步展开，做出成绩，并总结经验体会。

（三）目的

1. 建立一种全新的护理模式，以满足爱心护理院发展的需要，成为爱心护理院的特色。

2. 提高爱心护理院的医疗、护理管理水平，让所有工作人员都树立主人翁意识，在全院形成尊老、敬老、爱老的"孝"文化。

3. 医护工团队密切配合，优化医疗、护理服务质量，将院内伤害的发生率减少到最低，为老年人提供高效的服务。

4. 与老年人及其家属建立友好沟通的桥梁，增进医患感情，减少医患纠纷。

5. 提高医生、护士、护理员的业务水平和整体素质，激发学习热情，培养争先创优的工作氛围。

（四）组织形式

各小组人员设置如下：

组长1名：由床位医生担任。

副组长1名：由责任制护士担任。

组员：包括2~3名护士和4~5名护理员。

（五）工作内容

1. 组长工作内容

（1）同住院医师职责。

（2）全面领导和协调医护工责任小组的工作，主要负责本组的医疗工作，并指导、检查、督促护士和护理员的工作。

（3）每天至少三次巡视病房，深入了解本组病员的睡眠、饮食、思想情绪及病情变化。

（4）每周至少两次带领护士和护理员进行查房，使本组工作人员全面了解所管病员的病情、诊疗经过、心理状况、家庭背景、经济状况等，以及老年人及其家属对医疗、护理、生活照料的要求和期望，从而提出护理要求，带领本组工作人员共同完成高效优质的医疗护理、生活照料服务。

（5）负责本组医患沟通工作，根据告知沟通制度及时与家属沟通到位，同时要求护士、护理员与家属建立和谐医患关系，发现问题能够及时向组长反馈。每月组织一次本组病员家属座谈会，及时发现工作中的不足之处并加以改正。若组长无法解决，可向主任、护士长逐级上报。

（6）主持召开医护工责任小组的周会，对本组一周工作进行总结，拟定下周工作计划。

（7）每周向科主任、护士长汇报小组工作情况，包括工作中存在的问题、需要解决的困难等，请科室领导协助小组工作。

2. 副组长工作内容

（1）同护士职责。

（2）协助组长全面领导和协调医护工责任小组的工作，主要负责本组的护理工作，指导、检查、督促护士和护理员的工作。

（3）协助组长制订护理计划，指导护士、护理员实施医疗护理和生活照料，并每日检查护理措施是否实施到位。

（4）负责将医疗护理、生活照料等各方面的信息和老年人及其家属的要求和建议及时向组长反馈，对护士、护理员的工作进行评价，及时发现问题并向组长汇报。

（5）负责本组护理文书书写的指导和检查工作，每周组织至少一次护士业务学习和护理员培训。

3. 护士工作内容

（1）同护士职责。

（2）在组长、副组长的组织带领下，对本组病员实施医疗护理、安全护理、心理护理、临终护理等护理工作。

（3）利用所学医学专业知识，指导护理员对病员进行生活照料，提高护理员的基本素质和业务技能，掌握护理员的生活照料水平是否符合规范和要求，发现问题及时向组长或副组长反映。

（4）负责与本组病员及家属的沟通工作，及时了解病员及家属的意见及建议，并向组长或副组长反馈。了解病员的护理需求，从而实施个性化护理、整体护理。

4. 护理员工作内容

在组长、副组长及护士的指导下负责本组病员的生活照料工作。

(六) 工作组合

1. 由组长全面领导和协调本小组的医疗、护理工作，制订医疗工作计划，副组长协助组长工作，并制订护理工作计划。

2. 组长和副组长每周五下午组织全体组员总结本周工作，制订下周工作安排并记录在案。

3. 组长每周主动向科室领导汇报一周工作内容，主任、护士长将汇报内容记录在案。

4. 各小组每月组织一次本组病员家属座谈会，由组长、副组长、组员护士、护理员各一名参加，将家属意见或建议及时向科室领导汇报。

5. 护士、护理员在对老年人实施护理过程中发现任何异常时应及时汇报组长或副组长，并作出处理。

6. 各小组每周进行至少两次全体查房，具体时间自行安排，科主任、护士长负责督促检查。

注：以上小组工作均由科主任、护士长监督完成。

(七) 控制方法

1. 科室成立质控小组，包括病区管理小组、医疗质量管理小组、医疗护理质量管理小组、生活照料质量管理小组，每组成员包括一名医生、一名护士，由不同医护工责任小组的成员组成，科室领导每周组织质控小组检查各医护工责任小组的工作质量，并将检查结果记录在案，纳入科室绩效管理考核。

2. 由科室领导组织每月5日之前召开科务会，总结各小组前月工作情况，提出要求和整改意见，对本月工作作出安排和计划。

3. 医务科、护理部按绩效管理考核标准对科室每月进行医疗、护理质量检查，并在平时对各医护工责任小组工作进行检查，检查结果全部纳入科室绩效管理考核。

4. 由院办公室每季度组织一次家属座谈会，参加人员有院部、医务科、护理部、后勤和病员家属代表。

第五节 护理质量控制与检查

护理质量控制与检查内容，如表6-2，表6-3，表6-4，表6-5，表6-6，表6-7，表6-8所示。

表6-2 基础护理质量检查标准及考核评分表

病区_____ 得分_____

主要内容	标准考核细则	标准分	扣分项目及原因	得分
基础护理质量	1. 按要求做好晨间护理（晨会后推护理车执行）。(1分) 2. 痴呆、精神异常老年人衣物要有标识（做记号或标识卡）。(2分) 3. 意识不清及躁动老年人要有防范措施，床头有安全标识。(1分) 4. 老年人卧位舒适、安全、符合护理要求。(2分) 5. 指导护理员做到三短［头发、指（趾）甲、胡须短］、六洁（口腔、头发、手足、会阴、肛门、皮肤）。(8分) 6. 各类导管妥善固定，在位通畅，按时更换，局部保持清洁干燥。(2分) 7. 吸氧老年人有开始、停止时间记录，按时更换湿化瓶及吸氧管。检验标本及时送检，积余化验单不超过三天（含开单日）。(3分) 8. 压疮老年人要有防范措施（抽查责任护士具体措施）。(1分) 9. 输液、膀胱灌注、鼻饲老年人分别要有输液巡视卡、膀胱冲洗卡、鼻饲卡，均按规定记录。(3分) 10. 护理巡视单按时按要求填写，发药到床头、检查服药到口、安眠及精神药品喂药到口。(2分)	25		
病房、床单元质量	1. 病房整洁，空气清新无异味，温度适宜（夏季空调开放温度不低于25℃，定时开关）。(3分) 2. 床单元清洁干燥、平整，无污渍、血迹。(4分) 3. 床下无杂物（气垫床泵、充气马桶在床架上）。(2分) 4. 护理级别与实际相符，床头护理级别、饮食标记正确。(3分) 5. 物品按规定摆放，尿布统一存放，床垫上铺有中单。(3分)	15		
技术质量	1. 按照分级护理要求，巡视病房，观察老年人的病情变化。(2分) 2. 静脉输液时，携带输液巡视卡执行操作（杜绝先输液后挂卡）。(5分) 3. 静脉输液需要约束的老年人，护士指导护理员执行。(1分) 4. 暴露老年人皮肤时，要求关门窗及外人回避。(2分)	10		

检查者_____ 检查日期_____

表6-3 病房质量检查标准及考核评分表

病区_____ 得分_____

主要内容	标准考核细则	标准分	扣分项目及原因	得分
护士行为规范（礼仪及规章制度）	1. 着装规范、仪表端庄、挂牌上岗。(2分) 2. 做到四轻：说话轻、操作轻、开关门轻、走路轻。(2分) 3. 态度和蔼、礼貌待人、热情服务、耐心答询。(1分) 4. 不与老年人谈论与工作无关的内容及老年人的隐私。(1分) 5. 新入及出院老年人，值班护士要热情迎送；死亡老年人要护送至太平间。(2分) 6. 协助护理员开饭。(2分)	10		
环境质量	1. 病区安静整洁，家属、护理人员管理井然有序。(2分) 2. 挂钟时间正确，护士站限放两只凳子，水池下禁放易潮物品。(3分) 3. 厕所清洁无异味，地面无积水，所有把手干净无积灰；病区所有垃圾桶每天清理。(4分) 4. 库房内物品按序放置，被服清点每月一次，有记录。(1.5分) 5. 药物过敏的老年人，在相应地方有标识（病历夹、体温单、床头牌、入评单、病员一览表）。(2.5分) 6. 医护办公室清洁整齐，物品定位放置。(2分)	15		
病房管理质量	1. 护士长工作有计划，台账按护理部要求及时、完整记录。(3分) 2. 护理质量检查、业务学习每月定期真实检查、学习有记录。(2分) 3. 意外伤害要及时填写报告表上报护理部，科内有讨论预防措施并记录。(3分) 4. 陪护椅定位放置，夜陪护实行一对一，且有登记制度。(2分) 5. 节约水电，空调开放时杜绝开门窗；微波炉保持清洁状态。(3分) 6. 质量检查病区内设三人质检小组，公平、公开原则。(2分)	15		

续表

主要内容	标准考核细则	标准分	扣分项目及原因	得分
治疗室质量管理	1. 治疗室内物品按规定放置，不可私自挪位，治疗盘呈备用状态。(1.5分) 2. 冰箱内禁放私人物品，老年人物品有注明床号、姓名，药品在有效期内分类放置，冰箱定期化霜。(3分) 3. 医疗设备处于功能状态、配备齐全（血压计、听诊器、体温表、输液架、心电监护、吸引器、治疗车、护理车等）。(3分) 4. 药品专人管理、账物相符，按类放置（内服与外用、针剂与口服）；贵重药专人专柜加锁管理，班班清点交接，护士长每月有检查登记记录。(2.5分)	10		

检查者_____　　　　　　　　　　　　　　　检查日期_____

表6-4　护理文件质量检查标准及考核评分表

病区_____　　　　　　　　　　　　　　　　得分_____

主要内容	标准考核细则	标准分	扣分项目及原因	得分
体温单	1. 眉栏填写完整、正确。(2分) 2. 绘制体温方法正确：物理降温后有标识；大便、保留导尿、灌肠有标识，血压、体重、出入量记录规范。(5分) 3. 皮试要有记录。(1分) 4. 点线连接整齐正确，卷面清洁。(2分)	10		
交班本	1. 眉栏填写完整、正确、无错别字。(1.5分) 2. 页面整洁，签名符合要求（实习护士有带教老师签名）。(1.5分) 3. 交班书写顺序：死亡、出院、转出、新入、转入、病危、病重。(1分) 4 书写内容要突出重点问题及措施。(2分)	6		
危重记录单	1. 眉栏填写完整，书写符合规范，诊断与医疗诊断一致。(3分) 2. 病情记录及时、准确，按照下达危重时间填写，观察内容与疾病相符，重点突出，特殊治疗护理要有体现。(3分) 3. 文字通畅，护理问题正确，措施恰当，效果评价及时，突出病情。(2.5分)			

续表

主要内容	标准考核细则	标准分	扣分项目及原因	得分
危重记录单	4. 护士长修正后红笔签全名。(1分) 5. 出入量记录及时、正确、详细(记录的内容不可超过本项内容格内)。(2分) 6. 书写无涂改,字迹清楚,签名符合要求。(2分)	14		
入院评估单	1. 记录2小时内完成。(1分) 2. 评估符合老年人实际情况。(2分) 3. 24小时内护士长审核并签名。(2分) 4. 打钩符合要求,要求在每项的左上角,无漏项。(2分) 5. 缺牙有缺牙的标识,义齿:全义齿即写全部、部分义齿用十字分四象限表示。(3分)	10		
医嘱单	1. 眉栏页码填写完整、正确。(1.5分) 2. 签名:实行双签名,核对者核对后签名,实习护士要有带教老师签名。(1.5分) 3. 书写无涂改,字迹清楚。(1分) 4. 医嘱执行无漏项。(1分)	5		
护理计划表	1. 护理计划在24小时内完成。(1分) 2. 护理问题明确,有针对性护理措施,评价真实、及时。(2分) 3. 运用医学术语描述,书写格式规范,无涂改。(1分) 4. 实习护士要有带教老师签名。(1分)	5		

检查者_____ 检查日期_____

表6-5 消毒隔离质量检查标准及考核评分表

病区_____ 得分_____

主要内容	标准考核细则	标准分	扣分项目及原因	得分
无菌操作基本要求	1. 按无菌技术操作原则执行护理工作。(2分) 2. 戴口罩、帽子,洗手制度落实。(3分) 3. 带盖物品,打开时盖面朝上。(1分) 4. 液体配制时,新开启的瓶盖按规定消毒。(3分) 5. 严格执行一人一针一带制度;溶媒开启后注明时间、用途、按规定使用。(4分) 6. 所有台面及把手每日要求用含氯消毒液擦拭,每次治疗后清理台面。(2分)	15		

续表

主要内容	标准考核细则	标准分	扣分项目及原因	得分
治疗室消毒隔离要求	1. 无菌物品与非无菌物品要分开放置；物品名称醒目。（2分） 2. 无过期现象（开包的无菌物品在24小时内有效）。（2分） 3. 各种物品消毒、灭菌、放置符合要求，无菌包内放3M指示卡。（2分） 4. 消毒液配制、更换符合要求，按照消毒物品的分类配制，每日更换消毒液体。（3分） 5. 浸泡体温表、压脉带容器保持清洁，已消毒的体温表、压脉带分类放置。（4分） 6. 治疗室每日紫外线照射，照射时关闭门窗，打开治疗室内各橱窗及抽屉，紫外线灯管每周擦拭一次；每月空气培养一次并登记。（3.5分） 7. 氧气湿化瓶及内装液体每日更换、氧气管、引流袋按规定更换，吸引器清洗干净，班班交接。（3.5分）	20		
病房、处置室消毒隔离质量要求	1. 洁具浸泡消毒每周一次，每天清洗，保持干净。（3分） 2. 按规定放置使用后的一次性物品，医疗类物品不可丢入病房生活垃圾桶内，一律带回入处置室分类放置。（4分） 3. 出院、死亡老年人床单元终末处理在老年人离开病房1小时内完成。（2分） 4. 处置室要求清洁无异味，医疗垃圾分类放置，加盖管理。（2分） 5. 每日紫外线消毒，紫外线灯管每周擦拭一次，每月空气培养一次，要求有记录。（2分） 6. 医疗利器盒存放不超过2天，其他医疗垃圾每日清理。（1分） 7. 大小便标本按规定用标本送检盒送检。（1分）	15		

检查者_____　　　　　　　　　　　　　　　　　　　　　检查日期_____

表6-6 急救药品质量检查标准及考核评分表

病区_____　　　　　　　　　　　　　　　　　　　　　　　　得分_____

主要内容	标准考核细则	标准分	扣分项目及原因	得分
药品管理	1. 药品按抢救车内药品目录备齐，药品标签醒目。(2分) 2. 定位放置，账物相符。(4分) 3. 药品要求无破损、变质、变色、过期。(4分) 4. 护士熟悉本病区所有抢救药品的摆放位置。(4分) 5. 护士掌握药品的剂量、作用及使用方法。(6分)	20		
急救物品管理	1. 护士要掌握车内物品的使用方法，摆放位置，使用后及时补充。(6分) 2. 抢救物品用后及时清理，保持整洁。(3分) 3. 车内物品性能良好，处于备用状态。(6分)	15		
抢救车管理	1. 根据要求准备抢救器材、物品、药品。(6分) 2. 抢救车封闭式管理，班班交接。(4分) 3. 专人负责，每周检查记录。(4分) 4. 急救车内外清洁无积灰。(2分) 5. 无菌物品定期更换，车内物品指定负责人员每月与护士长检查，现场检验其使用性能。(6分) 6. 护士长每月检查后与指定负责急救车护士实行双签名。(3分)	25		

检查者_____　　　　　　　　　　　　　　　　　　　　　　　　检查日期_____

表6-7 护理日常查房内容及评分表

病区_____　　　　　　　　　　　　　　　　　　　　　　　　得分_____

主要内容		标准考核细则	标准分	扣分项目及原因	得分
日查房	新入院老年人	1. 老年人新入院要求及时介绍情况。(2分) 2. 认真填写入院评估单，填写内容要符合要求且真实。(5分) 3. 带入管道妥善放置、保持通畅。(5分) 4. 各项标本检查及时送检，无积留。(3分) 5. 贵重物品要有登记，并有家属签字确认。(5分) 6. 及时执行医生下达的医嘱，不延误治疗。(5分)	25		
	危重老年人	1. 及时记录危重记录单，突出重点、书写规范。(3分) 2. 危重老年人要有具体的护理措施。(5分) 3. 根据医嘱并有家属签字确认方可执行保护性约束。(5分) 4. 及时准确的执行医生下达的医嘱。(5分) 5. 危重老年人输液滴速根据需要调节。(2分) 6. 责任护士熟悉危重老年人的"九知道"。(5分)	25		

续表

病区_____　　　　　　　　　　　　　　　　　　　　　　　　　　得分_____

主要内容		标准考核细则	标准分	扣分项目及原因	得分
夜查房	病房质量要求	1. 值班人员按规定着装，陪夜人员在岗在位。(4分) 2. 病区安静、整洁，尿布禁放地面；病室物品放置规范。(8分) 3. 节约水电，不开无人灯，无水龙头滴水现象；空调按时开关。(2分) 4. 医护办公室台面整齐，不放与工作无关的物品。(2分) 5. 治疗室物品放置合理、规范；按规定进行空气消毒并记录；注射器、治疗垃圾及时清理，台面、地面保持整洁；治疗托盘化。(9分)	25		
	护士工作要求	1. 晚、夜间治疗及时、准确，无遗漏；操作规范；回应红灯及时。(4分) 2. 按等级护理要求巡视病房；按时准确地记录护理巡视单。(4分) 3. 及时填写危重老年人记录单。(2分) 4. 抢救物品安全、定位放置、账物相符，有清点记录。(4分) 5. 精神异常、躁动的老年人，有护理安全措施，做到"六防"（防跌倒、防走失、防窒息、防烫伤、防坠床、防置管脱落），要有交接班。(5分) 6. 值班护士对危重老年人要熟悉病情，要求做到"九知道"。(4分) 7. 抢救车定位放置。(2分)	25		

检查者_____　　　　　　　　　　　　　　　　　　　　　　　　检查日期_____

表6-8　护理员生活照料质量标准及考核评分表

标准	标准分	评分标准	扣分原因及扣分	得分
1. 按规定着装，整洁规范，挂牌上岗。	5	未穿工作服扣3分； 不整洁扣2分。		
2. 病室整洁有序，无异味。 ①床头柜上只放洗漱用品及茶杯，床上无渣屑和废物，尿布覆盖橡皮单。 ②床下物品上架，无杂物。	5	病房有异味扣3分； 床头柜物品放置不规范扣1分； 床单位不整洁扣1分。		

续表

标准	标准分	评分标准	扣分原因及扣分	得分
3. 生活照料规范，质量达标。对老年人要做到：①五勤：勤翻身、勤擦洗、勤按摩、勤整理、勤更换。②六无：无压疮、无坠床、无烫伤、无跌伤、无走失、无管道脱落。③六洁：皮肤、口腔、脸、头发、指甲、会阴清洁。	6	未做到"五勤"一项扣1分；未做到"六无"每项扣2分；未做到"六洁"每项扣1分；约束老年人松紧不适宜，出现肢体青紫扣2分。		
4. 饮食护理：严格按医嘱执行饮食的种类，且要采取正确的进餐姿式，避免呛咳、窒息。具体包括：①自理的老年人进餐时上半身要挺直，身体稍向前倾，以利食物顺利进入胃内。②对能下床的老年人采用坐位或半坐位，身体背后及周围用棉被、软枕或支架加以固定，再协助进餐。③对坐起有困难的老年人，可抬高床头30～50°，利于老年人吞咽。④对不能抬高上半身的老年人，应尽可能为老年人取侧卧位，并使头部向前倾斜。⑤喂食速度不可过快，以免呛咳和窒息，食物不可过烫。⑥保证老年人每日饮水量，1000毫升左右为宜。⑦餐具每日及时清洗和消毒。	11	未按医嘱执行饮食种类扣3分；喂食过快或姿势不正确引起呛咳甚至窒息者扣3分；每日不给老年人适度喂水扣2分；餐具未及时清洗消毒扣3分。		
5. 严格遵循人性化的服务理念，一切以老年人为中心，尽量满足老年人的需求。要求做到：语言文明，态度诚恳；对老年人有爱心、有耐心、做事细心、尽心；严禁体罚漫骂老年人；服务及时到位，老年人及家属反映良好。	10	老年人及家属投诉扣2分；体罚老年人一次扣3分；谩骂老年人一次扣3分；服务不及时扣2分。		
6. 遵守劳动纪律，坚守岗位，不迟到，不早退，上班时不串岗，不扎堆聊天，不看电视及吃东西。严禁夜班睡觉，积极巡视病房，保持病室安静。	6	迟到或早退一次扣1分；串岗聊天一次扣1分；吃东西或看电视一次扣1分；夜班睡觉扣2分；未按时巡视病房扣1分。		

续表

标准	标准分	评分标准	扣分原因及扣分	得分
7. 维持和谐的人际关系。尊重领导和医护人员，服从领导和管理，工作配合度良好。同事间无吵架现象。	6	不尊重领导扣2分；不服从管理扣2分；吵架一次扣2分。		
8. 陪夜制度： ①每日20：00前到岗。 ②负责所陪护老年人的生活照料与安全。 ③认真履行职责，在岗在位，不在病区大声喧哗。 ④按时熄灯。	7	迟到每次扣1分；在病区大声喧哗每次扣1分；老年人发生意外伤害扣2分；未按时熄灯扣1分；脱岗扣2分。		
9. 积极维护爱心护理院的利益，有主人翁的责任感。严禁说损害爱心护理院利益和形象的话，做损害爱心护理院利益的事。同时注重勤俭节约，不开无人灯，无长流水现象。	9	有损害爱心护理院利益和形象言行酌情扣5分；开无人灯一次扣2分；长流水一次扣2分。		

注：以上标准作为检查护理员生活照料质量的依据，请各科室认真对照标准，指导护理员的工作，每周小检查一次，每月总检查一次并记录。

思 考 题

1. 爱心护理院的护理模式可以有哪些？
2. 医护工小组的概念是什么，如何运行？
3. 爱心护理院如何进行人性化护理？
4. 如何对植物状态的老年人进行护理？
5. 爱心护理院护理质量检查标准包括哪些？

第七章 爱心护理院医技管理

本章重点概述

爱心护理院属于医疗机构,是医疗机构就少不了医技科室的存在。爱心护理院的医技部门可以包括药房、检验、康复、影像等部门,虽然不需要像综合性医院的医技部门具备精密的仪器设备,但在管理上也同样要有一套严格的管理制度,为老年人提供全方位的服务。

第一节 医技工作性质与运行模式

一、工作性质

1. 医技科室是一个专业性、独立性很强的科室群体。每个科室专业的理论基础、工作方式、工作特点与规律都有所不同,且多数医技科室不直接接触老年人。

2. 医技科室的主要特点从名称上看,似乎在技术或技术设备上,实际上主要在服务关系,属于医疗技术支持系统,主要在于为临床科室服务,国外有的称为"中央诊疗部"。

3. 医技科室虽处于中央,但工作缺乏自主,有很大的被动性。多数医技科室有医师,但其活动受临床医师医嘱、处方和申请单的支配和约束。医技科室既为老年人服务,也为临床科室服务。关于"为谁服务"的问题,常常给医技科室带来认识上的困惑与心情上的不快。

4. 医技科室在诊疗中的重要性不断上升。多数医技科室的主要任务仍在辅助诊断,但在技术与效果上不断提高,有时觉得"辅助"二字难以代表他们的重要性。

二、运行模式

医技科室工作运行的模式有几种类型。

(一)以诊断服务为主的科室

如检验科、放射科,运行模式如下:

(医生申请)→老年人来到(标本送检)→实施操作→书写报告(结果利用)

这个模式包括五个环节,两头带括号的环节,由申请科室完成,对于医技科室来说,是外部环节。内部环节有三个。首先是安排接待老年人,若为送检标本,如血、尿、便、痰等,就要对标本进行初步处理和妥为保管。而后进行检查操作,最后写出检查报告或附上图片,供申请科室诊断分析时使用。

(二)以治疗服务为主的科室

如康复科,运行模式如下:

(医生申请)→老年人来到→实施操作→书写记录→(申请医生记录)

这个模式在对老年人实施治疗操作之后,书写工作记录。在疗程结束后,将记录单或另外书写报告单转给申请医师,由申请医师在病历的病程记录中摘要记录。

(三) 以供应服务为主的科室

如药剂科,运行模式如下:

采集→备存→申请→供应→使用

这种工作模式首先是采集、采购和加工制作供应品,而后妥善保管备用,使用科室凭处方、申请单领回自用。

以上三种运行模式的共同特点是,医技科室的工作环节是两头在外,集中表现了工作的服务性、被动性和协作性。所以在质量管理中,特别强调横向质控,把自控、室内同行互控、室外同行互控与室外非同行互控结合起来。作为医技科室内部工作环节,实施操作和书写报告是主要环节。多数医技科室是操作型科室,质量管理应侧重抓好操作和书写报告的质量。

第二节 医技与临床科室的配合

一、检验科、放射科、药房与临床科室的配合

临床科室与医技科室之间相互配合,按照相关措施执行,医技与临床科室衔接会更顺畅,关系也能更融洽,工作效率也会得到提高。具体措施如下:

1. 医技科室加强内部管理,按照规章制度认真负责执行,端正态度。
2. 全体医生结合医保政策认真学习各项检验、检查项目的指征、临床意义,如实正确记录;全体护士学习并牢记各种检验标本留取时的注意事项,正确留取标本,避免浪费,增加老人痛苦,尤其是标本的量、保存方法、留取时间段等。
3. 装标本的器物外面,连号一定要用胶水粘贴牢,避免脱落造成标本混淆,急诊同样要贴连号。
4. 大小便、X线、心电图在开出医嘱后三天内完成检查。
5. 留取标本后,按条件保存,及时送检,标本放在医技科室规定的位置,避免滴漏污染等。
6. 急诊时要联系医技科室,告知检验医师,说明原因,并嘱出结果后及时告知科室,以便处理。
7. 检验申请单,填写认真,规范正确,字迹清楚,无漏项、错项,尤其是床号、检查项目、X线原号一定要写清楚。
8. 及时打印出诊断报告,做X线、B超检查时,事先联系好影像科确定检查时间。
9. 开医嘱前医生要熟悉并牢记药物适应证、用量及用法,避免错开。
10. 各项检查报告及时签收,及时分析处理,有疑问或发现异常结果及时联系相关医技人员反应解决。做好危急值报告登记本。
11. 至库房领取消耗物品时,事前统计好品种、数量,按规定时间前往及时领取,

避免反复浪费人力。

12. 回收物品入库时，科室应清洗干净并整理好，减轻医技科室工作量。

13. 临床科室与医技科室要相互信任，互相配合，有问题及时沟通，做到无盲区、无缝隙，积极做好为老人服务的工作。

二、康复医学科与临床科室的配合

康复医学是具有独立的理论基础、治疗技能和规范的医学应用学科，旨在加速人体伤病后的恢复进程、预防和（或）减轻其后遗功能障碍程度。

康复科的工作方式为团队模式，团队包括学科间团队和学科内团队。学科间团队是指与康复医学密切相关的学科，包括神经内科和神经外科、骨科、风湿科、心血管内科和心血管外科、内分泌科、老年医学科等。学科内团队是指康复医学机构内部的多种专业，包括物理治疗师、作业治疗师、假肢/矫形器技师、康复医师、康复护士、运动医学医师、康复心理医师等。可以看出康复医学科与临床科室密不可分。

1. 由临床医生根据老年人病情需要给予中频、针灸、推拿等不同治疗，医嘱中开出治疗项目，填写完整的理疗申请单，在申请单中记录清楚老年人的病情及需要解决的问题、项目，并完成病程记录。

2. 护士开始执行医嘱收费，理疗师接到理疗单后做出相应的治疗，并将治疗单夹在病历中，每日完成当天治疗后及时填写相应记录并夹回病历中。

3. 在治疗过程中出现任何情况反应，都应及时与床位医生联系。

4. 疗程结束后在病程记录中做摘要记录。康复治疗师及时完成记录单填写并回归病历保存，且核对治疗时间、治疗部位、治疗项目与医嘱是否相吻合。

5. 若治疗期间老年人出现病情变化，医生应及时停止医嘱，确保安全。

康复医学与临床医学的关联，不仅在于康复治疗过程经常需要同时进行临床治疗，而且临床治疗过程也需要康复治疗积极的介入。如心肌梗死、脑卒中、脑外伤、脊髓损伤等，老年人均需要早期活动和功能锻炼，以提高功能恢复的过程。

第三节 质量控制与检查

一、检验科质量控制启示

检验科的质量要素主要是人员素质、仪器设备、试剂和方法。

（一）室内质控

先做好质控的基础性工作，包括健全规章制度，调试、校正测量仪器，鉴定容量仪器，测定试剂，使用规定公认的方法，并进行必要的培训。对选定的检验质控项目，一切按规定进行操作，测出最佳的与常规条件下的变异情况，定出靶值（标准值）及变异范围。然后转入对日常工作质量进行检控。每天取一瓶质控血清，当做常规标本测定，其结果如在允许误差范围内，该批标本的结果即可发出报告，如果超出允许范围，停发报告，寻找原因，重新进行测定。

(二) 室间质控

由室外的某个机构，如由临床检验中心负责，定期发送质控血清和标准品，各参加质控的检验室，按指定日期将质控血清随同常规标本进行测定，将结果回报，由中心根据靶值对测定结果评定变异指数得分，并将结果反馈给检验室，供分析校正本室结果时参考。

以上虽是检验科的质控方法，但具有普遍意义。每个医技科室都需要进行质量控制，其他医技科室可以从检验科的启示中吸取室内自控与室间集中控制的管理思想和做法，根据自己的工作特点，探索质控的具体方法。

二、质控检查表

表7-1 试剂质量检查表

时间	室别	试剂名称	试剂配制	标准液配制	实际校正	变霉、生霉、长菌	保存鉴定	得分	责任者	检查者

表7-2 仪器质量检查表

时间	室别	仪器名称	精密、灵敏、准确	仪器校正	精密仪器有档案	仪器保管专人负责	常用仪器达标准	玻璃容器清洁	得分	责任者	检查者

表7-3 X线片质量检查表

日期	X线号	等级				部位规格	位置	投照条件	清晰度	对比度	显影时间	号码正确	无模糊	无污影	责任者	备注
		甲	乙	丙	丁											

表7-4 放射科检查报告单书写质量检查表

X线号	报告者	填写齐全	描述仔细	术语确切	字迹清楚	签名正规	诊断明确	报告及时	总分	检查者
		10	30	20	10	5	20	5	100	

表7-5 理疗病历及理疗记录单书写质量检查表

病案号	姓名	书写者	理疗病历							理疗记录单				实得分	检查者
			病史采集完整	主要体征描述恰当	诊断明确	处方正确	疗后复查	病历小结	术语准确	字迹清楚	操作记录完整	病情记录准确	术语准确	字迹清楚		

思 考 题

1. 爱心护理院医技科室可以有哪些？
2. 爱心护理院医技科室的运行模式主要包括哪些？
3. 康复科与临床科室如何进行工作上的配合？
4. 医技科室的工作特性有哪些方面？
5. 检验科如何进行质量控制？

第八章　爱心护理院后勤管理

本章重点概述

爱心护理院的管理主要是人、财、物三者，物的管理主要由后勤总务科承担，明确后勤人员的岗位职责和工作制度并严格遵守，做好院务保障、节支工作。

第一节　后勤工作性质与特点

一、爱心护理院后勤工作性质

后勤部门通常指的是总务后勤，也可称为总务科，是爱心护理院运行的物质经济支持系统，保证医疗护理服务顺利地进行。下属单位有：食堂、洗衣房、锅炉房、配电房、汽车队、清洁班、门卫、电梯班、消防控制室、日用百货店等。这是一个五花八门、不断扩展的服务群体，围绕工作人员与老年人的衣食住行需要，力求做到应有尽有，有求必应。服务形态主要有四种：

(1) 一般劳务性服务，如清扫、清洗、搬运和门卫等。
(2) 技术性服务，如维修、改建和安装等。
(3) 供应性服务，如饮食供应、供水、供电和供应办公用品等。
(4) 设施、工具性服务，如运输和停车场等。

二、爱心护理院后勤工作的基本特点[1]

1. **服务性**　爱心护理院后勤管理与保障服务工作的目的是为了实现爱心护理院的目标和任务。后勤工作的性质，决定了它的工作必须坚持为爱心护理院的医疗、护理一线服务。服务上门、收送物品上门、及时有效地保证各种供应，主动到科室进行巡检维修工作等。

2. **计划性**　爱心护理院后勤管理与保障服务工作项目繁多、涉及面广，而且由于爱心护理院工作的随机性大而带来务必实时保障的要求。因此，加强预测与计划十分重要。否则，就会出现忙乱和失误。要在掌握爱心护理院工作规律的基础上，做好人力、物力的安排，要建立相适应的工作程序。针对不同的保障要求，做好计划障碍，规定提前准备时间及工作量。要有一定的应急措施，以应付突发的重大事故等活动之所需。加强计划性，不能理解为人力物质设备越多越好，恰恰相反，正是为使人力物质设备既能及时供应，又不造成积压浪费的现象。

3. **不间断性**　爱心护理院工作的要求，决定了后勤管理与保障服务工作必须保持不间断性。在事关老年人生命分秒必争的救治中要保证各种供应的通畅。水、电、冷气、暖气、氧气等均要处于正常状态，保持 24 小时供应。在维护环境秩序上，要有坚持不懈的态度。在日常老年人和工作人员的生活保障上，要保证能够持续地正常运行，不能时好时差，也不能有丝毫懈怠。在各种仪器设备的维护上，要及时检查与维修，使之开得动、用得上。

4. 技术性　爱心护理院各类后勤管理与保障服务工作都有其独特的技术要求，特别是现代化爱心护理院的要求更多更高。仪器设备、建筑设施、环境净化等技术的要求远远超过以前。一个现代化爱心护理院的后勤管理与保障服务工作需要更多学科的知识。因此，建立相应的技术规范及管理规章，加强专业技术队伍的建设及后勤人员的能力培训成为后勤管理的基本建设，应该常抓不懈。

5. 经济性　爱心护理院投入的较大比例在后勤管理与保障服务工作方面，因此，后勤管理的经济性是不言而喻的。要按照爱心护理院的经济规律去管理后勤，加强分析、讲究效益、提高设备物质的利用率。在保证业务工作质量的基础上，应节约开支、防止浪费，同时也要重视废品利用，为节约型社会贡献一份力量。

第二节　后勤质量管理目标

爱心护理院后勤管理是爱心护理院建设的重要组成部分，其服务水平的高低直接影响到爱心护理院的整体质量和经济效益。然而，在实际工作中，后勤工作往往不被重视，后勤管理水平得不到提高，以至于成为爱心护理院发展的桎梏。如何摆正后勤在爱心护理院工作中的位置、提高后勤管理能力、树立后勤员工的良好形象，是摆在后勤管理者面前的重要课题。

1. 管理制度规范化　加强制度建设，对后勤所有科室、班组建立健全各项规章制度和各种形式的责任制，在服务内容、服务质量上作出明确规定，奖优罚劣。并相应建立健全各级各类人员岗位职责，严格执行各项技术操作规程，使后勤各项工作有章可循，有据可依，确保各项工作有序运行。

2. 服务理念规范化　医务人员和老年人的满意就是后勤工作质量的标准，基于这种服务理念，后勤人员才敢于正视自己存在的缺点和问题，才敢于诚恳地接受人们的鉴定、挑剔。后勤员工要倡导责任性的服务，具备强烈的责任感，树立"后勤无小事"的责任意识、严格操作每道程序，不断分析、掌握一线的需求，主动热情及时地提供服务，彻底改变行动慢、操作粗、施工不文明、作业不规范的行为，为爱心护理院建设提供有力的后勤保障。

3. 服务标准规范化　在社会第三产业保障体系不断完善的今天，人们消费选择有了新的走向，注重"名牌"、"品牌"。爱心护理院在社会舆论中的评价、声誉以及在群众中的形象，直接关系到其生存及发展。而爱心护理院服务品质的提升需要后勤服务提升作支持。因此，后勤人员的言行，也直接地影响医护人员的积极性和老年人的情绪，后勤的服务环境、服务态度、工作效率、职业道德及服务不规范都会成为社会舆论和渲染的内容。

4. 服务程序的规范化　服务程序的规范化，涉及"内部"与"外部"两个方面。

（1）"内部"程序：即部门内部、班组内部的管理程序。以维修班组的维修工具和维修耗材为例，维修耗材是维修工作必须用的，为了杜绝浪费、公为私用等不良现象，可实行派工单实名制,维修人员在维修工作完成后,将维修时间、维修科室、维修所用耗材如实填写在派工单上,并由申请维修科室负责人签字认可,院办公室逐月核对维修班组领用材料与消耗量是否一致。

(2)"外部"程序：指的是内部维修人员与爱心护理院请用的专业修缮队伍的管理程序。后勤部门有自己的常规维修队伍,对于日常的维修都可以很好的解决,但爱心护理院经常会有一些改造出新等局部的工程,所以请用了一些专业修缮队常驻院内。遇到维修情况,什么事后勤维修队伍自己做,什么事请工程队做,什么事请工程队配合做都有严格的规定,在保证服务对象满意的前提下,最大可能的注重了成本核算。

5. 服务监控规范化　后勤工作繁杂而琐碎,在整个工作过程中,需要建立一套完整科学的考核办法来实施监督、制约。通过考核来检验员工的职业道德、工作效率、工作质量、经济效益、成本消耗、工作状态、满意程度等。考核的结果与经济直接挂钩,真正做到奖勤罚懒、奖罚分明。

6. 效益观念　爱心护理院后勤管理与保障服务工作不仅要有大量的投入,而且岗位多,稍不注意就容易发生浪费的现象。因此,必须强调节约开支、反对浪费。特别是在资源十分有限的情况下,提高"物"、"财"资源的使用效益有着非常现实的重要意义。在管理中,必须建立健全规章制度,用效益作为判断后勤管理与保障服务工作成效的主要标准。加强成本的核算,做好各种经济预测工作,保证把"财"用到关键的工作上。

7. 法制观念　爱心护理院后勤管理与保障服务工作与社会有着广泛的联系,要与生产、物质供应等单位发生经济关系,如物质材料的采购、维修、保养项目的谈判等。在这些活动中,必然涉及有关的政策与纪律问题,对于从事管理的工作者更是要求克己奉公、廉正自律,不能有任何假公济私、甚至贪污的行为。

第三节　质量控制与检查

后勤管理质量的控制与检查,内容见表8-1,表8-2。

表8-1　食堂卫生检查表

日期	室内外卫生				个人卫生				厨食具卫生			饮食制作卫生			检查者
	责任人	分工明确	日三小扫,周一大扫	有防蝇措施	室内无蚊、蝇、蟑螂等	每月理发一次	指甲不长	衣帽整齐干净	操作前洗手	无急慢性传染病	厨食具清洁	厨食具餐消毒	食具放置有序	厨具每周消毒	饭菜内无杂物	生熟厨具分开使用	食品留验	无腐败过期食物	

表 8-2 完成出车任务检查表

日期	车号	质量要求					驾驶员	检查者
		按时准确接送人员、运送物资	乘员无损伤，物资无损失，车容整洁	遵守交通规则	行车途中车辆无故障，无重大责任事故	车辆返回后车况完好，附件无丢失损坏		

思 考 题

1. 爱心护理院后勤部门有何特点？
2. 爱心护理院后勤部门的质量管理目标是什么？
3. 爱心护理院后勤部门如何开展质量控制？

参考文献

［1］顾有成. 医院后勤管理百科全书. 北京：中科多媒体电子出版社，2005.

第九章 爱心护理院财务和人力资源管理

第一节 爱心护理院财务管理

我国现行《爱心护理院财务制度》中明确规定"爱心护理院财务管理的主要任务是：合理编制爱心护理院预算，如实反映财务状况；依法组织收入，努力节约支出；建立健全内部财务管理制度，加强经济核算，提高资金使用效益；加强国有资产管理，防止国有资产流失；对爱心护理院经济活动进行财务控制和监督。"

随着卫生经济体制的改革和完善，财务管理工作已是整个爱心护理院管理体制工作的重要环节，财务管理水平的高低直接关系到爱心护理院的生存、发展与稳定。一个完善高效的财务管理机构，对内可以运用财务管理手段，对成本、收入结构等进行核算与调控，以较小的投入来获取较大的经济收入，对外可以树立良好的公众形象，展示爱心护理院的风貌。为了在竞争异常激烈的市场中占主动地位，爱心护理院必须及时、准确地掌握大量市场动态信息，并对这些信息加以分析，这就要求财务管理工作必须由单一的核算型迅速向预测型、管理型转变。财务工作人员不但要有适应市场经济发展的市场观念、竞争观念、效益观念、风险观念、负债经营观念，还要具有统筹规划、宏观调控、综合运用资金的能力；不但要会管好财，而且还要会用好财，只有运用先进、科学的财务管理手段，爱心护理院才能获取最佳的经济效益，为爱心护理院提供强大的经济保障。加强财务管理，可以从以下几个方面入手。

1. 狠抓会计基础性工作，增设财务主管岗位，建立总会计师制度，实行总会计师经济负责制。爱心护理院必须严格执行新《会计法》、《爱心护理院会计制度》，规范会计行为，提高会计信息质量，保证会计资料真实、完整。增设财务管理岗位，派专人从事爱心护理院财务管理工作，加强资产管理，评价资产效益，反馈经济信息，为领导层提供客观、真实、有效的信息及调整经营策略的措施和方案，切实当好领导的参谋。

2. 迅速推行爱心护理院会计电算化，建立全院计算机网络，提高财务管理水平。

(1) 实行会计电算化可增加住院收费的透明度，利于实施"一日清单制"，以达到方便老年人、服务老年人，让老年人满意的要求，同时也利于解决老年人欠费问题，为爱心护理院聚财、理财，保证爱心护理院资金顺利周转。

(2) 实行会计电算化可建立成本核算、预算管理、收益、分配核算等体系，在财务应用中，微机可自动生成各种报表，方便快捷，准确无误，可随时提供各项收入在某一时段的数据，利于领导及时掌握全院的经济运作情况，使爱心护理院管理更加科学化。

3. 健全爱心护理院内部控制制度，加强财务管理。在爱心护理院开展经济活动过程中，必须建立合理有效的内部控制制度。通过合理设置机构、岗位及职责权限的合理分工，保证爱心护理院的药品、材料、设备等，以及重要业务活动必须按照适当的授权进行，对药品采购人员、设备科、总务科、财务科以及机关一些重要部门实施部门间或部门内部定期轮岗制，最大限度地减少职务犯罪的机会。财务科内部设专人负责票据的收发、销号工作，坚持签发支票与印鉴分开管理，严格审核结算职能，体现相互的控制监督。严格现金和银行存款的管理，定期盘点库存现金，确保库存现金与账面相符，严禁白条抵库，定期编制银行存款余额调节表，发现未达账项及时查明原因及时处理。总之，财务管理涉及爱心护理院经营活动的各个环节，内部控制则应贯穿于每项经济活动之中。通过科学、严密、有效的内部控制制度的建设，可加强会计人员相互制约和监督，提高会计核算工作的质量，避免和防止会计处理中发生差错及舞弊行为，遏制单位内部人员的经济犯罪，对促进爱心护理院经济的健康发展，具有十分重要的意义。

4. 实行院、科两级核算制，加强成本管理，促进经济发展。在激烈的竞争中，爱心护理院如果只追求收入而忽略了成本管理与核算，必将给爱心护理院带来致命性伤害，爱心护理院必须充分挖掘自身潜力，走优质、高效、低耗的可持续发展之路。对爱心护理院服务过程中的固定成本与变动成本、直接费用与间接费用等加以区分，变动成本是成本控制的重点，爱心护理院对各种材料消耗采取以收定销的动态定额控制，使材料消耗得到有效控制，达到少投入、多产出的良性效果；加强库存管理，降低存货成本，减少资金占用；严格控制管理费用，对其实行限额管理，力求节约成本。通过建立和完善科室核算办法，把业务收入、成本费用、业务量、业务技术水平与内部分配有效地结合起来，充分调动广大员工的积极性和主动性，促进科室增收节支。

5. 加强固定资产的管理，减少固定资产的投入，重视无形资产的效益。爱心护理院固定资产种类繁多、品名复杂，用途广泛。在固定资产管理中，应减少固定成本在成本中的比例，提高固定资产的使用率，延长大型医疗仪器寿命，追求最经济的寿命周期费用和最高的综合效能时期，使资金得到最充分的利用。财务部门、审计部门、财产管理部门和使用部门要定时核对，做到账、卡、物相符。固定资产在使用过程中，要明确责任，分工管理。同时，还要重视无形资产的管理。建立健全无形资产的管理核算制度。

6. 合理编制预算，建立科学的预算管理制度。预算管理的目的是科学有效地使用人力、物力、财力，力求以较少的资源，取得最大的经济效益。爱心护理院预算包括收入预算和支出预算。收入预算的编制按照有关业务量计算，以效益为主体追求科学、合理、真实。支出预算的编制包括人员工资、水、电、燃料以及所需的业务费、材料费、设备维修费等。在编制过程中，有定额的要按定额编制，没有定额的要根据实际情况编制。编制完毕，报院领导批准，据此严格控制当年的各项支出，并将总预算分解到有关的科室，充分发挥和调动职工的积极性和创造性，促进科室加强管理，提高服务质量，拓展服务项目，开源节流，提高社会效益和经济效益。

7. 搞好爱心护理院财务活动的分析与评价是做好财务管理工作的必要措施。爱心护理院进行财务分析，既是对已经完成的财务活动的总结，又是财务预测的前提，是爱心护理院财务管理的关键。爱心护理院财务分析的内容主要包括业务开展情况分析、医疗服务数量与质量变动情况分析、医药费用控制情况分析、资产负债变动情况分析和收支结余情况分析等。爱心护理院财务分析的指标包括：人员经费占总费用的比例、管理费用占总费用的比例、人均门诊人次、人均住院床日、人均业务收入、平均每门诊人次收费水平、平均每床日收费水平、病床使用率和周转次数、出院老年人平均住院日、流动资金周转次数、平均每张开放病床年业务收入、药品资金周转次数、检查诊断设备利用率、资产负债率等。爱心护理院通过以上财务综合指标分析，客观地总结爱心护理院财务管理经验，找出管理中存在的问题，逐步认识爱心护理院财务活动的规律，以便更好地改进财务管理工作，提高财务管理水平，为提高爱心护理院经济效益服务。

第二节 爱心护理院人力资源管理

一、人力资源管理的内涵

（一）人力资源

指在一定的社会区域内，能够作为生产要素投入经济活动中，能够促进和推动整个经济和社会发展的具有智力劳动和体力劳动能力的人的总称。

（二）爱心护理院人力资源

指爱心护理院里具有一定的学历、技术职称或某一方面专长的专业技术人员、管理人员和后勤人员。

（三）人力资源管理

指组织对职工的有效管理和使用的思想和行为，就是发现投入力量"开采"和利用人力，包括吸引、录用、保持、发展、评价等，从而充分调动人的积极性，发挥人的创造力，使得人尽其才，物尽其用。

1. 量的管理　对人力资源进行量的管理，就是根据人力和物力及其变化，对人力进行恰当的培训、组织和协调，使二者经常保持最佳比例和有机的结合，使人和物都充分发挥出最佳效应。

2. 质的管理　主要是指采用现代化的科学方法，对人的思想、心理和行为进行有效的管理（包括对个体和群体的思想、心理和行为的协调、控制和管理），充分发挥人的主观能动性，以达到组织目标。

二、现代爱心护理院人力资源管理的特点

1. 爱心护理院内服务的人员众多。
2. 爱心护理院是高度专业的工作场所。
3. 爱心护理院是人力密集及高度专业的场所。
4. 爱心护理院提供的是全年无休的服务。
5. 爱心护理院人力除了做最有效率的运用外，还有法律上的规定，爱心护理院要根据具体情况配置人员。
6. 人才短缺现象加剧。

7. 职工的客户化。
8. 人力资源管理的核心是人才资源价值链管理。
9. 以劳动契约和心理契约为双重纽带的战略合作关系。
10. 人才流动频率加快。
11. 沟通、信任、尊重、创新、学习、合作将成为人力资源管理的准则。

三、爱心护理院人力资源的分类

爱心护理院人力资源的层次界定可以从横向和纵向两方面划分。横向划分主要包括医生、护士、护理员、医技人员、药剂人员、管理人员和后勤服务人员等。纵向结构通常以职称为标准划分为正高、副高、中级、初级等层次。

四、爱心护理院人力资源管理的职能

1. 制订人力资源规划和计划
2. 有效配置各级各类人员
3. 人才开发和培训
4. 工作绩效考核
5. 薪酬管理
6. 福利与劳保管理
7. 保管员工档案
8. 人力资源会计工作

五、员工招聘与培训

（一）招聘

招聘就是爱心护理院为了发展的需要，根据工作分析和组织人力规划，依据一定的职务标准，吸引应聘者并从中筛选、聘任爱心护理院需要的人的过程。

1. 招聘的程序
（1）招募：招聘前期工作，包括招聘计划制订、信息发布、应聘者提出申请。
（2）选拔：招聘中心环节，初审、笔试、面试、综合测试等环节。
（3）录用。
（4）评估：对招聘活动效益进行评估，如招聘的成本核算。
2. 招聘途径
（1）内部招聘：内部招聘候选人的来源主要有：公开招聘、内部选拔、横向调动、岗位轮换、重新雇用或找回以前的雇员等。
内部招聘的方法：查阅档案资料、发布招聘广告、管理层指定等。
（2）外部招聘：外部招聘的人员较多，如熟人介绍、自己推荐、职业介绍机构介绍、合同机构等。
外部招聘的方法：发布广告、借助中介机构、网络招聘、职工推荐等。

（二）人员培训与开发

人员培训与开发是针对个人的发展需要以及爱心护理院对个人的要求，进行相关的态度培训、技能培训、管理能力开发和观念培养。以提升人员的个人人力资产，优化组织的整体人力资产结构和质量，并通过人员培训与开发来提高组织绩效。培训是人力资源开发的主要手段，包括在职培训、脱产培训和半脱产培训等。培训方法主要有：

1. 授课法　专题讲座，学术会议。
2. 案例教学法　临床病例讨论，死亡、疑难病例讨论。
3. 实践操作训练法　针对爱心护理院专业技术人员的实践技能培训、护理"练兵"等。
4. 外出进修。
5. 自我学习。

六、薪酬管理

（一）爱心护理院薪酬概念

指员工因向爱心护理院提供劳动、技术或服务而从爱心护理院获得各种形式的回报。包括：工资（劳动的价格）、奖金（对职工超额劳动的报酬）、津贴与补贴（对职工在特殊劳动条件、工作环境中的额外劳动消耗和生活费用的额外支出的补偿。通常把与工作相联系的补偿称为津贴，把与生活相联系的补偿称为补贴）、福利（对职工生活的照顾）。

（二）注重薪酬系统的四个公平性

1. 内部公平性　是指设定合适的工资水平以适合职务的内在价值。内部公平性产生于职务内容本身，具有一定的客观性，在决定工资水平的过程中起着重要作用。内部公平是内部员工的一种心理感受和平衡，这种平衡的衡量标准是能否让员工对薪酬的公平性感到满意。

2. 外部公平性　是指爱心护理院作为市场形成价格的接受者，应采用市场上劳动力供求函数所确定的工资水平，是爱心护理院在人才市场上加强竞争力的需要。决定工资水平与就业水平的因素包括：劳动力需求、劳动力供给、外部工资结构。这时的均衡是同区域、同行业之间的一种平衡，这种平衡的衡量标准是爱心护理院能用最合理的薪酬招募到最合适的员工，以最合理的人力资源成本留住现有人才。

3. 个人公平性　是将个人的投入产出比率同他人比较，决定个人的满足程度，以及据此决定怎样使投入产出比率相等，最终使个人感到公平、满意。员工对薪酬管理的满意程度是衡量薪酬管理水平高低的最主要标准。让员工对薪酬满意，使其能够更好地为爱心护理院工作，是进行薪酬管理的根本目的。

4. 过程公平性　关系到薪酬系统运行管理问题。对薪酬系统的了解、对各种薪酬结构的认识、对个人薪酬的确定方法的认可都可以增加员工对组织的信任以及有效地激励员工。薪酬系统不公开这种做法在一定的条件下行之有效，但一旦员工的猜疑之心产生，就将大大影响薪酬的满足感。

(三) 付酬因素的确定

1. 员工的职务重要性。
2. 员工的能力高低。
3. 员工实际的绩效水平。

(四) 主要工资制度

1. 职务等级工资制　根据各种职务的重要性、责任大小、技术复杂程度等因素，按照职务高低规定统一的工资标准。
2. 结构工资制　一般结构工资制由四部分组成：基础工资、职务工资、年终奖金和浮动工资。

七、绩效考核

(一) 概念

绩效是人们所做的同爱心护理院目标相关的、可观测的、具有可评价要素的行为，这些行为对个人或组织效率具有积极或消极的作用。

爱心护理院绩效考核就是人力资源部收集、分析、评价和传递有关某一个人或某一科室在其工作岗位上的工作行为表现和工作结果方面的信息情况的过程。

绩效考核是人员任用的依据，是决定人员调配和职务升迁的依据，是进行人员培训的依据，是确定劳动报酬的依据，是对员工进行激励的手段，是平等竞争的前提。

(二) 爱心护理院员工绩效考评内容

1. 工作业绩维度
   (1) 任务绩效：是指员工所取得的工作成果和工作完成情况，是最主要部分。
   (2) 周边绩效：员工在工作中所表现出来的行为，工作热情、与他人合作、维护组织目标等。
2. 工作能力维度
   (1) 爱心护理院管理人员能力测评指标：业务知识、判断和决策能力、组织协调能力等。
   (2) 爱心护理院一般人员能力测评指标：沟通、理解、创新能力。

思 考 题

1. 爱心护理院财务科质量管理措施是什么？
2. 爱心护理院人力资源管理内容有哪些？

第十章 医患沟通

本章重点概述

爱心护理院做好医患沟通工作是减少和避免医疗纠纷的重要手段。爱心护理院虽然不是综合性医院，但医患沟通同样十分重要。爱心护理院以民营为主，医患矛盾过多将会极大地影响爱心护理院的正常工作，处理不当甚至会造成非常严重的后果。而入住爱心护理院的老年人大都无民事自主能力，沟通的对象主要为老年人的监护人。究竟沟通什么内容，如何沟通，在本章中将做简要阐述。

第一节 沟通内容

沟通和告知是建立坦诚、互信医患关系的重要手段，是医疗护理中的一个重要环节，良好的沟通对稳定病情、取得家属的支持与配合有重要的意义。原则上特殊医疗护理、病情转归、增加费用等都应列入告知内容。告知以书面为主。

一、谁是尽告知义务的第一责任人

床位医师和床位护士是尽告知义务的第一责任人。但当老年人病情危重、病情变化、发生意外或转科、转院时科主任要参与告知谈话。

二、给谁告知

1. 入住爱心护理院的大多是高龄失能老年人，故告知对象主要是老年人的监护人或工作单位代表，需要注意的是监护人必须是众多子女中指定的某一个人。
2. 无家属或无工作单位的老年人向其所在街道、居（村）委会或政府有关部门告知。

三、告知内容

（一）入院告知

1. 爱心护理院的基本情况，包括机构状况、服务项目、生活设施、医疗护理、生活安排、收费价格及家属或委托人配合等事宜。
2. 入院后第2～3天告知老年人的诊断、目前病情、治疗护理方案、预后。

（二）特殊检查

因病情需要所必需的检查项目和创伤较大检查，需告知老年人家属及委托人，讲明检查目的、意义和检查中可能的意外。

（三）特殊治疗和护理

主要指特殊药物（如三类抗生素、精神类药物等）、营养支持、输血及鼻饲、留置静脉输液、保留导尿等操作中可能的意外，以及因病情需请会诊。

（四）转院、出院

1. 转院　因病情需要转院进一步治疗，应及时联系转诊医院、签署转院单，并及时告知家属或委托人，如拒绝转院的，应签名认定。

2. 出院　应签署出院单，告知老年人及家属即时病情、注意事项、联系方式。床位医师三天内应进行随访，给予指导。

老年人自动转院或自动出院的家属或委托人应签名认定，并保持必要联系。

（五）病情危重或发生意外

病情发生危重或出现意外，应立即进行抢救并及时通知家属、交代病情，告知可能预后，危重老年人应签发病危通知书。发生意外应分析原因，如实告知。

老年人死亡后应告知死亡时间和原因，签署死亡通知书。

（六）医疗保护性约束

因病情出现自残或危害他人安全行为的，需采取医疗保护性约束，应进行告知取得家属或委托人同意，家属或委托人拒绝的，可动员老年人出院。

（七）费用告知

每月应告知一次用费清单，出院应告知全部费用清单。

四、怎样告知

告知要在正式场合（如办公室），严肃认真，坦诚相告，最好有两名医务人员参加。家属必须是确定的监护人，非直系亲属一般不宜参与。

告知后，要将告知内容全部记录在病案中，有的一定要有家属签字。

五、告知过程中医患双方意见不一致时的处理

医务人员要耐心听取家属意见，耐心解释，告知可能发生的后果。若家属坚持他们的意见、要求、做法，应尊重家属意见，并将家属意见全部记录在病案中，请家属签字认可。以上情况需及时向科主任和医务科汇报。

第二节　沟通技巧

为认真执行医患沟通制度，医务人员掌握良好的沟通技巧，能起到事半功倍的效果。可以从沟通的时间、内容、形式、方法等多方面考虑，力争通过医患双方的真诚交流，使医护人员知老年人之所需所求，让老年人及家属产生亲近感、亲切感，避免双方可能出现的误会和矛盾，融洽医患关系。

从老年人入院直到出院，医护人员都要把与老年人及家属的沟通贯穿始终，重点把好咨询接待、入院时宣教、住院时查房、住院期间沟通、死亡或出院随访五个环节。

凡老年人应该知道的，想知道的，诸如疾病诊断、治疗方案、检查目的、病情变化、可能后果、药物不良反应、医疗收费，在不违背保密性医疗制度和医疗原则的前提下，医护人员尽可能主动告知患方，征询意见，争取配合，还老年人及家属知情权。

沟通不仅是一般谈话，还要采取床旁沟通、分级沟通、集中沟通、书面沟通、出院

回访等多种形式进行,同时采取印发卫生知识宣传单、随访电话、征求意见卡、问候信函等方式进行。

对不同老年人、不同病情,要求不同层次的医护人员实施沟通。当责任医师与患方沟通困难或患方情绪激动时,应改由上级医师或科主任与患方沟通;当下级医师对病情等解释不肯定时,应请示上级医师共同与患方沟通;当诊断不明或病情恶化时,医护人员应先行讨论,统一认识后再与患方沟通,以免产生不信任感或疑惑。

第三节 医患纠纷的处理

医患纠纷是指医患双方对诊疗护理后果及其原因的认定发生争议,当事人提出追究责任或赔偿损失,甚至要经过行政部门调解或司法审理方予了结的医患纠葛。医患纠纷不一定是医疗事故,医疗事故也并非都形成医患纠纷,两者有紧密联系,但也有区别。医患纠纷大多发生在诊疗工作完成之后,也有的发生在诊疗护理工作的过程中。医患纠纷的原因错综复杂,要认真加以研究、妥善处理。在爱心护理院,最易引发医患纠纷的原因大多是老年人意外伤害事件的发生。

一、意外伤害事件的界定

意外伤害事件包括意外伤害和事故。

1. "意外"是指老年人在入住爱心护理院期间所发生的、未曾预料的突发性事件,常常导致老年人躯体和精神伤害,故又称之为"意外伤害"。如跌倒骨折、自杀、猝死等。

2. "事故"是指造成人员伤亡或重大财产损失的事件,一般分为意外事故和责任事故。

意外事故——由于老年人个人原因(如不适当的操作或活动、个人不注意等)和其他不可抗拒的原因(如天灾人祸等),而非爱心护理院方面的原因所造成的事故,爱心护理院方面工作人员没有过失行为。

责任事故——爱心护理院工作人员因玩忽职守、违反规章制度、操作规程等失职行为所造成的事故。

意外不一定引起纠纷,如果能及时发现、妥善处理,即使是意外事故也不一定引起纠纷。否则,即使是轻微的意外,也可以使矛盾激化、引来纠纷。入住意外与事故也不是引起纠纷的唯一原因,工作人员的服务态度、行为、处理问题的做法等也常常引来老年人及其家属的不满和纠纷。

二、医患纠纷的处理程序

(一)院内调解程序

1. 报告制度 老年人发生意外事故,当班护士或护理员应立即向班组、科室负责人报告,科室负责人随即向院领导报告,立即组织力量全力抢救,及时通知老年人的亲属或单位,尽量避免发生医患纠纷。

2. 调查、调解 爱心护理院应成立医患纠纷调查处理领导小组,由坚持原则、作风正派、办事公正，又有一定业务水平的管理人员和医生若干人组成，负责本爱心护理院意外事故的调查和纠纷的调解。

3. 诉讼、报告　在调解无效、双方不能达成一致意见，或调解过程中一方提出诉讼。法院已经受理时应终止调解。必要时，爱心护理院应将事故调查处理结果书面报告地方民政部门。

（二）需要注意的几个问题

1. 注意查看老年人入住协议和补充协议　老年人入住时都会与爱心护理院签署入住协议，入住时间长、健康状况发生变化时，为规避风险，还会与老年人及亲属签署一些补充协议。这些协议是处理纠纷的有力法律依据，它明确了老年人入住期间可能发生的意外、处理方法以及免责条款。

2. 做好来访接待工作　来访接待是处理医患纠纷的一项重要工作，老年人及家属来访反映的问题，应按照归口原则，指定一个部门负责接待，并坚持文明接待。还应注意以下几方面：

（1）比较重大的医患纠纷应该有当事科室负责人和院领导参加，若要求有关当事人对质应予避免。接待人员要相对固定，以避免人员更换，情况不熟，前后解释不一致而引发新的纠纷。

（2）接待初访者要耐心倾听，让来访者把想说的话全部陈述出来，并做好详细的记录，取得来访者的信任，不要轻易打断谈话，以避免对方产生"官官相护"的错觉。

（3）不立即做肯定回答：对来访者提出的问题不轻易表态，需经过调查核实后再作解释。

（4）对于一些比较激烈的医患纠纷，接待者要有正面接触的勇气，以消除对方猜疑，赢得信任，缓和紧张气氛。而对个别存有不良动机、失去理智、聚众吵闹、有殴打工作人员可能的亲属，应有所防范，要协调保卫部门配合。

（5）谨慎接受媒体采访：对于媒体的调查，爱心护理院应当高度重视，一方面对他们的介入持积极肯定的态度，另一方面，在事故原因尚未查清、做出定论之前，原则上谢绝采访，以免影响正常调查。所有接受采访调查的部门和人员要态度诚恳、实事求是、出言谨慎，不知道的不说、知道的不乱说。

（6）病历、护理记录及原始资料的保管：病历及护理记录是医疗护理过程中最原始、客观、真实的材料，对医患纠纷的处理有着重要作用。这些资料应妥善保管，或移送指定部门封存保管，以避免丢失、抢夺、涂改、伪造、销毁的事件发生。亲属如需复制相关资料，应按正规程序办理复印手续。

第四节　争创医患沟通示范病区

一、目的

在爱心护理院工作中，服务质量永远排在第一位，因为我们的服务对象主要是长期卧床、生活不能自理的老年人，只有不断提高服务质量，才能立足于社会，才能体现办院宗旨。为了全面提高医疗、护理、生活照料的服务质量，加强和规范医护工人员与住院老年人及家属之间的沟通告知，增进互信，建立和谐的医患关系，提高社会信誉，可在全院范围内举办医患沟通示范病区争创活动。

二、做法

（一）组织领导

在党支部和院长领导下，成立争创工作院部指导考核小组。

（二）活动时间

以月为单位进行评比。

（三）参赛对象

以病区为单位，所有临床科室、医技、后勤共同参加。

（四）动员部署

在院办公会上进行动员，说明此次活动的目的和意义，要求临床病区及其他科室、部门踊跃报名，积极参加医患沟通示范病区的争创活动。

（五）病区申报

各病区根据自身情况进行申报，填写争创计划书，内容包括病区概况、争创目标、争创计划、争创特色、评价反馈机制、经费使用计划等，将计划书上报至院办公室。

（六）报名审核

由院部指导考核小组对各病区的争创计划书进行审查，并对病区主任和护士长进行现场提问和答辩，以保证争创计划的可行性、有效性和可持续性。

（七）活动实施

参赛病区从开始全面实施争创计划，用实际行动向全院展示各自的风采。各病区可根据自身特点，精心计划，从细节着手，从优质服务上下功夫，推出医患沟通新举措，如：

1. 美化病区环境。
2. 推出科主任接待日：每周规定一个时间，病区主任、护士长专门接受老年人及家属的投诉或咨询。
3. 健康宣教。
4. 推出各种便民措施，为住院老年人及家属提供方便。
5. 设计医患沟通反馈表，让家属对病情知晓情况、医护人员病情解释是否清楚、医疗护理和生活护理质量是否满意等进行反馈。
6. 拍摄一组科内照片，以帮助家属对病区的了解。
7. 和家属一起给住院老年人过生日。
8. 建立出院老年人一周回访制度。
9. 建立在院老年人定期沟通联络制度。
10. 推出"三上"：微笑在脸上、文明语言在嘴上、勤快动作在手上；"四轻"：走路轻、开门轻、说话轻、操作轻；"六声"：入科有迎声、询问有答声、操作有请声、不当有歉声、配合有谢声、出院有送声。

(八) 中期检查

活动期间，院部指导考核小组在每月月底对各病区进行活动检查，主要是对照争创计划，督察各病区实际活动情况，听取各病区需要院部解决的问题，同时对已开展的情况提出意见和建议。

(九) 验收

至活动截止时间，院部指导考核小组对争创医患沟通示范病区进行全面验收。验收方式是先听取病区主任和护士长汇报，然后检查病区提供的各种资料并进行现场实地查看。验收的内容包括争创计划执行情况、实际收到的效果，如医疗、护理、生活照料的服务质量、老年人及家属满意度、医患纠纷、科室人员的意识和观念等。

(十) 授牌表彰

院部指导考核小组对各病区进行检查验收后，报院长办公会议讨论，确定一个医患沟通示范病区荣获金奖，两个医患沟通示范病区获银奖，予以授牌表彰。

(十一) 总结经验、体会，在全院推广

院部指导考核小组认真总结各病区在争创优质服务方面的好举措，活动结束后及时在全院推广。在推广经验时，可分为全院性整体推广和建议由各病区结合自身实际选择性推广两种。

思 考 题

1. 在爱心护理院，医师怎样向老年人及家属告知相关情况？
2. 如果在告知过程中医患双方意见不一致时，应该怎样处理？
3. 在发生医患纠纷过程中，事故和意外是怎样界定的？
4. 在发生医患纠纷处理过程中需要注意哪几个问题？
5. 作为爱心护理院医务工作者，您认为医患沟通示范病区的标准是什么？

第十一章　临终关怀

本章重点概述

临终关怀是指一套有组织的医疗方案，对那些处于人生旅途最后一站的老年人进行特殊服务，目的在于使临终前的老年人生活质量得到提高，减轻其肉体的痛苦和精神上的紧张、恐惧、忧郁、悲伤，愉快而舒适地度过人生的最后时光，并对其家属进行心理辅导和精神支持。临终关怀实质上是生命终末期的优化工程，是人道主义的体现，是一项具有崇高目标的事业。

第一节　临终关怀的概念和对象

临终关怀是一个古老而又新兴的学科，其历史可追溯到中世纪的西欧修道院和济贫院，为流浪汉、贫困者、重危老年人提供最后的安息场所。现代临终关怀的倡导者和实践者是英国的西希里·桑德斯（Cieely Saunders），她于1967年在英国创办了第一所较健全的圣·克里斯多福（St. Christopher）临终关怀爱心护理院，为世界各国树立了榜样。临终关怀的工作人员有医生、护士、药剂师、心理学家、社会工作者、营养师、红十字志愿者，有的国家还有神职人员参加。随着医学科学的发展和人类文明的进步，临终和死亡问题越来越受到人们的关注和有关学术界的重视。

一、概念

临终关怀，简言之就是对临终者的关怀。在香港把它译为"善终服务"，在台湾把它译为"安宁照顾"，是一种多学科协作完成的安息性照护与支持性服务，以满足终末期老年人及家属在生理、精神、社会和经济上的需要。是对临终老年人及家属提供姑息性和支持性的医护措施。"临终关怀"一词作为一门新兴学科和一种特殊卫生服务项目的名词，已被我国广大医护人员所接受。临终关怀是指一套有组织的照顾方案，它是由社会各阶层人士（护士、医生、社会工作者）、志愿人员、宗教人士以及政府和慈善团体人士等，为晚期恶性肿瘤、各种疾病末期不可逆的、用现代医学手段治疗不再生效、生命即将结束的老年人及其家属所提供的生理、心理和社会的全面支持与照护。临终关怀＝安宁病房（形式）＋姑息支持疗法（治疗）＋安宁护理（办法）。临终关怀实质是一个生命终末期的优化工程，是人道主义的具体体现，也是一项具有崇高目标的事业。临终关怀事业是随医学目的发展而兴起的，它是对医学目的再认识的产物。

临终关怀是有组织地提供完整照顾方案的一种特殊服务，为现代医学无能为力的老年人缓解极端痛苦，维护死亡尊严，增强临终适应能力的全面立体照护所采取的各种医护关怀综合措施，并使其家属的身心健康得到维护和加强。

(一) 根本目的

是使临终老年人生理、精神和心理上无痛苦和无遗憾，维护人的尊严，使他们能够面对现实，以坦然的赞成方式接受死亡，安宁地过人生最后旅程。它不以延长老年人生存时间为目的，而以提高老年人临终阶段的生命质量为宗旨。

(二) 三大功利目的

在临终阶段追求健康、维持尚好的生命质量和舒适享乐的人生目的。

二、临终关怀有关概念

临终关怀是近代医学领域中新兴的一门以探讨临终老年人的生理、心理特征和社会实践规律为主要研究对象，并与医学、护理学、社会学、心理学、伦理学等多学科领域密切相关的边缘性交叉学科。临终关怀学可分为：临终医学、临终护理学、临终关怀伦理学、临终关怀社会学、临终关怀管理学等分支学科。

凡是由于疾病末期或意外事故而造成人体主要器官的生理功能趋于衰竭，生命活动走向完结，死亡不可避免地要发生的过程。临终阶段即老年人处于生命-死亡的间隙，是生命结束前的必经阶段，它是一个逐渐发生和发展的，由量变到质变的过程。

(一) 临终阶段的特征

1. 癌症恶病质是指宿主组织消耗，骨骼肌、心肌萎缩，脂肪分解加速，免疫低下和内脏器官萎缩为特征的一种综合征。

2. 临终阶段是一个逐渐发生、发展的，由量变到质变的过程。

3. 通常是长期的疾病或晚期疾患，逐渐丧失功能，无法完成社会性角色，需要他人照顾。尽管意识仍还清醒，但是各种征象已显示生命即将终结。

(二) 临终阶段的类型

因疾病造成的临终阶段一部分是可逆的，一部分是不可逆的。

1. 可逆性临终阶段　急性重症或可通过目前医学能挽救的疾病，其病情虽然不断恶化而逐渐进入临终阶段，但是不能进行临终关怀。

2. 不可逆的临终阶段　慢性消耗性恶病质的疾病，如晚期恶性肿瘤、高龄久病脏器严重衰竭者、艾滋病等，目前医学尚无法挽救的疾病，且有预期存活期。

3. 当需对一个老年人临终阶段做出"可逆"和"不可逆"的判断时，是非常困难或非常危险的，一旦致命性的不可逆性临终阶段形成，那么生命结束就是时间问题了。

(三) 临终阶段的实践问题

目前世界上尚无统一的界定标准，各个国家都有自己的看法。

从社会意义上讲，生命的预期寿命在6个月以内即谓处于临终阶段。总之，在目前的情况下，"临终阶段"的时限仍是一个模糊的概念。

(四) 临终阶段死亡痛苦的概念

"死亡痛苦"中的"死亡"是指生命已处于医学无法挽救的，不可逆的晚期状态。"痛苦"是指死亡过程中躯体上的疼痛。

用现代医学不能治愈的疾病，进入不可逆临终阶段末期至临床死亡的这段时间可视为临终。

1. 临终原因 造成临终，最终导致死亡的原因有多种。目前人类主要死于循环系统疾病（心血管病、脑血管病）、癌症、呼吸系统疾病。患心血管病、脑血管病、癌症的老年人最易走向临终阶段，其他疾病末期，高龄自然衰老，导致全身新陈代谢衰退，各种脏器功能衰竭，最终使老年人死亡。

2. 终局 对于不可逆的临终老年人来讲，生命最终走向结束，达到真正的死亡。

开始于以下情况——当事人死亡已经确认，并已传达给当事人，当事人已了解和接受此事实，已没有办法再维持当事人的生命等。

(1) 过程与症状主要表现为

①中枢神经系统衰竭：极软弱，睡眠时间越来越长，嗜睡（不易叫醒），说话和听力清晰度改变、辨别能力低、纳呆、吞咽困难、幻觉、幻听、烦躁不安、昏迷等。

②呼吸系统衰竭：呼吸变慢，张口呼吸，呼吸困难，鼻翼扇动，男性胸式呼吸。

③循环系统衰竭：心率频速而弱，心律不规则，血压下降，四肢发冷，皮肤发绀，足背末梢皮肤较小腿冷，尿量减少，大小便失禁，全身冷汗，水肿渐消，结膜水肿。老年人可能会很安详，如同睡觉一样，静悄悄地过世。

(2) 濒死体验：是指某些遭受严重创伤或罹患重症，但意外获得恢复的人所叙述的死亡在来临时深刻的主观体验。

(五) 死亡

1. 概念 死亡是个人生命过程最终的客观表现形式。

2. 死亡的方式 由死亡原因决定死亡的性质，目前一般把死亡方式分为三种：①生理衰老而发生的生理死亡或自然死亡；②因各种疾病造成病理死亡；③因机体受机械的、化学的或其他因素所造成的意外死亡。

3. 死亡的医学概念 个体的死亡是一个过程。人们通常将心脏或大脑停止功能活动作为个体生命不可逆地走向死亡的标志。

4. 死亡的分期

(1) 传统的死亡分期：按照传统的观念，死亡被看作是一个过程，死亡过程分为三期：濒死期、临床死亡期、生物学死亡。

(2) 按照生物学的人、社会学的人，死亡又可分为社会死亡、知识死亡、生物死亡三期。

5. 死亡的类型 医学上把死亡分成3个类型：即临床死亡，生物死亡和社会死亡。

(1) 传统的死亡标准：即使现代的中国医生，虽以心搏、呼吸停止作为判断死亡的标准，但仍兼瞳孔散大，临床的实际是兼顾了脑死亡和心肺死亡的两个方面。

(2) 脑死亡：是指包括大脑、小脑、脑干在内的全部脑机能完全的、不可逆的停止，即全脑死亡，而不论心搏和脊髓机能是否存在。美国儿科重症监护病房（PICU）采用以下标准：

①排除任何可治性昏迷。

②无脑皮质及脑干活动的临床迹象。

③经脑电图和（或）脑血流检查证实。

④至少两位医生（最好一位是神经科医生）的检查结果相同。

⑤留观 24 小时后临床和辅助检查结果仍与初诊一致。
⑥上述 5 点均符合,方可诊断。

(3) 关于死亡的确定问题：在脑死亡标准的实际应用中，既要注意死亡的确定必须符合公认的医学标准，尤其在心脑死亡的初期，要确定死亡，需根据病情，并经心电、脑电检查后再予确定。确定死亡是一项非常重要又非常严谨的事，它是以医学确认为基础的，在死亡标准中又以脑死亡确认更为重要，两套死亡标准并存的局面是暂时的，其发展趋向仍依脑死亡的立法为准。

三、临终关怀的服务对象

临终关怀，顾名思义，服务对象是临终者。按美国医疗照顾方案规定，临终的含义为：患有不可治愈的疾病，已无治疗意义，估计存活只能在 6 个月以内者。日本则以 2～6 个月的存活期为临终阶段。我们国家到目前为止，还没有这方面权威报道，根据这几年临终关怀工作的总结，临终关怀时间通常为 8～9 个月，但要准确预测老年人的生存期，往往是很困难的，因此，有一些老年人直到生命的最后几天，甚至最后几小时，才安排临终关怀。

(一) 服务对象

凡诊断明确，进入不可逆转的临终阶段，无治愈希望并已丧失自理能力，预计存活时间 90 天左右，老年人及家属能接受安宁护理原则，并能得到老年人和家属的理解、支持和执行保证，但排除已处于昏迷无法进行交谈的老年人或者存活时间在 24 小时以内者。

1. 晚期恶性肿瘤的老年人。
2. 生命器官严重衰竭，一年以上长期卧床，四个主要脏器衰竭。
3. 艾滋病患者。
4. 不可逆的"植物状态"。
5. 脑血管疾病致长期卧床，偏瘫、二便失禁或有严重并发症者。
6. 老衰或多种慢性病致全身衰竭等。

从目前安宁护理实践来看，主要是晚期恶性肿瘤和老衰两种对象。

(二) 基本条件

1. 疼痛控制　应该认为疼痛控制是作为选择安宁护理的重要条件之一。
2. 老年人或家属意愿　尊重老年人和家属的意愿也是安宁护理的基本条件，如果临终老年人，尽管符合安宁护理服务条件，但求生愿望特别强，其本人或家属没有安宁护理的要求，则应继续医疗，不可施行安宁护理。
3. 主观条件　根据老年人、亲友和社会等各方面因素的综合，选择在临终阶段是否予以安宁护理服务。如果一个临终老年人要求实施安宁护理则取决于安宁护理工作人员对死亡的认识，对安宁护理和临终关怀的认识。
4. 老年人和家属同意放弃创伤性的急救和心肺复苏术。
5. 在安宁护理服务期间不进行重症监护，原则上不使用全血或血浆，或白蛋白、氨基酸等贵重药品和血制品等。

6. 家属或亲友共同参与安宁护理，并同意在不伤害老年人的前提下，告知老年人的病情，不隐瞒临终老年人所处的状态。

第二节　国内外临终关怀简介

现在全世界都在关注临终关怀工作，特别是发达国家。

一、国外的临终关怀[1]

（一）英国的姑息性护理

英国护理之家开展姑息性护理。姑息性护理的五项原则是：生活质量、对老年人全方位的照顾、社会和家庭关系、自主权和选择权、开放性的联系和协作。

具体做法是：开设减轻临终老年人亲人悲伤的房间。由于老年人预后的不确定性，而老年人的病情又每况愈下，护理人员也处于工作较困难时期。其间要根据老年人的病情，告诉家属老年人还能维持多久，帮助他们做好亲人死亡的心理准备，减轻潜在的心理压力，老年人死亡时，对其亲属居丧的支持，能为他们今后的身心的恢复奠定基础。开设一个居丧房间，组建由临床护理专家、社会工作者、红十字志愿者、护理服务工作者为成员的居丧服务小组，其服务宗旨为死者家属提供私人化舒适的环境，让他们接受被死亡夺去亲人的现实。

（二）美国

美国实施临终关怀的特点：

1. 告诉临终老年人病情时切忌直白老年人真相　不能对老年人说："我们已无能为力了"。

2. 转移治疗目标　医务人员要从以医疗为主的医学模式的限制中摆脱出来，更着重对整个人的护理。

3. 增强临终老年人的信心　护士在每天的工作中都在行使权力，而且这些权力也反作用于护士本身。但护士能采取非语言的交流方法，以增强临终老年人及其家属的力量，加强他们的自信心及控制局面的情感。

4. 鼓励老年人做出选择　当老年人知道病情真相后，就要鼓励他们正确对待生活和死亡的现实。

5. 与家属交流并安慰家属　你可以指出现在只有这个治疗目标，追求舒适比在治疗和舒适之间寻求平衡更成功。你可以这样提出："我们将做我们所能做的一切，以保证老年人的舒适，最大限度地提高老年人最后几个月或几个星期的生活质量。"

（三）德国的临终关怀病房

德国爱心护理院对临终关怀病房的管理：在肿瘤科和老年科均设有临终关怀病房，其他科室采用针对个别临终老年人进行临终关怀形式。

1. 对临终老年人的护理特点

(1) 病房的环境布置家庭化；

(2) 帮助临终老年人面对现实；

(3) 控制癌症晚期老年人的疼痛；

(4) 满足老年人的生理需要，老年人夫妇应该有机会享受夫妻间的亲密，只要他们希望那样做，哪怕在最后几个小时也要允许，因为他们首先是人，其次才是老年人；

(5) 满足亲情需要；

(6) 满足老年人爱好；

(7) 建立良好的护患关系。

2. 弥留之际的护理

(1) 营造温馨的环境；

(2) 给予爱的抚摸及表示；

(3) 做好基础护理。

(四) 日本的临终关怀病床

日本设立临终关怀病床，旨在使医护人员认识到癌症晚期治疗就是要尊重人的死亡，让老年人平静死去和愉快生活同样重要。

其护理特点是：缓解晚期癌症老年人的痛苦和症状；尊重老年人的意愿，协助日常生活；对老年人家属的关怀。在做法上，日本把实践变为现实，加强小组的协作，关怀病房是综合病房。在临终病房中，实行一种"悲伤护理"，悲伤护理不是以消除悲伤为目的，而是帮助死者家属一边承受生离死别难以消除的痛苦，一边还要继续生存。

二、我国爱心护理院的临终关怀

我国最早成立的临终关怀爱心护理院是北京松堂关怀医院，主要从事临终关怀工作。这几年随着时代的发展，人们的思想也在不断的转变，开始慢慢理解、慢慢接受。各地相继出现了很多爱心护理院，但发展程度相差很大，模式也是各式各样，东部较西部发展快，沿海较内地的发展快。尽管如此，老年护理（临终关怀）对我国大多数人民群众来说，仍是一个较陌生的概念，而有可能受到临终关怀的老年人更属少数。在中国，常可以看到这样一种场景，一些身患绝症而不久于人世的老年人，因患脑卒中后遗症、冠心病、肺心病、各类骨折、阿尔茨海默病等，由于各种各样的原因，得不到应有的医疗或照护。这些老年人，不仅其本身承受着巨大痛苦，而且给家属也带来了沉重的负担，往往使他们陷入无穷的困境之中。这从一个侧面说明，我们的工作还很艰巨。

第三节 临终关怀工作组织体系

一、目的

通过医疗、医疗护理、生活照料的全方位团队照顾对老年人提供生理、心理和社会支持，提高老年人在临终阶段的生存质量，为不可逆转的临终阶段老年人及其家属提供专业服务，帮助老年人有效控制痛苦，减轻心理压力，尊重老年人的尊严和维护老年人的权利，满足临终老年人的渴望，帮助沟通与消除临终老年人与家属的积怨，享受人生最后的亲情。视临终老年人和家属为统一的整体，并同样予以专门的关怀护理。

二、形式

成立临终关怀机关领导小组及质控小组，各科室分别成立临终关怀领导小组及质控小组，由科室领导及骨干力量共3～4人组成。

三、建立临终关怀工作制度

（一）入院老年人接待制度

1. 入住病区的临终老年人，首先得到既亲切又温馨、充满爱心的"告病友及家属慰问信"。
2. 床位医生、护士、护理员主动热情招呼和自我介绍。
3. 老年人入住前由护士预先安排好床铺，老年人更换服装，也可穿老年人爱好的服装。
4. 医生与老年人或家属签署入院告知协议书。

（二）床位医师工作制度

1. 老年人入住后办理手续，由护士通知床位经治医师书写住院病历，床位医师自我介绍并征求老年人或家属意见，请家属共同参与治疗。
2. 老年人入院后24小时内必须完成由护士与床位医师选择适合老年人特点的共同签署临终关怀护理计划，并且征得老年人或家属的同意。
3. 每日早、中、晚三次查房，每天一次做好病情记录，记录包括老年人的病情变化、心理变化等全方面的内容。
4. 疼痛和其他症状的控制，观察疼痛程度。采用相应的镇痛措施，根据三阶梯镇痛方案，做到按需给药和预防性给药，尽量将疼痛控制在发作前，采取各种有效措施分散老年人对疼痛的注意力。
5. 为临终关怀老年人制订治疗方案，并征得老年人家属同意，开出治疗医嘱，交给护士执行。
6. 维护临终老年人正常生活形态和生理需要。
7. 临终关怀老年人去世后，向家属宣告死亡，并开具死亡证明。
8. 告知老年人家属处理流程，协助老年人家属处理善后事宜。
9. 进行临终关怀老年人专项讨论，并总结临终关怀工作。

（三）病房管理制度

1. 病房由护士负责管理。
2. 病房家庭化开放式，明亮宽敞，安静舒适。
3. 病房物品如电视机、微波炉等由家属使用，应做好出院清点，如有遗失损坏，应按章赔偿。

（四）护理的工作制度

1. 护士执行临终关怀护理计划，一般15日左右需要及时评估修正，尽可能满足老年人和家属的要求。
2. 心理护理、生活和社会护理是临终关怀护理的主要形式，始终贯彻于临终老年人住院的全过程。

3. 心理护理主要内容是心理疏导和死亡教育，建立健康的死亡观，是临终关怀护理的一项十分重要的内容。

4. 对临终老年人家属的心理慰藉也是临终关怀护理不可缺少的内容。从老年人入住起就与家属建立临终关怀护理构成关系，护理人员应同情、耐心地倾听家属的陈述，尽最大可能满足家属的要求，对临终老年人家属的关怀应持续至老年人死亡之后。

（五）遗体料理工作制度

1. 得到家属对死亡的认可与委托。
2. 负责为死者净身、着装，也可按照家属提出并由家属自行着装。
3. 代购死者衣服并负责联系丧葬场，为死者护送至太平间。
4. 负责护送亲属回家，并予以慰藉。老年人死亡之后半年内，护士继续与家属保持联系，定期通过电话、信件或上门家访，以逐渐消除家属因老年人死亡的哀痛心情。

（六）检查制度

为了落实临终关怀护理人员岗位责任制及贯彻操作常规，建立和健全检查制度，对各项临终关怀工作质量标准进行检查与考核，设立临终关怀护理人员自我检查制度，运用心理自我调节机能，强化临终关怀护理质量上的自我控制。建立临终关怀护理质量信息反馈控制制度，对照临终关怀护理质量标准要求，分析临终关怀护理质量情况，从中总结经验教训，实行信息反馈，不断充实完善临终关怀护理质量标准。

（七）临终关怀护理会议制度

1. 根据临终关怀护理计划制订和实施情况，科室每月组织小结会议。
2. 每半年由临终关怀机关领导小组召开会议，讨论总结半年度工作重点、交流经验等。
3. 每年底召开一次临终关怀护理学术研讨会，评审和交流临终关怀护理论文，总结和布置临终关怀护理工作，表彰、表扬、奖励先进。

四、工作内容

临终关怀工作以医护工责任小组为单位，各小组医生、护士、护理员参照各自工作职责共同协助完成本小组的临终关怀工作。

文明行医，仪表端正，挂牌上岗，除完成病历外，另书写临终关怀护理病案中有关医疗治疗的项目。床位医师严格执行姑息疗法和支持疗法，镇痛及疼痛的评估，积极参与临终关怀护理病历的讨论。

五、确定临终关怀的对象与范围

凡诊断明确且病情不断恶化，现代医学不能治愈，属不可逆转和丧失自理能力，预期存活3～6个月，神志清醒能积极配合者。

1. 晚期恶性肿瘤。
2. 高龄久病，4个月以上重要器官持续衰竭，卧床1年以上者。
3. 艾滋病患者。

4. 不可逆转植物状态。

5. 脑卒中后遗症，二便失禁伴有严重的并发症者。

6. 严重心肺疾病失代偿期。

根据临终关怀护理工作质量标准、工作计划，结合病区具体情况，制订临终关怀护理计划，并组织护士实施。教育护士加强工作责任心，认真执行医嘱，规章制度，操作常规。组织护士学习临终关怀等业务技术，并注意护士的责任培养。组织督促检查护士执行临终关怀护理计划情况，及时总结每一例临终关怀护理经验，提出改进意见和措施。

护士是临终关怀护理的具体组织者和执行者，在护士长的领导和临终关怀医师的业务指导下，根据临终关怀护理工作计划，结合临终老年人的具体情况制订临终关怀护理工作计划，并付诸于流程操作。负责病房的行政管理及对护理员的领导，组织社会护理；保证日护理8小时；负责对临终老年人一般治疗和基础护理；负责临终关怀护理病案及小结等。

临终关怀护理程序分为评估、诊断、计划、实施、评价五个步骤，是一个持续循环的过程。临终关怀护理程序的每一个步骤是相互关连的，是一环扣一环的，都有源于前一步的正确性。

护理员在临终关怀护理中主要对临终老年人进行生活照料，护理员应具备有爱心、有同情心，能与临终老年人交流的基本条件和语言技巧。帮助老年人保持舒适的体位，每天创造良好的整洁清新的空间环境。通过护理员的工作，提高临终老年人在临终阶段的生活质量，更多地融入人与人之间的爱心和同情，体现人间温暖。

六、工作标准

1. 具备告老年人及家属慰问信。

2. 医师与护士应在临终老年人到达病房后10分钟内前往介绍、慰问、评估。

3. 入院时老年人携带病情资料供医师诊疗参考，24小时内护士完成临终关怀护理评估与诊断，并会同医师共同签订临终关怀护理计划。

4. 具备入院的情况评估表格。

5. 设有临终关怀护理预期目标和短期目标，医疗计划与临终关怀护理计划统一。

6. 临终老年人委托保管品、财物或证件等书面资料。

7. 临终关怀护理所有的记录清楚易懂并签名。

8. 临终关怀病历妥善保管，病历上详细记载老年人紧急联络亲属的姓名与联络方式。

9. 临终关怀护理团队组合

（1）应有专职的经过相关知识岗位培训的医师负责。

（2）须经过临终关怀护理岗位应知应会知识培训的护士（师）担任临终关怀护理服务主要的组织、协调和具体实施者。

（3）应经过相关知识培训的社会工作人员。

（4）有一支稳定的社区志愿者（义工）队伍，并能定期为临终老年人提供诸如倾听老年人及家属意见，协助老年人及家属处理其所需要事物等。社区志愿者清楚其服务职责，所有社区志愿者的服务均有记录留档。

10. 对临终老年人及其家属照料护理

（1）临终老年人入病房 24 小时内护士必须完成对老年人评估，并与床位经治医师共同签署临终关怀护理计划。

（2）临终关怀护理计划付诸实施前必须征得老年人或家属同意，征得护士长签署同意。

（3）临终关怀病历应按照临终关怀护理程序做好以下服务内容的记录：老年人一般情况；身体症状评估；心理症状评估；日常活动的障碍及所需辅助用具；饮食状况；禁忌、过敏情况；情绪状况；对病情认知及死亡态度；与家庭关系及沟通状况；宗教信仰等。

11. 临终关怀护理执行者服务任务及项目

（1）所有的护理过程均应书面记录，包括：评估、诊断、实施、评价等资料收集。

（2）护士是临终关怀护理团队的主角与协调者，应与床位经治医师，其他医护人员，老年人本人及其家属，社会工作者讨论临终关怀护理计划，提供临终关怀护理服务过程应是连续性、整体性、负责性。护士必须与服务对象关系融洽，了解老年人现状与预期目标，确保所负责的老年人安全，预防摔倒、受伤及可能发生的意外，负责所有的病历记录并签字。

12. 医师的任务及服务内容

（1）临终老年人入安宁病房 10 分钟之内，医师应立即探视并主动自我介绍及征求意见。

（2）对老年人及其家属应保持礼貌和尊重，充分听取老年人或家属的意见，查房时鼓励老年人家属参与。

（3）医师主要职责是想方设法减轻或消除临终老年人疼痛，维持其正常生理需要，给予支持疗法等。

13. 病房期间

（1）临终老年人对自己的病情认知的程度，谨慎维护其权益及安宁舒适状况。

（2）具备告病友慰问信，老年人与家属的权利与义务说明书等。

（3）老年人与家属有权知道并选择病房服务内容的收费标准或接受服务的项目。

（4）具备提供临终老年人的精神渴望所需求的杂志、书籍、音乐磁带（包括宗教方面）等。

（5）老年人及家属有权对病房服务态度及支持政策包括收费项目赞许或批评，并确保予以答复落实，保证其不致因此受到干扰或报复。

（6）保证绝对尊重老年人和家属，维护保密性主诉或临终关怀护理资料。

（7）老年人的权利保证充分尊重，当意识清楚有决定能力的临终老年人意愿或意见与家属有所不同时，以尊重老年人为主的权利，以确保老年人自主权。但前提是不伤害老年人自己及他人为原则。

（8）老年人及其监护人受到尊重的同时，也应尊重其他家属的权益。

附录

上海市社区卫生服务中心临终关怀科设置标准
上海市卫生局沪卫基层〔2012〕012号

社区卫生服务中心临终关怀科是为肿瘤晚期等临终老年人及家属提供居家或住院舒缓疗护基本服务的临床科室。

一、设置标准

社区卫生服务中心开展舒缓疗护服务的,应当到本区县医疗机构执业登记机关办理登记手续。

临终关怀科原则上配置门诊诊室和相对独立的病区。

如设置病区,一般设置10张临终关怀住院床位。服务量大的社区卫生服务中心可根据实际情况适当增加床位。

社区卫生服务中心根据服务能力和相关要求,在本社区范围内开展居家临终关怀服务。

为体现人文关怀,临终关怀科标识标牌名称为舒缓疗护。

二、建设标准

(一)临终关怀门诊

门诊诊室使用面积不少于15平方米,布局合理、能满足保护老年人隐私,无障碍设计要求,并符合国家卫生学标准。

1. 基本设备 办公桌、办公椅、老年人椅、空调、档案柜、计算机及打印设备、电话等通信设备、电视机等多媒体设备等。

2. 诊疗设备 诊查床、听诊器、血压计、压舌板、体温计、读片灯、体重身高测量仪、脉枕、治疗推车。

3. 出诊设备 电子血压计、听诊器、体温计、压舌板、血糖仪、叩诊锤、手电筒、氧气袋、皮尺、小剪刀、针灸用具、便携式心电图仪、纸和笔、对症治疗的基本药物(不包括麻醉类药品)等,必要的交通工具和通信设备。有条件的可配置远程诊疗等设备。

(二)临终关怀病区

1. 分区及床位面积配置

临终关怀病区包括病房、护士站、治疗室、处置室、谈心室(评估室)、家属陪伴室、关怀室、医务人员办公室、配膳室、沐浴室和日常活动场所等三大功能区(即服务区、管理区、生活辅助区)11室。其中家属陪伴室可与临终关怀室合用。医护办公室由临终关怀科医生、护士和医务社工等共用,便于相互沟通交流。

病室床位建筑面积和室均使用面积应符合表1的规定。

表1 临终关怀病房建筑面积指标

病室规模（床）	1张床	2张床	3张床	4张床及以上
床位建筑面积指标（平方米/床）	50	45	45	45
室均使用面积（平方米/室）	15	20	20	25

2. 各室用房在总使用面积中所占比例可参考表2。

表2 临终关怀病区各类用房面积及占总使用面积比例（m²/%）

项目分类	*病房	护士站	*医护室	治疗室	处置室	*谈心室（评估室）	家属陪伴室	配膳室	日常活动场所（音乐室）	沐浴室	*关怀室	合计
使用面积	80	30	15	10	10	15	20	20	50	25	20	305
构成比(%)	26.23	9.84	4.92	3.28	3.28	4.92	6.56	6.56	16.39	11.29	6.56	100
说明	床均5m² 3~4间病室	1间	1间	1间	1间	1间	1间	1间	按每床5m²计算	1间	1间	14间

注：打"*"为临终关怀病区专用，其余可以共用。

3. 临终关怀病区的各功能区域用房占总建筑面积所占有的比例可参考表3。

表3 临终关怀病区的各功能区域用房占总建筑面积使用面积的比例（%）

功能区	比例（%）
保障系统	32.27
管理系统	14.52
辅助系统	53.21

4. 承担教学和实习任务的社区卫生服务中心临终关怀病区，其教学用房应符合表4的规定。

表4 临终关怀病区教学和实习用房指标（m²）

分类	实训室	会议室
面积指标（m²/学生）	2.5	4

注：1. 学生的数量按临床教学班或实习的人数确定。
    2. 可利用社区卫生服务中心会议室等现有资源。

三、人员配备

1. 临终关怀科至少配备 2 名获得市级岗位培训合格证书执业范围为全科医学专业的临床类别或中医类别专职执业医师和 4 名注册护士。其中包括 1 名中级以上任职资格的临床类别执业医师、1 名中级以上任职资格的注册护士。

2. 临终关怀病区设护士长 1 名。每增加 4 张病床至少增加配备 1 名执业医师，1 名注册护士。

3. 每 4~6 张床至少配备 1 名护理员。

4. 每 20 位居家舒缓疗护老年人至少配备 1 名执业医师，1 名注册护士。

5. 建议配备医务社工和社会志愿者。

6. 应当配备与开展的诊疗业务相应的药师、技师、临床营养师等医技人员。其他人员按需要配置。

四、建筑要求

1. 社区卫生服务中心临终关怀科门诊与病区选址应当满足临终关怀科功能与环境要求，门诊与病区选择服务方便相对独立环境安静条件较好的位置。应充分考虑临终关怀工作的特殊性质，协调好与周边环境的要求，临终关怀病区与其他病区相对独立。门诊和病区应开设在同一执业地点，便于对老年人的连续性服务和临终关怀科医务人员的沟通交流与资源共享。

2. 临终关怀科病区总体规则布局与平面布置应符合下列规定：

（1）建筑布局紧凑，合理确定临终关怀三大功能分区，室内采光、色彩设计符合临终关怀特点和卫生学要求在满足临终关怀病区基本功能需要的同时，适当考虑未来发展。

（2）病房装修应符合实用、经济、美观的原则，宜选用经济、耐久、功能性好并符合卫生学要求的材料，不应使用开裂、易燃、易腐蚀的材料。注重环境形象建设，应通过内部装饰，传播临终关怀知识，介绍临终关怀方法，体现朴素、温馨、幽静的服务特点，营造良好的临终关怀教育文化氛围。

（3）科学设计人流和物流通道，合理确定进口和出口路线，病室以及卫浴室至少应各有一扇门，且宽度至少 100 厘米以上。病区走廊净宽至少 1 米。有推车（床）通过的门和墙面，应采取防碰撞措施。病区应设有电梯（仅使用地面一楼除外）。病房走道应当符合消防法及其有关法律、法规的规定，设有扶手、栏杆。楼梯、走道及浴厕使用防滑地板，并有防滑措施。无障碍设施设置应符合国家建筑物无障碍设计规范，在走道台阶处，应有推车或轮椅的主用斜坡道并采用防滑材料。

3. 临终关怀病房应符合下列要求：

（1）临终关怀病房宜设朝南向，充分利用自然通风与自然采光。不宜设阳台。

（2）宜设 2 人或 4 人床的病房。应配备床头柜与护理站的紧急呼叫器。每床应有床栏及调节高度的装置。应设置储物柜（壁橱）。

（3）床边与邻床之间的距离至少 80 厘米，床边与墙壁之距离至少 80 厘米。

（4）病室高度：地板至天花板净高至少 2.7 米。

4. 辅助用房平面布置与建筑装修应符合下列规定：

（1）配餐室、厕所、浴室等蒸汽溢出和结露房间，应采用牢固、耐用、难玷污、易清洁材料；并采取有效措施使蒸汽排放顺利，楼地面排水通畅，不出现渗漏。应考虑满足对临终老年人特殊需要设置无性别卫生间。

（2）沐浴室宜配置全自动升降沐浴推床装置，并有专业性洗澡机设备。应设有扶手，并配备紧急呼叫系统和配置清晰、醒目的标识系统。沐浴室建筑装修和环境设计，应符合适用、经济、美观的原则，有利于临终老年人生命质量的改善，体现人性、温馨、清新、自然的行业特点和民俗特点，楼地面有防滑宜清洗的材料，排水通畅，不出现渗漏。

（3）告别室应建设满足告别亡者需要的设施，充分体现人性、人道、关爱的特点，至少配置一张病床、床头柜和沙发，提供家属慰藉心灵的服务设施与环境。一般不设急救仪器设备，并应采取防虫、蝇、蚤、鼠等动物侵入的措施。

（4）如设太平间，应设于较隐蔽的位置，与主要建筑适当隔离，并宜单独设置出口，同时应配备遗体冷藏设备。

五、病区设备配置标准

1. 临终关怀病房与辅助用房设备配置应与临终关怀科工作流程、开展的业务项目及服务量相适应，并应充分共享，提高利用率。

2. 病房配置主要品目包括专用床、全自动升降沐浴推床装置等9类（详见表5），具体装备还应考虑相关的临终关怀技术要求，从中选取适宜设备，打"＊"号表示临终关怀病区必备设备。

表5 临终关怀病区主要设备

功能室	序号	设备名称	单位
病房	1	专用床＊	张
	2	床单元被单被褥＊	件
	3	氧气瓶推车	辆
	4	移动紫外线灯	台
	5	治疗车	辆
	6	病历柜	辆
	7	担架车	个
	8	换药车	个
	9	药品柜	个
	10	超声雾化器	个
	11	电动吸引器	个
	12	胃肠减压器	个
	13	床旁便合器	个
	14	床旁洗头器具	个
	15	心电图机	台
	16	输液泵	个

续表

功能室	序号	设备名称	单位
治疗室（处置室）	17	处置台	个
	18	输液架	个
	19	地站灯	个
	20	药品（器械）柜	个
医务人员办公室	21	观片灯	台
	22	电脑及打印机	台
	23	档案柜	个
谈心室（评估室）	24	沙发*	张
	25	书柜*	个
	26	展示柜*	个
	27	电脑*	台
	28	电视机*	台
	29	DVD*	台
	30	录音笔*	支
家属陪伴室	31	沙发*	张
	32	电视*	台
	33	简易家具若干	个
沐浴室	34	淋浴设备*	
	35	全自动升降沐浴推床装置*	台
	36	衣柜*	个
	37	按摩仪	台
关怀室（告别室）	38	病床*	张
	39	椅	张
	40	电视*	台
	41	DVD*	台
配膳室	42	冰箱	台
	43	微波炉	台
	44	饮用水柜	个
日常活动场所	45	沙发	张
	46	家具	个
	47	电视机	台

六、管理

1. 制订各项规章制度和各类人员岗位职责。

2. 医疗文书格式规范，按照国家或本市制定或认可的临终关怀技术操作规程开展服务。

3. 应用信息技术做好临终关怀服务和管理。

七、执行时间和有效时限

本标准自 2012 年 7 月 1 日起开始实施，有效期 5 年。

第四节　医师在临终关怀中的职责

一、临终关怀医师的任务与职责

文明行医，仪表端正，挂牌上岗，执行临终关怀工作原则，除按住院病历书写，新老年人入院后 24 小时内完成病历外，另书写临终关怀护理病案中有关医疗治疗的项目。床位医师严格执行姑息疗法和支持疗法，镇痛及疼痛的评估，积极参与临终关怀护理病历的讨论。确定临终关怀的对象与范围。

二、临终关怀医师的工作制度

1. 新入院老年人或在院老年人办理临终关怀手续后，由护士通知床位医生书写病历，床位医生自我介绍并征求老年人家属的意见，请家属共同参与临终关怀的治疗。

2. 老年人入院或在院的老年人 24 小时内必须完成由临终关怀护士与床位医生选择适合老年人和特点的共同签署临终关怀护理计划，并且征得老年人家属的同意。

3. 每日早、中、晚三次查房，做好病情记录。

4. 疼痛及其他症状的控制，观察疼痛程度。采用相应的镇痛措施，根据三阶梯镇痛方案，做到按需、按时及预防性给药，尽量将疼痛控制在发作前，采取各种有效措施分散老年人对疼痛的注意力。

5. 为临终关怀老年人制订治疗方案，并征得老年人家属同意，开出治疗医嘱，交给临终关怀护士执行。

6. 维护临终老年人日常生活形态和生理需要。

7. 临终关怀老年人去世后，向家属宣告死亡，并开具死亡证明。

8. 告知老年人家属处理流程，协助老年人家属处理善后事宜。

9. 进行临终关怀老年人专项讨论，并总结临终关怀工作。

三、临终关怀最重要和最困难的工作项目

我们通常把临终关怀护理称为安宁护理。

安宁护理主要通过有效的心理支持和症状控制以改善和提高临终老年人的生存质量。开展安宁护理服务，向社会家庭和住院临终老年人提供此项服务，改变临终老年人不良生活习惯和卫生习惯，同样也是由一种哲学转变为人道主义护理的具体部分。它不需要高技术，也不需要特殊设备和巨额资金，需要的是教育和组织。因此，对安宁护士

来说重要的是不仅要确定支持性行为，还要找出妨碍提供有效的安宁护理服务的影响因素。通过近年来安宁护理实践，结果发现：

1. 安宁护理最重要的前10项工作项目

依次是：镇痛；诚实沟通；心理支持；家属参与安宁护理；尊重老年人及其家属；时间；社会支持；专业能力；精神渴望；提供独立的安宁护理病区（病房，休息室，告别室等）。其中重点为以下几项：

（1）镇痛：家属对安宁护理满意度与悲伤程度的减轻程度取决于老年人身体症状、疼痛等有效控制。家属发现老年人处在舒适的状态，他们更易接受和主动配合安宁护理。

（2）提供独立的房间：在安宁护理服务中创造有利于沟通交流的环境十分重要，为临终老年人及其家属提供单独的病区和房间是开展安宁护理的中心问题。现规模的爱心护理院病房紧张，要找单独的安静病区和病房几乎不可能。缺少独立的安宁病区和病房被认为是提供满意的安宁护理服务的障碍之一。

（3）诚实、艺术性地沟通：安宁护理的首要任务是心理疏导，进行健康的临终阶段教育，其中促进沟通、艺术性地交流起着核心作用。由于安宁护理必须与老年人和家属进行密切和较持久的接触，必须相互间建立坦诚真挚的关系。当家属已有所准备时，尊重他们了解现实的需要，不断地进行彼此间交流可使家属和老年人学习自我控制，并对老年人将要发生的改变早做准备。

（4）时间：安宁护士认为把时间看成是与安宁护理有关的重要因素，不仅提供安宁护理需要时间，告知家属老年人病情恶化并在其后给予适当的支持也要花费时间。在熟悉、亲切、友好的环境中家属会感到更加放松，这些也需要时间。

2. 安宁护理最困难前10项

依次是：告知病情；伦理困惑；社会团队组织；处理家庭矛盾；病情发展的预测；信息有效传递；多学科联系；专业水平与技能；合理安排工作；人工成本。其中最困难的4项是：

（1）有关告知病情的问题：该问题尝试沟通发生困难，告知病情的后果可能需医护与家属间的共同处理。而在实际工作中只要在不伤害老年人原则的前提下，就可适时告诉老年人。

（2）专业水平：为保证安宁护理工作的连续性，安宁护理专业人员的专业水平是提供安宁护理质量的关键，包括安宁护理专业人员的态度、价值和看法。

（3）家庭矛盾处理：安宁护理必须面对各种各样的心理问题和协调家庭成员之间与临终老年人之间的矛盾是非常重要的。

（4）多学科协作：安宁护理需要多学科协作，通过老年人家属和社会共同支持参与，使其形成一个有机的整体，但是目前多数民众对安宁护理认识模糊，参与和投入很少。因此，多学科的协作和唤起民众的投入参与安宁护理是发挥安宁护理总体效应的关键。

四、安宁护理工作内容

(一) 安宁护理专科医师

1. 角色与任务

(1) 角色：安宁病房医护人员采取团队组合作业模式，医师是团队中重要角色。必须定期与其他成员讨论并拟定安宁护理计划即提供老年人及家属安宁护理计划中医疗方面的姑息、支持、镇痛及处理。根据病情需要安宁护理小组举行讨论会，针对个案需要制订最科学合理的安宁护理照顾计划。

(2) 任务

1) 由门诊、病房、社区等渠道介绍而来的临终老年人，评估安宁老年人疾病情况，是否适合安宁护理服务。

2) 老年人及家属同意接受安宁护理后，分流住院，日间安宁护理，家庭病床安宁护理。

3) 住院床位专科医师还要做好以下工作：

①完成老年人住院病历、身体检查及症状评估，拟定治疗计划。住院病历还包括询问老年人的生活经历，家庭与子女关系，经济状况，本人的文化程度，性格爱好和疾病发展过程，治疗经过和心理变化等情况，诊断宜全面，住院病历要求在24小时内完成。

②每天早、晚各一次查房，评估治疗计划，认真聆听老年人感受，病情变化及重大心理问题必须及时做好病程记录。

③以最大的爱心及同情心给老年人及其家属精神安慰。

④认真执行各项规章制度和操作规程，坚守工作岗位，准时参加晨间交班。

⑤参加安宁护理小组，制订、修订安宁护理计划。

⑥担任物理治疗医师任务，定期定时针对临终老年人的病情变化实施物理治疗方案，采用中西医治疗方案或传统中医适宜技术，如针灸、按摩、推拿和穴位注射等方法进行治疗，以缓解老年人的疼痛和不适症状。

⑦负责安宁护理有关教学与培训工作。

2. 作用与职责

(1) 安宁护理的作用：安宁护理专业医师的天职是提高临终老年人的生活质量，让临终老年人无痛苦、无遗憾。这与我们传统的医生天职"救死扶伤，治病救人"是一大挑战。医学科学发展到今天，一些以往被认为是不可治愈的疾病现在已有一些能治愈或好转。但是即使医学科学再发展，对不可逆的临终老年人仍是我们无法解决的，安宁护理专业医师在安宁护理中的作用，决定了其与"救死扶伤，治病救人"的职责是一个不同的概念。

(2) 安宁护理专业医师职责

1) 安宁护理服务运转中的各个环节，各个部分都应是为了实现安宁护理目标。首先建立合理的、科学的安宁护理专业医师岗位职责，根据其职能作用、职能地位和日常工作务实内容、标准和要求，分解成医师的具体工作任务，并对任务提出明确的时间、数量、质量或责任要求，使安宁护理专业医师必须明确自己的责任和义务。

2) 安宁护理医师职责的概念是从行为科学引伸出来的,其含义是:"在安宁护理组织中,被委以安宁护理专业医师职位,并给其确立的被期望的行为。"目前在我国,安宁护理刚起步,尚未制订全国统一的安宁护理不同人员的岗位职责。在实际工作中,各地区依据开展临终关怀工作和范围不同,规定具体的岗位职责,包括安宁护理医师岗位职责。这些职责是医师开展安宁护理工作的具体依据。

3. 安宁护理医师面临的挑战

(1) 对安宁护理专科医师来说,最大和最终的挑战是自己。在充满痛苦的工作环境中,医师必须有强烈的事业心和对工作满腔热情的责任感,同时必须克服苍白的无力感,抱有高度的同情心,为自己所做的工作而自豪,肯定所做的工作是具有献身精神并且有意义的,是为丰富医学事业做贡献的。

(2) 安宁护理老年人对医师的挑战,就是要求医师不仅着眼于临终老年人的疾病身体生理问题,更要求重视老年人与家属的心理、生理、社会、文化、宗教和精神等方面的全面照顾。

(3) 对临终者予以适当的姑息、支持疗法,主动地予以镇痛,积极地控制症状,而并非是消极被动的处置。医师对疾病现状的了解和预后透彻的分析,深入细致的处理,善于思考,勤于分析。

(4) 优质的临终关怀安宁护理基础在于对症状最理想的处理。

4. 姑息治疗　控制症状的一般原则:

(1) 要有明确的医疗负责人以确保控制症状获得良好的效果。

(2) 治疗前需进行评估,引起各种症状的因素有:癌症本身及其治疗,不活动及长期卧床,并发第二种疾病。

(3) 治疗要因人而异,以可能的病理机制作为治疗的基础。

(4) 将医生对每一症状起因的解释作为最初的治疗。

(5) 应经常与老年人及其家属讨论和参与决定治疗方案。

(6) 将治疗方案告诉家属。

(7) 症状处理不仅仅靠药物。

(8) 在治疗某些顽固性症状时应在预防基础上常规给药。

(9) 治疗越简单越好。

(10) 在遇到难以处理的情况时,医护人员应及时研究。

(11) 老年人和医护人员都不应丧失信心。医护人员要细心指导家属实属重要,每隔一段时间,就应对药物疗效进行重新评估。

5. 支持疗法

(1) 定义:以尊重临终老年人为原则,实施安宁护理全方位照顾,并以团队组合形式提供社会、心理、营养等方面的支持。支持治疗是安宁护理重要内容,也是提高临终老年人生存质量的有效方法。

(2) 安宁护理中的支持疗法:有安宁护理团队人员各自履行职责,提供对患者的支持。

1) 安宁医师:提供给患者良好的身体检查、症状评估与镇痛等诊疗支持,通过支持治疗达到适合临终老年人控制症状、减轻痛苦、提升临终生活质量的目的。

2）安宁护理人员：实施支持疗法的关键人物。在密切照顾临终老年人中，安宁护理人员最了解和熟悉老年人症状并提供适当的护理支持服务。

（3）类型：社会支持；心理支持；营养支持。

1）社会支持：利用家庭、亲属、同事、朋友等比较亲密关系和社会支持网络（社会工作者及志愿者），给予临终老年人精神方面的支持，借以减轻或缓解临终者情绪紧张或精神上的压力；同时提供物质方面的帮助可缓解老年人某些生活矛盾和顾虑。

2）心理支持：心理支持是指在安宁护理过程中，通过提供者的态度、表情、姿势、言语和行为等改变临终老年人心理状态与行为，使之有利于健康死亡观形成与提升临终阶段生存质量。在老年人临终的过程，家属始终被忧伤、焦虑所困扰，他们不仅消耗了大量的精力和体力，同时又承受心理上不小的刺激与打击。因此，针对家属的心理反应给予关怀和支持越来越受到重视，积极做好家属心理支持已成为安宁护理工作中重要组成部分。

3）营养支持：临终老年人常有消化功能障碍，故特别需要营养支持。原则是提供高蛋白、高热量、丰富维生素又易消化的食物。安宁医师和护士需要经常鼓励老年人进食并嘱其少食多餐，允许老年人随意吃饭以达到食欲的满足。对于食欲极差或厌食的老年人，安宁护士应在营养师的指导下制订饮食计划并认真执行。

第五节 护士在临终关怀中的职责

一、护理评估

临终护理程序中实际运作过程评估贯穿于临终护理程序的始终，要求护士收集临终老年人的基本资料、入院的初步评估：

①对疼痛的反应（强烈）；②症状的主要表现；③老年人情绪的稳定性；④老年人发怒的情况；⑤老年人抑郁的情况；⑥老年人语言交流情况；⑦老年人乏力的情况；⑧对疼痛要求的情况；⑨对自己病情的知晓程度；⑩对死亡话题的谈论；⑪对死亡的恐惧；⑫对疾病怨恨的情况；⑬疾病折磨后早死的欲望；⑭老年人对临终抢救的态度；⑮老年人希望自己的临终地点；⑯老年人对死亡的认识；⑰对医疗的态度；⑱求生的欲望；⑲对安宁乏力的态度；⑳对自己钱财的关心程度；㉑对子女家属的关心程度；㉒希望子女陪伴身边的程度；㉓对亲朋好友的探望迫切性；㉔要求单位领导探望的迫切感。

二、护理诊断

医生确定老年人的临终期，做出诊断是临终关怀护理程序的第二步。护士要根据评估确定护理诊断，也是反应临终老年人的生理及心理状况重要的一步。

1. 临终护理诊断名称要符合定义特征。
2. 评估诊断依据应充足。
3. 评估相关因素应准确。确定相关因素时，应对其是否与医疗诊断及临终老年人的生理、心理或社会改变相符合进行再评估。

三、护理计划

对每位临终老年人护士均应制订个性化计划,制订计划的原则是首先为其解决最重要的问题,其次是次要问题,预期目标和结果是通过临终关怀护理服务后所达到的目的和目标状况,护士应根据老年人情况的改变而对护理计划加以修订。

1. 热情接待病员及其家属,做好新老年人的入院介绍工作。安排病员熟悉周围环境,消除其应陌生而感到恐惧的心理,让病员有"宾至如归"的感觉。
2. 向老年人介绍入院须知,主要介绍床位医生、护士、护理员,同时向病员及其家属介绍护理内容,取得信任、理解和支持。
3. 经常巡视病房,与病员及其家属进行沟通,了解病员现今内心活动及其生理上出现的疾患,及时为病员排忧解难,以减轻其身心两方面的痛苦。
4. 协助床位医生做好各项治疗、护理及检查。
5. 根据老年人的病情为其提供个性化的生活护理内容,要指导护理员进行特殊的生活护理服务。

四、护理实施

这是临终护理程序的第四步,是制订临终关怀计划后按照计划执行的过程。在此过程中,只有不断评估实施情况及效果,才能使护理计划得到落实。在实施护理计划时护士必须不断评价临终护理执行的质量及其对老年人与家属的实际效果。为了及时反映老年人的动态变化和护理作用,护士必须做好记录。

具体实施如表 11-1:

表 11-1 临终关怀护理实施

护理诊断	临终关怀护理具体服务方式
活动无耐力(全身性虚弱)	1. 根据病员需要把常用的生活用品放在老年人容易拿到的位置。 2. 鼓励病员在能耐承受的情况范围内,坚持身体活动。 3. 按需要提供便器,减少能量消耗。 4. 鼓励及指导病员在床上进行主动或被动的肢体活动,一天三次,以保持肌肉张力和关节的活动范围。
恐惧(死亡的威胁)	1. 鼓励老年人表达自己的感受,对老年人的恐惧表示理解。 2. 经常给予可以帮助老年人减轻恐惧状态的言语性和非言语性安慰。如握住老年人的手、抚摸老年人等。 3. 老年人刚入院时,详细介绍环境、主管医生和责任护士,尽快消除老年人的陌生感,减轻老年人对住院的恐惧。 4. 说话速度要慢,语调要平静。尽量解答老年人提出的问题。 5. 尽量安排每天在固定时间内做同样的事情。 6. 在老年人感到恐惧时或治疗过程中,留在老年人身边以增加安全感。 7. 通过连续性的护理建立良好的护患关系。

续表

护理诊断	临终关怀护理具体服务方式
绝望（疾病晚期）	1. 对老年人表示同情和理解，采用态度温和，尊重老年人的生活方式，为老年人提供护理。 2. 为老年人解决饮食、睡眠、活动上的具体困难。 3. 帮助老年人制订切实可行的目标。 4. 鼓励老年人回想过去的事情，强调他过去的成就，证明他的能力和价值。 5. 鼓励老年人认识自己的能力、潜力。
焦虑（健康状况改变）	1. 与老年人进行交谈，了解老年人内心活动，对症下药。 2. 向老年人介绍周围环境，消除老年人的陌生和紧张感。 3. 使老年人感到安全，从而可以放心，并叮嘱病员家属多陪伴老年人，让老年人感受到家庭温暖。 4. 尽量为病员创造一个舒适安静的环境，使老年人能够得到充分的休息。
预感的悲哀（死亡恐惧）	1. 确认悲哀的不同阶段，采取合适的护理措施帮助老年人/家属度过这一特殊时期。 2. 提供合适的环境使老年人表达悲哀。 3. 帮助老年人及家属共同分担恐惧和顾虑，一起制订今后的计划。 4. 如在濒死期，老年人的愿望确实无法实现，帮助家属认识到这并不是对老年人缺少关心和爱心。
低效性呼吸形态（气管阻塞）	1. 摆好老年人体位，有利于呼吸。 2. 保持供氧通畅。 3. 教导老年人如何深呼吸。 4. 鼓励及指导老年人有效的咳嗽，清除痰液，以保持呼吸道通畅。 5. 同医生联系，给予促进呼吸的药物。 6. 必要时吸痰。
疼痛（疾病本身）	1. 分散老年人的注意力，同老年人进行交谈，以减轻痛苦。 2. 提供一个安静的环境，以保证老年人得到充足的休息。 3. 指导老年人采用放松技术，如缓慢的深呼吸，全身肌肉放松、听音乐等。 4. 遵医嘱给予止痛剂。
有皮肤完整性受损的危险（不能活动）	1. 给老年人制订翻身时间表，2小时翻身一次。 2. 受压部位在翻身1小时后仍发红，必须增加翻身次数。 3. 翻身时避免拖、拉、拽等动作，防止皮肤擦伤。 4. 保持床铺平整、清洁、干燥、无皱褶、无渣屑。 5. 骨隆突处可垫气圈或海绵垫。 6. 促进局部血液循环，白天温水擦浴一次，受压部位热毛巾局部按摩，或者用50%乙醇或红花酒按摩受压部位。按摩时用手掌紧贴皮肤，顺着一个方向，力量由轻到重，再由重到轻进行按摩。

续表

护理诊断	临终关怀护理具体服务方式
有皮肤完整性受损的危险（不能活动）	7. 放便盆时避免推、拉动作，以免擦伤皮肤。 8. 每次更换体位时都应注意观察并按摩容易发生压疮部位。 9. 皮肤发红时，增加翻身次数。 10. 鼓励摄入充足的营养物质和水分。
自理缺陷（体力不支）	1. 帮助老年人接受必要的辅助。 2. 鼓励老年人独立完成自理，但当老年人不能完成时则给予辅助。 3. 卧床期间协助老年人洗漱、进食、大小便、个人卫生等生活护理。
身体移动障碍（活动无耐力）	1. 鼓励老年人使用健侧手臂进行主动或被动活动，以促进功能恢复。 2. 卧床期间协助老年人洗漱、进食、大小便及个人卫生等。 3. 将经常使用的东西放在老年人健侧手容易拿到的地方。 4. 在活动中给予正面鼓励。 5. 加强保护措施，加床档并降低床的高度，防止受伤。
口腔黏膜改变（用口呼吸）	1. 饭后进行口腔清洁工作。 2. 停止用牙刷，以免进一步损伤口腔黏膜，可以使用消毒棉球和漱口液。 3. 鼓励高蛋白和高维生素饮食，促进组织愈合。 4. 进食微温或凉的食物和饮料。 5. 少量多餐。 6. 鼓励老年人进软食，避免黏膜受损。 7. 鼓励使用吸管，有利于吞咽。 8. 让老年人在营养师的指导下维持良好的饮食平衡。
便秘（活动量少，饮食中缺少粗纤维）	1. 指导老年人多进食蔬菜、水果等粗纤维饮食。 2. 鼓励每天至少摄入 1500ml 液体，如果没有禁忌每日饮水 2000~3000ml。 3. 早餐前半小时喝一杯热水，有助于排便。 4. 每日顺肠蠕动方向按摩腹部数次，增加肠蠕动，促进排便。 5. 遵医嘱给予缓泻剂。
栓塞（长期卧床，血循环不畅）	1. 卧床期间做腿部主动或被动运动。 2. 经常更换体位，至少每小时一次。 3. 在脚跟和手肘部使用棉垫。 4. 鼓励老年人白天经常活动四肢及伸展手指和脚趾，或活动全部的关节。 5. 密切观察老年人肢体感觉和运动情况。

续表

护理诊断	临终关怀护理具体服务方式
尿潴留（疾病引起尿道压力增高）	1. 鼓励老年人多饮水。 2. 每天提供酸果汁，保持尿液呈酸性。 3. 鼓励老年人至少 4 小时排尿一次。 4. 让老年人听流水声，或把手放在温水里，或用温水冲会阴部。 5. 按摩膀胱部位。按摩可以增加膀胱内压力，同时可以使尿道括约肌放松。 6. 遵医嘱应用药物。 7. 遵医嘱给予导尿。
清理呼吸道无效（气管分泌物过多）	1. 保持室内空气新鲜，每日通风 2 次，每次 15~30 分钟并注意保暖。 2. 保持室内温度在 18~22℃，湿度 50%~70%。 3. 经常检查并协助老年人摆好舒适的体位，如半卧位。应注意避免老年人身体滑向床尾。 4. 有痰鸣音，帮助老年人咳嗽。 5. 指导老年人尽量坐直，缓慢地深呼吸。 6. 遵医嘱给予吸痰。
营养失调（低于机体需要量）	1. 向老年人及其家属了解老年人的饮食好恶，与营养室、老年人及其家属共同制订老年人的食谱。给予高蛋白、高热量、高维生素、清淡易消化的饮食。 2. 创造一个相对舒适的进餐环境，以促进老年人的食欲。 3. 房间保持安静，避免分散注意力。 4. 家属从家中给老年人带一些喜爱吃的食物或是由营养室提供。 5. 必要时在饭菜里放一些喜爱吃的食物。 6. 同老年人多交谈，使病员了解进食对疾病的益处，让老年人在思想上得到认同，进一步在行动上配合，以保持和恢复身体的健康。 7. 选择容易吞咽的流质、半流质或软食，避免干硬、粗糙等刺激性食物。 8. 进餐时使老年人半坐或坐卧位，以利于吞咽、预防误吸。 9. 给老年人提供充足的进餐时间；喂饭速度要慢，先喂少许汤，然后再进干食及菜，每次喂食量小，让老年人充分咀嚼吞咽后再继续喂。 10. 必要时遵医嘱鼻饲。 11. 协助老年人做口腔护理，使之进食后保持口腔清洁卫生。 12. 必要时与医生商量使用能够增加食欲的药物，以刺激食欲。

五、护理评价

是通过评估将评估资料与预期目标进行比较后,对临终的一种判断。因此,评价必须建立在评估的基础上。临终关怀护理顺序是提高临终老年人生活质量的一个完整过程,在此过程中评估伴随着护理程序的每个步骤。只有掌握了评估技巧,不断地对临终护理程序的每个步骤作出及时、准确地评估,才能保证护理程序的连续性、正确性,才能使临终老年人的护理服务质量得到保障,因此,完成整个护理程序前四部分后,最后要进行个案总结,评价效果。

六、护理检查

科室要成立临终关怀领导小组和质控小组,每月进行一次临终关怀护理质量检查,检查内容按照护理程序的五部分进行,对每位临终老年人制订个性化的护理计划,院部每月对各科进行抽查。

第六节 护理员在临终关怀中的职责

为了使护理员了解爱心护理院临终关怀老年人各阶段的心理、生理反应,学会及时观察临终老年人的心理反应,掌握对临终老年人心理及身体方面的护理工作,有如下工作内容。

一、护理员在临终关怀职责中的素质要求

1. 具有高度的责任心、爱心、耐心及奉献精神。进入临终关怀的老年人,完全依赖护理员的照顾,其生理、心理变化复杂,增加了护理的难度。因此,要求护理员要以高度的责任感关注老年人,不论其地位高低,都应一视同仁,以充分的爱心、耐心对待老年人,全身心的投入到护理的过程中。

2. 具有专业的知识,在护士的指导下学会基础的操作技术,为临终老年人提供优质的照料。

3. 具有准确的观察力和正确的判断力,护理员是接触老年人最多的人,老年人细微的变化大都是护理员最先发现的,因此要求护理员具备敏锐的观察力和准确的判断力,能够及时地发现老年人的变化,及时地告诉医生、护士。

4. 具有良好的沟通交流能力,不仅仅是与临终的老年人沟通交流,与老年人的家属也要做好沟通交流。

二、护理员对临终老年人身体方面的护理

1. 用热毛巾擦洗 因临终老年人的体力难以承受洗浴,洗浴护理也很困难,所以要以热毛巾擦洗为主。擦洗时可以不擦全身、只擦局部,但是有些部位如会阴部及后背很容易脏,还容易引起感染,所以要尽量每天擦洗。

2. 保持口腔清洁 手指缠上纱布,擦除口腔内黏液。嘴唇发干时,可以用纱布或

棉签蘸水湿润或涂液状石蜡滋润。

3. 减轻疼痛　晚期癌症的老年人身体疼痛时，可以向医生请教镇痛药的服药方法，在医生、护士的指导下给老年人服用。

4. 缓解呼吸困难　临终的老年人痰液较多，咳嗽无力，所以呼吸困难的情况时有发生。护理员要正确掌握排痰的方法，并给老年人安置适宜的体位。

5. 手足的保暖　临终的老年人因血液循环不好，手脚会发凉，可采用加盖被子或手足按摩等方法。

6. 增加营养　临终老年人食欲下降，不能吃固体食物，这就要求护理员把营养室送来的营养丰富的流质饮食耐心地喂下去。

7. 环境安排　根据爱心护理院的条件，尽可能地把临终老年人安置在单独房间，保证安静，有利于老年人安稳休息。同时，保持病室空气新鲜，床单位干净整洁，尽量给临终老年人创造一个温馨的家的感觉。

三、护理员对临终老年人的心理反应及护理

临终老年人的心理变化各个过程无明显界限，表现也各不相同，但各过程都包含了"求生"的愿望。根据研究发现，临终老年人的心理分为以下五期，护理员应根据不同的心理特征进行针对性的护理。

1. 否认期　老年人不承认病情恶化的事实，认为搞错了，此期老年人往往十分敏感，有时夸夸其谈。护理员要充分理解和体谅，不要去反驳老年人或争辩，更不要大声训斥，对一些心照不宣内心痛苦的老年人，尽量以同情的态度给予安慰。

2. 愤怒期　老年人知道自己的病情预后不佳，但不能理解，就像只有自己一个人被匆忙地毫无准备地宣告了死亡一样，无法接受即将死去这一现实。因此，常迁怒于别人，训斥周围人员。因此，护理员应采取理解与宽容的态度，千万不能因老年人的愤怒而影响自己的情绪和行为，更不能与老年人争执，应用老年人能接受的语气、好言相劝、微笑相待。

3. 协议期　老年人经过一段时间的心理适应，由愤怒转为平静，因此护理上细心照料，尽量解除生理上痛苦和心理上的负担。

4. 抑郁期　老年人知道自己生命垂危，情绪极为伤感，此期，不但要忍受生理上的痛苦，而心理上又要忍受即将与亲人永别的痛苦，老年人十分想念自己的亲人和朋友。护理上尽量满足老年人的要求，安排亲朋好友见面、相聚，重温昔日的亲情。并尽量让家属陪伴身旁。

5. 接受期　老年人已进入生命的最后阶段，面对死亡，表现平静，但十分虚弱。此期间在护理上不必强求护理员与老年人的互动行为，并继续陪伴老年人；经常与其交谈，对老年人是一种极大的鼓励和安慰。最后阶段老年人已极度衰弱，呼吸、心搏已停止，但听觉仍然存在，应注意保持周围安静，用缓和平静的语调送别，让其安心离开人间。

临终老年人的心理反应过程也是因人而异的，五个阶段发生的顺序和时间并没有一定的规律，有时会同时发生，有时会重复发生，或停留在某个阶段。

四、护理员对临终老年人家属的反应及护理

临终老年人家属的反应主要表现为失落和悲哀。在他们得知自己的亲人即将离世时,也可能出现和老年人相类似的心理反应过程,护理员要注意的是:

1. 要关注家属的需要,鼓励家属与老年人在一起,为老年人和家属创造有利交流和保护隐私的环境。

2. 对家属过分的要求和挑剔,应表示谅解、宽容,理解家属是处于焦虑情况下产生的。

3. 护理员应注意倾听家属的感觉,向家属介绍老年人的情况以及给予实施的护理措施,使家属看到老年人虽然处于临终状态仍能得到良好的照料。

4. 护理员真诚、关心的态度和良好的护理行为有利于家属尽早结束自己的失落和悲哀的过程,使其内心感到平静。

五、护理员对死亡老年人的护理

老年人死亡后,护理员应以严肃认真的态度进行尸体料理。良好的尸体料理是对死者的尊敬,也是对家属的安慰。

思 考 题

1. 对临终关怀您是怎样理解的?
2. 在中国,目前要做好临终关怀的工作还有哪些困难?
3. 在爱心护理院临终关怀工作中,护理员应怎样开展临终关怀的工作?
4. 在爱心护理院临终关怀工作中,要达到什么样的标准才能把临终关怀的工作做好?
5. 在爱心护理院临终关怀工作中,老年人饮食是怎样安排的?

参考文献

[1] 施永兴. 老年护理医院实用手册. 上海:上海科学普及出版社,2001.

第十二章 老年人意外伤害的防范

本章重点概述

意外伤害事件属于入住老年人的安全问题,安全问题对于爱心护理院和入住老年人都十分重要。随着老龄化的日益加重,入住爱心护理院的老年人也在迅速增加,伴随而来的是老年人意外伤害事件以及由此引发的纠纷也在不断攀升,这在一定程度上影响了爱心护理院的健康发展。

第一节 意外伤害的风险评估与防范措施

在爱心护理院的日常工作中,跌伤、走失、坠床、烫伤、窒息等意外伤害事件时有发生,其中尤以跌伤最为常见。这些意外伤害的发生不仅给爱心护理院带来负面影响和社会压力,而且给老年人带来了心理和生理上的痛苦,给家庭造成困扰。因此,做好意外伤害的预防工作,把意外伤害的发生率降到最低,成为爱心护理院的一项重点工作刻不容缓。这项工作不是一天、一个月、一年就结束的,而是随着爱心护理院的发展长期持续进行下去的,每一位工作人员包括医生、护士、护理员在这项工作中都负有不可推卸的责任。

一、风险评估及预防措施

(一)烫伤危险因素的评估

1. 年龄>65岁。
2. 感觉障碍:皮肤感觉迟钝,痛、温觉减弱。
3. 意识障碍:对事物的感觉迟钝、模糊、分辨不清。
4. 冬季用取暖设备,如热水袋、取暖器等。
5. 顺从性差(不听从医护劝告、不寻求他人帮助)。
6. 曾有烫伤史。
7. 视觉障碍,动作迟缓。
8. 味觉迟钝,记忆力下降。

预防烫伤的措施

1. 宣传烫伤的预防知识,告知老年人及家属发生烫伤的危险因素和后果。
2. 指导老年人及家属正确使用热水袋和取暖设备,并注意观察皮肤情况。
3. 对意识障碍或肢体麻痹的老年人,禁用热水袋、电暖壶之类的保暖设备。
4. 热水瓶放置在老年人不易触摸到的地方。
5. 病房内尽量不使用蚊香,必须使用时需用蚊香专用器具且放在安全的地方。
6. 食用热汤时温度要适宜,必要时向老年人说明,引起注意。

7. 老年人应避免使用电器，如必须使用要反复告知使用注意事项，并定期检查电器是否完好。

8. 老年人洗澡时先放凉水，后放热水，水温不宜过高，时间不宜过长。

（二）窒息危险因素的评估

1. 年龄>65岁，体内器官老化，吞咽功能生理性减退。
2. 喜进食黏性或较大固体食物，如汤圆、粽子、馒头等。
3. 进食太快，吃东西时说话或笑闹。
4. 使用药物（镇静安眠药、抗焦虑药）。
5. 痴呆老年人，吞咽功能丧失。
6. 偏瘫失语，活动受限老年人（咀嚼乏力、吞咽困难、咳嗽反射减弱）。
7. 感觉功能异常。
8. 曾有哽噎窒息史。

预防窒息的措施

1. 预防昏迷老年人呕吐，若口腔内有呕吐物及分泌物，应及时用毛巾或纱布擦净，且尽量取侧卧位。
2. 告知老年人家属发生窒息的危险性及后果。
3. 做好宣传教育工作，告知老年人家属给老年人喂饭时宜少量多次。
4. 选择适合老年人的饮食种类，一般以软质、易咀嚼的食物为宜，为吞咽困难的老年人烹制食物时要切细、煮软，调成糊状。
5. 带有义齿的老年人不要食用圆形、带黏性的食物。
6. 采取正确的进食姿势，头不要后仰。
7. 告知老年人家属会影响吞咽功能的药物。
8. 根据病情，必要时使用胃管喂食。

（三）跌伤危险因素的评估

1. 意识障碍（记忆力丧失、无方向感、意识混乱）。
2. 感官视觉、听觉退化。
3. 语言障碍。
4. 过去一年曾跌倒。
5. 使用药物（镇静安眠药、降压药、降血糖药、利尿剂、轻泻药）。
6. 主诉眩晕或有虚弱感。
7. 行动不便，需协助如厕。
8. 活动障碍（须使用助行器、步态不稳、平衡感差）。
9. 顺从性差（不听从医护劝告、不寻求他人帮助）。

预防跌倒的措施

1. 教导使用床边呼叫铃并放置适当位置。
2. 环境评估（需要时使用床护栏或约束带，安排易观察床位，维持地面干燥，适当照明）。
3. 告诉老年人/家属发生跌倒的危险性和后果。

4. 贴预防跌倒标示于床头，以提高警惕。

5. 告知老年人/家属预防跌倒，加强宣传教育。

6. 告知老年人/家属会导致跌倒危险的药物。

7. 遇语言障碍者，请家属做翻译以帮助沟通。

8. 指导老年人避免快速转换体位时的注意点。

9. 告知老年人/家属目前的行为能力或医嘱所限制的活动。

10. 做特殊检查或外出必须有人搀扶。

（四）走失危险因素的评估

1. 意识障碍（痴呆、记忆力丧失、无方向感、意识混乱）。

2. 喜欢乱走乱逛。

3. 定向性差，有偏执行为。

4. 顺从性差（不听从医护劝告、不寻求他人帮助）。

5. 曾有走失史。

6. 有习惯性去向或固定地点，如亲属或子女家。

7. 认知程度差。

8. 语言障碍，不能正确对答。

9. 对入住的环境不适应。

10. 幻觉、妄想。

预防走失的措施

1. 告诉老年人及家属走失的危险性和后果。

2. 及时发现老年人的心理变化，经常征求老年人的意见，了解老年人的需求，满足老年人的合理要求。

3. 详细了解老年人的情况，对重点老年人要重点观察。

4. 做好安全管理工作，经常巡视病房将有走失可能性的老年人置于视野之内。

5. 改善服务，加强对老年人的心理、精神的支持，避免使用刺激性的语言。

6. 给老年人穿病员服，并随身携带联系卡片。

7. 让门卫熟知易走失老年人的容貌，必要时将照片放在门卫处。

8. 必要时进行适当的约束或镇静治疗。

9. 告知老年人/家属目前的行为能力或医嘱所限制的活动。

10. 严格交接班，作好记录，做到心中有数。

（五）留置管道脱落

留置管道是实施医疗措施所必需的医疗手段，在老年病的治疗和护理中应用更为广泛。主要有：留置尿管、留置胃管、吸氧管、深静脉置管、气管切开套管等。对于生活不能自理、痴呆、意识障碍等老年人，留置管道的维护显得尤为重要，为此特制定预防体内留置管道脱落的措施。

1. 对谵妄、躁动、行为异常等意识不清的老年人，采取必要的保护措施，如使用床档或四肢约束，特别是手的约束，使用约束具时必须遵循以下原则：

（1）使用约束前要向老年人家属解释清楚，取得家属的同意。

（2）保护性的制动措施，只能短时间使用，使用时注意老年人的卧位要舒适，并经常更换体位。

（3）使用约束带时要放衬垫，且松紧适宜，并定时放松，定时观察局部皮肤血液循环状况，对局部进行按摩，以促进血液循环。

（4）约束时应注意保持老年人的肢体处于功能位置。

2. 将留置管道的在位及通畅情况列入医疗护理交班的重点内容，班班交清，凡因交接不清所出现的问题由接班者负责。

3. 严格执行护理分级管理的相关制度，按时巡视病房，并将所观察到的管道的情况如实及时地填写在护理巡视单上。

4. 加强责任护士、床位护理员的工作责任心，详细了解老年人的病情特点，重点老年人重点巡视，做到心中有数。

二、意外伤害防范中各级人员职责

（一）院职能科室

职能科室主要是指导和监督临床科室医疗护理工作，主要由医务科、护理部全权监控，监督意外伤害的汇报制度，要求科室在第一时间上报院部，院部要及时调查事情发生的真实过程，每月检查一次临床科室是否制订了针对性的意外伤害防范措施及落实情况。

（二）科室领导

科主任、护士长的职责主要是领导、检查和监督，必须全面掌握病区所有可能发生意外伤害的老年人名单，带领全体医、护、工人员制订并落实防范措施，同时要求床位医生、护士、护理员针对不同的老年人制订出切实可行、有效的个性化防范措施，并检查监督措施的落实情况，做到事事、时时有登记。对已经发生的意外伤害，必须及时向院部汇报，向家属告知，认真处理，调查清楚事件的全过程，责任到人，并拿出具体的处理意见上报院部。

（三）医生

医生在病区所有工作中占主导地位，是病区的主动轴，医生必须清醒的意识到自己的作用和地位。在预防意外伤害中，作为医护工责任小组的组长，首先应对所有在院及新入院老年人进行风险评估，将评估结果告知家属，并拿出针对每一个容易发生意外伤害的老年人的具体防范措施，包括白天和夜间，如定时在护士陪同下活动、保护性约束等，同时对护士、护理员提出工作要求，指导各项防范措施的落实。组长的责任是重大的，自医护工责任小组成立之日起，若再发生老年人意外伤害事件，而组长尚未对该老年人制订详细有效的预防措施者，组长须承担直接责任。

（四）护士

护士的工作主要是在医生的指导下，协助和配合医生对在院老年人进行全方面的医疗护理工作以及与家属的沟通，同时指导和监督护理员开展生活照料，使医疗护理和生活照料等各项工作真正做到无缝对接。在进行意外伤害的预防工作中，护士既要协助组长制订个体化的防范措施，又要身体力行措施的落实，还要督促护理员在生活照料中的具体行动，护士作为医护工责任小组的副组长，每一位易跌伤老年人的防范措施要认真的组织护理员学习、执行，对于需要防范的老年人在护理工作中要班班交接，熟知本组中保护性约束的老年人，对于已发生意外伤害的老年人，副组长应为首要知情者，应详细掌握发生的全过程，承担执行不力的责任。

（五）护理员

护理员主要是在护士的指导下，承担生活照料工作的全部内容，发现老年人异常情况应第一时间汇报给组长、副组长，执行副组长指导的防范措施，若有不明白或无法做到的应及时反映出来以便更改，对于自己所管床位的老年人，要掌握他们的自理程度及活动能力，如好走动的老年人应在自己的视线内、坐轮椅烦燥的老年人应该给予保护性约束等。护理员在意外伤害的防范工作中主要体现是执行力和责任心，若制订意外伤害防范措施已经过学习、指导而因护理员未执行或因责任心不强而导致的意外伤害，护理员将承担主要的看护责任。

第二节 意外伤害的应急预案

一、住院老年人走失预案

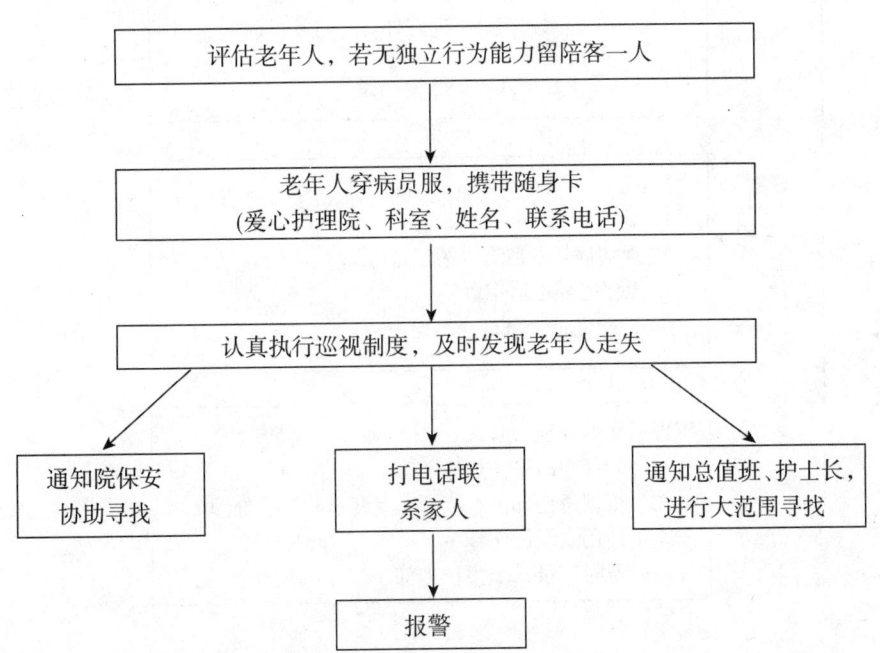

二、住院老年人烫伤预案

```
┌─────────────────────────────────────┐
│ 风险评估:                           │
│  1. 昏迷、瘫痪、衰竭、麻醉未醒及感觉迟钝者存在风险 │
│  2. 病情需要热疗者                  │
│  3. 年老体弱(年龄>65岁)             │
└─────────────────────────────────────┘
                │
                ▼
┌─────────────────────────┐
│ 严格按操作规程进行热疗  │
└─────────────────────────┘
                │
                ▼
┌─────────────────────────────────────┐
│ 预防措施:                           │
│  1. 使用前告知热疗的目的、方法,讲解注意事项,不自行使用热疗 │
│  2. 灌注热水袋时先加冷水后加热水,一般水温60℃左右(老年人、昏迷、瘫痪、麻醉未醒、感觉迟钝者水温<50℃) │
│  3. 热水袋加套外裹毛巾,与皮肤距离>5厘米(或放在两层被子之间) │
│  4. 正确掌握微波、远红外灯等热疗的时间、温度、距离 │
│  5. 特殊老年人由护士专门指导        │
└─────────────────────────────────────┘

┌─────────────────────────────────────┐
│ 观察:                               │
│  1. 定时巡视                        │
│  2. 观察局部皮肤有无发红、水泡,询问老年人有无疼痛等不适主诉 │
│  3. 护理记录,进行交接班             │
└─────────────────────────────────────┘

┌─────────────────────────────────────┐
│ 出现烫伤的处理:                     │
│  1. 局部立即停止热疗                │
│  2. 根据烫伤部位、范围、程度及时正确处理(如使用湿润烫伤膏) │
│  3. 及时记录,上报护理部             │
└─────────────────────────────────────┘
```

备注:
1. 热水瓶位置固定,避免碰撞。
2. 告知老年人避免使用塑料盆打热水。

三、住院老年人跌倒预案

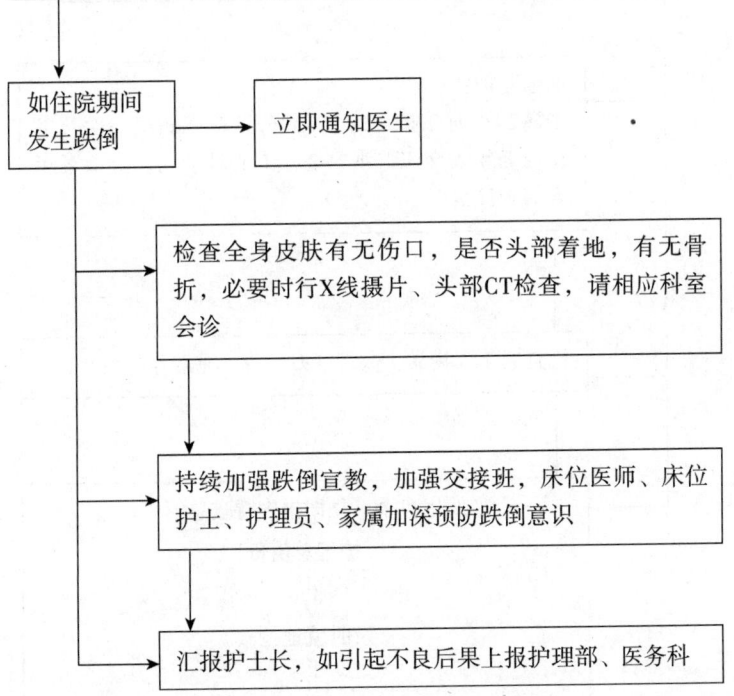

四、住院老年人自杀预案

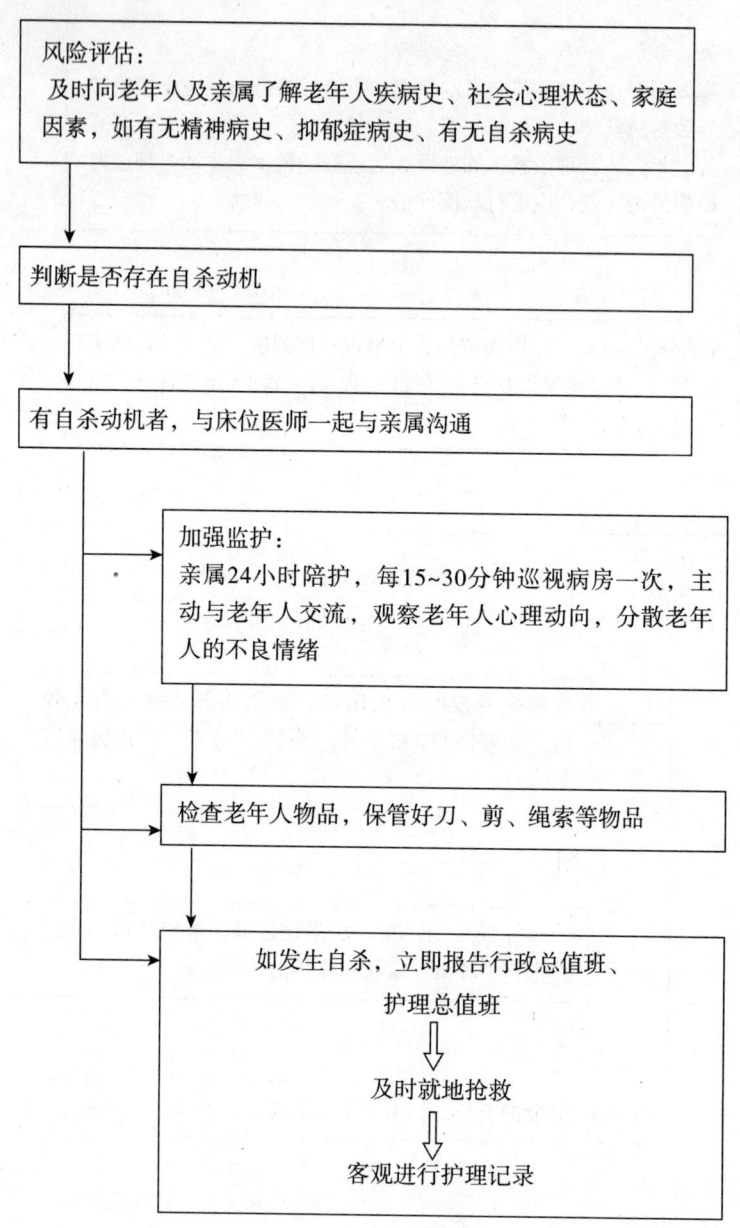

五、住院老年人发生精神症状应急预案

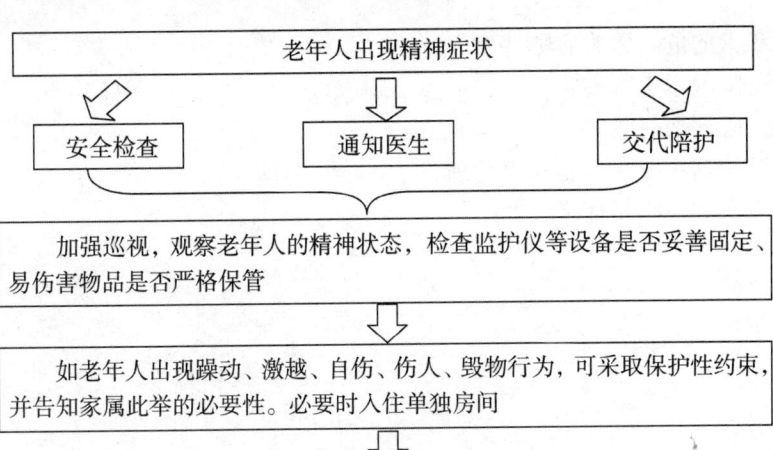

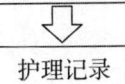

备注：1. 做好安全检查，刀、剪、绳索、筷子等伤害物品严格保管，不能让老年人随意拿到。
2. 开立陪护医嘱，交代陪护注意事项，如严格保管伤害物品，要求家属24小时陪护。

六、住院老年人压疮预案

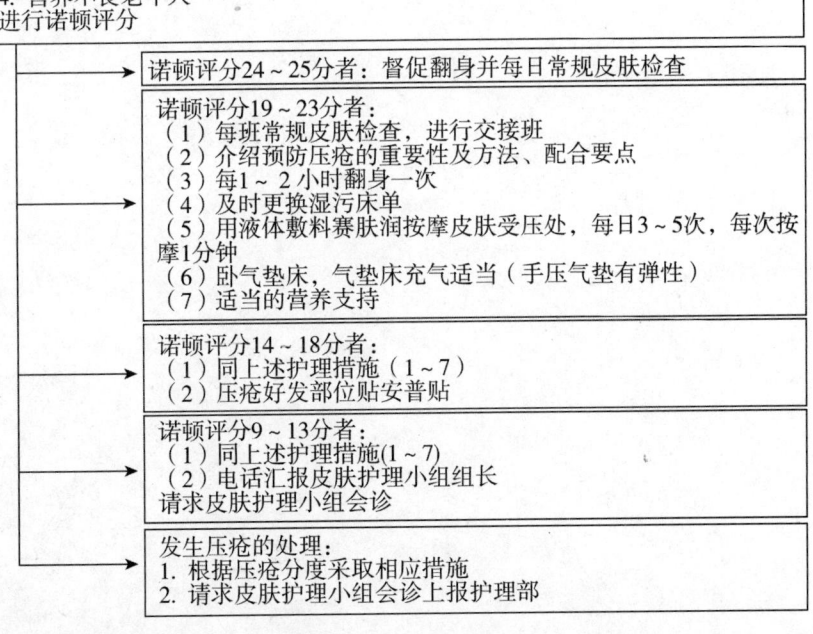

思 考 题

1. 走失老年人的危险因素有哪些?
2. 烫伤的危险因素有哪些?
3. 跌伤的风险评估是哪些?
4. 留置管道护理主要指的是哪些管道?
5. 使用约束具的原则是什么?

第十三章 老年社会工作

本章重点概述

社会工作作为一种专门的助人的活动和专业，是19世纪末至20世纪初在西方社会产生的。社会工作成为一个专业的系统的社会救助活动之前，最初的社会救助主要是以个人或团体的慈善捐助形式出现的，因而社会工作者的发展也经历了从志愿者向专业工作者转变的过程。随着社会的发展，经济、政治、自然、生理等各种因素相互作用，作为专业人员的社会工作者出现了。本章重点论述养老机构及爱心护理院中社会工作者的地位和作用。

最初从事贫穷救济和慈善事业的人员，其助人精神多来源于教会之教义，他们助人行为的主要动力和热情来自于他们个人的价值观和宗教信仰。志愿者们并没有任何报酬，也没有明确的社会约束。1900年，美国宾夕法尼亚大学教授西蒙·帕顿（Simon N. Patten）最先提出了"社会工作者"（social workers），包括了"友善访问员"（friend visitors）和"社区睦邻工作员"（settlement house residents），这时的"社会工作者"还不能被称为专业工作者，他们所从事的工作主要是社会救济物品的分发。在当时的社会，这种物质上的救济援助有一定的功效，并且能够适应社会的需要。

随着社会的发展，经济、政治、自然、生理等各种因素相互作用，社会问题日益增多并呈现出复杂性和多样性。这种个人的、无组织的社会救助工作愈来愈无法满足社会复杂化的需求。首先，社会成员的需要不再仅囿于生活上物质资料的短缺，而是更加倾向于寻找精神上的理解与帮助。随着社会需求的多样化和复杂化，仅凭个人的生活阅历和能利用的社会资源已无法有效地帮助社会成员解决问题。在此种情况下，社会工作开始趋于专业化。并且，社会工作已经不再仅局限于简单的物质层面，开始从宏观的角度及产生社会问题的根源上研究和解决问题。社会工作内容的拓展与深入使社会对社会工作者的要求也相应提高。从事社会救助的人员必须经过专门的技能训练，掌握相关的专业知识，才可能对遇到的问题进行正确的分析，运用自身具有的技巧，寻找到有效解决问题的方案并加以实施，从而达到社会工作助人的任务与目的。社会工作成为了一种职业，作为专业人员的社会工作者出现了。

一、养老机构老年社会工作

老年社会工作作为一项专业的助人工作，主要包括两个层次的内容：

（1）满足老年人基本日常生活的需求，主要包括收入维持保障、生活救助服务、日常生活照料服务、老年人家庭工作、老年人的社区服务工作、机构照护服务、照护者服务以及养老机构的工作。社会工作可以帮助老年人寻找资源、争取权益，改善老年人的家庭及社区环境，也可以通过个案、小组等工作为老年人做心理方面的辅导等。

(2）满足老年人自身发展及社会参与的需求，主要是协助老年人增强个人能力，鼓励其积极参与社会、社区及家庭生活和决策，协助其满足老年期新的发展需求，如继续教育、参与文化娱乐活动、志愿服务、贡献经验智慧、参与经济活动、金融投资等需求。

按照六个"老有"的内容，第一个层次对应的是满足老有所养及老有所医，第二个层次则对应着满足老有所教、老有所学、老有所为及老有所乐。

养老机构是一个相对封闭的空间，进入机构生活，对老年人来说不仅意味着生活环境的改变，在某种程度上也意味着生活方式的改变。因此，老年社会工作在机构层面，除了具备在社区层面的一般性功能外，还具备一些特殊功能。具体来说，老年社会工作在养老机构中的介入主要包含两方面的内容：

1. 针对老年人的直接服务

（1）帮助老年人熟悉机构环境，让老年人充分表达出自己的需求和在机构中不适应的地方。社会工作者需要协助老年人改变一些生活习惯，或是与机构工作人员沟通，在机构的某些布局上适当做一些可行的调整。

（2）协助老年人改善和家人、机构工作人员及社区的关系，避免老年人因为不能很快适应机构生活，将负面情绪发泄到家人或机构工作人员身上，从而导致老年人与家人和工作人员的关系恶化。

（3）使老年人拥有自己决定和选择的权利。老年人不希望他们的生活是被安排的，社会工作者通过与机构的工作人员沟通，帮助老年人争取自己做选择和决定的权利。

（4）增进入住老年人之间的沟通。社会工作者通过组织一些团体活动，使新入住的老年人与其他老年人增进了解，分享彼此在机构中的感受和经验。

（5）倡导和鼓励老年人形成自助团体。社会工作者通过唤起老年人争取自身权益的意识，鼓励他们形成自助团体，争取自己的权益。

2. 针对老年人家人的服务

（1）帮助家人排解内疚情绪。社会工作者帮助家人分析老年人需要接受机构照顾的原因，让家人明白在机构中老年人能够得到持续有保障的专业照顾服务，这对提高老年人的晚年生活质量是有益处的，以此来减轻家人因为没有照顾老年人而产生的内疚感。

（2）协助家人和老年人进行有效的沟通，帮助家人了解老年人在机构中的状况，并根据老年人的想法调整彼此之间的关系，消除误解。

无论是在社区层面，还是在机构层面，社会工作者或是充当直接服务者，通过个案、团体工作方法，为老年人提供辅导服务，增强老年人自身的能力；或是充当沟通者，将老年人与家人、社区或机构工作人员、志愿者、政策制订者等联系起来，为老年人构建有力的外部支持网络；或是充当倡导者，通过参与宣传、倡导活动，促成政策的制订和修订，为老年人营造良好的政策环境。通过专业服务，提高老年人的晚年生活质量，促进"积极老龄化"的实现，是老年社会工作的最终目标。

二、爱心护理院老年社会工作

以长期照护为主要目标的爱心护理院中，社会工作者角色应如何定位，如何利用社会工作专业的方法和技巧帮助老年人更好地度过晚年生活？社会工作者首先应是资源的整合者。社会工作者将爱心护理院中院长、院长助理、养老护理员、医生、护士、康复师、保洁员、炊事员等内部系统资源以及老年人原单位、社区等外部系统资源和家属、亲朋、同事等非系统资源进行很好的整合，并通过整合让老年人随时都能得到来自系统资源和非系统资源的照护。

社会工作者在与老年人沟通过程中了解老年人的生理需求和身体变化情况，及时告知护士和医生，以保持老年人的生理健康；了解老年人的饮食需求，与炊事员沟通，及时做出调整，以满足老年人的饮食变化需求；了解老年人的生活设施、设备的使用、保养情况，及时告知护理员，以便让老年人的生活随时保持安全感；了解老年人的心理和情绪变化，及时与家属沟通，通过家属、亲朋、同事给予老年人以感情支持；了解老年人与原工作单位、原居住社区的关系，更好地通过单位和社区给老年人以支持；了解爱心护理院各岗位工作人员的思想动态情况，及时与院长沟通，采取必要的支持活动，以保持爱心护理院中以护理团队为主体的员工稳定性，从而保证爱心护理院的服务质量，让老年人在系统资源和非系统资源的共同照护下度过幸福的晚年生活。

其次，社会工作者应作为爱心护理院中老年人的现实导向督导者和情感补充者。爱心护理院内各岗位工作人员都按本岗位的工作流程和工艺流程进行着本职的工作，很少有时间与老年人进行情感的交流和心理的沟通，以及系统地向老年人介绍爱心护理院的工作人员组织结构、院友情况、环境系统、安全系统、运作模式以及集体作息时间和活动安排等。社会工作者作为助人者，对于新入住爱心护理院的老年人，应对老年人进行现实导向督导，让老年人尽快地熟悉新的环境和人物；社会工作者可以从老年人的生活自理情况、身体状况、生活适应、情绪困扰、人际沟通互动、家庭支持等方面，通过社会工作专业的工作方法和技巧对老年人进行阶段评估，做出社会工作诊断，制订社会工作目标和服务策略，并确定执行人，来为老年人的护理院生活提供帮助和支持。在执行服务策略过程中，通过个案辅导和小组活动来提升半自理和不能自理老年人的护理院生活质量，补充生活照料以外入院老年人的情感需求。

案例

每天清晨当第一缕阳光照进公寓部底楼一间房间的时候，社会工作者准时又来到S老伯的房间。S老伯88岁，随着年岁越来越大，人就像长熟的果子一样，慢慢地就要从树上掉落了。"……昨天晚上我感到不能呼吸。胸口一直堵着。虚弱得很厉害。我真不知道能不能挺过来，我感到我已经准备好了。"

"我已准备好去那个地方了。"

"但你没有去。"

老伯在沉思后摇了摇头。"是的，我没有去。但我感觉到我快要到那儿去了。你能理解吗？"

"这就是我们都在寻求的：平静地面对死亡。如果我们知道我们可以这样去面对死亡的话，那么我们就能应付最困难的事情了。"

"什么是最困难的？"他笑了。

"死是很自然的，有生就有死。"

他看着我。"你能接受吗？"

"……是的。"社会工作者通过谈论死亡，使老年人能够勇敢地去面对死亡。

社会工作者通过生命回顾、怀旧、情绪疏导等方法陪伴老伯走过了最后一段岁月。老伯在2008年7月的一天离开了我们，走时很安详，没有一丝恐惧。

临终关怀是爱心护理院的功能之一，社会工作者如何介入老年人临终护理，提供临终关怀服务，减轻服务对象躯体和心灵上的痛苦，成为新的课题和实务项目。

（一）社会工作者在老年人临终关怀中扮演怎样的角色

社会工作者在临终关怀服务中的角色有：

1. 管理和协调者，培养关怀小组每位成员一个临终关怀的理念，给服务对象尊严、自信、爱和自我价值实现的可能，让他们在有限的时间内生活得更好，同时也减缓家属的痛苦，并使他们能够协助服务对象安详走完人生道路。

2. 组织合作小组成员，进行讨论，谈工作感受和服务对象生理、心理、社会和精神等方面的问题，制订服务计划，协调保证小组其他成员为老年人提供相关的关怀照料活动。

3. 在服务实际开展的过程中，社会工作者不仅要起到教育者、组织者、协调者、资源整合者的作用，更要在协助老年人及其家属处理社交、情绪等问题时发挥作用。

（二）如何去做

1. 维持老年人、老年人家属、医务人员、护理工作人员之间良好的沟通关系。临终关怀涉及很多人员，大家来自不同的领域，如医生、护士、护理员等。这样既能发挥各自所长，提供优质服务，但有时也不免会带来分歧与摩擦。社会工作者在此就要做好协调的功能，整合资源、澄清彼此之间的分歧、化解不必要的冲突，使机构中各个团队能更好地为老年人及其家属提供服务。同时在工作中主动和老年人及其家属沟通，了解他们的需求，并将情况及时反映给医护人员，同时，传达医护人员对老年人及其家属的希望和要求，做三方的桥梁和中介。

2. 协助老年人重新体会自己生命的价值。社会工作者可以运用老年社会工作中的怀旧、生命回顾等方法协助老年人回顾自己生命中值得自豪、比较独特的经历或者回顾自己一生中所有成功、失败、无奈的事，让老年人在回顾中体会到生命的意义以及自己存在的价值。其中可以包括七项内容：生命回顾；道别；全程陪同走过悲伤的所有阶段；共同面对死亡的事实；处理实务、情绪上未完成的事务；协助探寻生命、死亡与濒死的意义；谈论希望与害怕的事物等。

3. 对老年人及老年人家属的悲伤辅导。当老年人经历从生命垂危到死亡过程的同时，他的家属同样面临着如何照顾老年人、帮助其达成心愿、承受失去亲人的痛苦、善后事宜的妥善处置。

4. 营造良好的生活、医疗、护理环境。我们通过各种方法，如做好基础护理，给老年人提供舒适的卧位，定时翻身，保持床单、被褥、衣服的干燥、舒适，维持老年人的尊严；医生、护士严密观察生命体征变化，给予对症护理，并及时消除临终前所散发的特殊异味；平时让护理员经常推老人们出去走走，陪他们聊聊天；老年人痛苦的时候，打开音响，让整个房间充满轻柔舒缓的音乐；老年人房间布置家庭化，管理家居化，以人为本，允许老年人在墙上粘贴自己喜欢的画、工艺品、像片等，使老年人在舒适的、温馨的环境中度过有限的时光；资源整合运用，社会工作者发挥特长以最大限度地提高资源的整合与利用，以满足服务对象及其家属的需求。

总之，社会工作者在临终关怀方面的介入，可以更好地协调机构各成员关系，缓解或解除老年人生理上的痛苦以及心理上的不安与恐惧，极大地提高临终老年人的生命质量。

思 考 题

1. 社会工作者如何在爱心护理院开展工作？
2. 社会工作者如何做好临终关怀服务？

第十四章 老年康复服务

本章重点概述

由于老年人生理功能的退行性改变，慢性疾病、病残性疾病多发，据世界卫生组织（WHO）估计，在老年人口中约有半数需要康复训练与服务。我国目前已经是老龄化国家，最大限度地保持老年人功能水平，有效地预防功能减退，维护自主活动能力、社会参与能力，推迟衰老，延长寿命，提高老年群体的生活质量，是老年康复训练服务的最终目标。

一、老年人常见的功能障碍

（一）神经、精神和心理障碍

1. 感觉-运动障碍　如视力、听力、深浅感觉丧失等。常言的"耳聋眼花、行动不便"，是老年人最常见的功能障碍。脑卒中所致的偏瘫是最常见的运动能力障碍。

2. 语言交流障碍　主要包括失语症、构音障碍等。许多脑卒中老年人最容易出现大脑言语皮质中枢的损害而导致失语症，特别是对言语的理解和表达能力的障碍。构音障碍则是皮质下支配构音肌肉的运动中枢受损而导致的"咬字不清"，但通常没有理解和表达的障碍。老年人有较严重的精神或神经心理学方面的功能障碍时，也会有言语的交流障碍。

3. 老年精神障碍　随着增龄，老年人不仅会有记忆、理解、逻辑推理、计算、抽象思维等方面功能的减退，而且会有人格、情感、情绪等方面的功能障碍。在患有脑卒中、阿尔茨海默病等疾患时，这些功能障碍表现得更加明显。

4. 老年心理障碍　由于老年机体的健康状况、心理过程、社会、环境等各种因素可导致老年心理障碍发生，如精神抑郁在老年人中十分常见。

（二）内脏功能障碍

在老年疾病中，心肺功能障碍十分常见，即使没有严重的心肺疾病，老年人的心肺功能也是随增龄而降低的。

（三）骨关节、肌肉和运动功能障碍

如脑卒中后遗的偏瘫和椎管狭窄时的脊髓损伤、退行性骨关节病、帕金森病、骨质疏松症和骨折等，会使老年人运动功能发生严重障碍。

（四）活动能力障碍与社会参与能力的局限性

1. 活动能力障碍　主要表现为生活自理障碍、平衡障碍、骨质疏松、跌倒和骨折、吞咽障碍、二便控制障碍等。

2. 社会参与能力的局限性　由于老年人自身角色的改变，不能像年轻人那样读书、学习或参与职业活动，但应当逐渐适应老年人的社会活动范围与活动内容。

二、老年人的康复原则

(一) 根据老年人的健康需求实施全面地康复

人的健康是身体、心理、社会的三维健康。对于每个老年人来说,他们都有自己独特的生活背景、经历、个性特征和健康需求,同一种疾病或健康问题不同的老年人可表现不同的症状、反映和致残程度。

在实施康复的整个过程中,必须运用整体观念,通过调查、询问、检查等措施全面了解老年人基本情况、健康问题及致残特点,对老年人心理、精神、疾病、社会适应能力、活动能力以及生活质量等各个层面给予必要的关心、指导和帮助,正确做出康复评定、制订全面康复目标、计划及措施,消除或避免影响老年人健康的各种不利因素,促使疾病尽快恢复,改善老年人的生活障碍,最终实现维护和促进老年人身心健康的康复目标。

(二) 康复服务应在疾病早期开始实施

随着增龄,老年人机体的各组织器官不仅出现生理功能的减退,而且出现疾病所带来的各种不同程度的功能障碍,许多功能障碍是与伤病共存的,有些在伤病之后仍然会留下永久障碍。通过康复的手段预防残疾的发生,以及依照出现功能障碍的部位、性质、程度早期进行康复训练,可以极大的减轻残疾的影响。

康复训练如同疾病治疗一样,必须针对老年人的机体状况尽早的进行康复评定,尽早地实施康复治疗方案,掌握康复的最佳时期才能有效改善功能障碍,使老年人获得最大程度的生活自理能力,提高生活质量。

(三) 重视预防性康复

预防残疾的发生比残疾发生后再去治疗要容易得多,有些严重残疾一旦发生后,很难改善,甚至是无法挽回的。因此,在老年群体中应通过健康教育等措施预防各种病损的发生。对于许多致残性疾病可能出现功能障碍的老年人,应注意做好康复的二级预防,采取各种康复手段,尽可能地预防残疾的发生。如果已经发生,则应尽可能地减轻残疾的影响。

(四) 科学进行康复功能评定

对老年人进行康复治疗、训练前,以及在康复训练的过程中,科学进行康复评定是确定康复措施、实现康复目标的基础,也是一个伴随着康复治疗开始至终止的完善过程。康复评定的方法必须标准化、量化,并且具有可重复性。

(五) 康复训练应按照一定的阶段和程序进行

老年人躯体各种功能障碍的产生原因、部位、严重程度、发展趋势是不同的。一个全面的康复治疗方案必须依据康复评定的结果设计和制订,按照病患的不同表现、不同阶段依据康复程序来完成。应用一些前人总结的行之有效的康复程序可以避免发生"废用综合征"、"误用综合征"和"过用综合征",使运动功能得到最大程度的恢复。

思 考 题

1. 老年人的康复原则是什么?

附录　爱心护理院经验介绍

附录一

松堂关怀医院院长李伟发言稿

尊敬的各位领导、各位来宾：

大家好！

我是北京松堂关怀医院院长李伟。松堂关怀医院创立于 1987 年，是国内第一家临终关怀医院，是以医治临终病人为主要服务内容。松堂医院在上级单位中国老龄事业发展基金会的领导下，以精湛的医术、医德和丰富的护理经验，至今已为 2 万多位老人带去了诚挚的关怀，也得到了全社会的广泛赞誉。

生老病死是人生的必然规律，今天的老人，在他们年富力强时，曾为我们的社会做出过巨大的贡献，为养育子女做出过巨大的牺牲。如今他们失去了生活自理的能力，全社会应给予他们医疗、护理及心理方面的关怀及更多的照护，使他们安乐、舒适地走完生命的最后旅程。"替天下儿女尽孝，帮世上父母解难，为党和政府分忧。"是松堂关怀医院全体员工的服务宗旨。

由于临终病人的特殊性及服务的社会意义，我们制定了治疗医生和临床心理医生相结合的治疗方案，护士护理和 24 小时生活护理相结合的全方位护理方案。

这一新的医疗模式突出了对临终病人的人性化服务，在治疗方面，医院以姑息治疗为主，即对症治疗，以缓解病人的不适症状，原则上不再进行创伤性的积极抢救。不再人为地给临终病人增加肉体上的痛苦，提高他们的生存质量。临终病人除了需要得到医疗的帮助以外，他们同时需要得到科学周到的护理和生活照护，所以松堂关怀医院除了护士护理以外，每间病房医院配备一名生活护理员和病人生活在一起，给予他们所需要的生活护理，这种生活护理是全方位的、无微不至的、24 小时不间断的。在全世界创造了为临终病人提供的全新护理模式。

松堂关怀医院的最大特点是：仁德慈爱。医院首创的治疗医生和临床心理医生相结合的治疗方案。医院除了专职的心理医生外，医生、护士及办公室的工作人员同时兼着病人的心理治疗。根据病人的需求提供了充满人间亲情的心理关怀，这是东方的文明，它区别于西方临终关怀医院的心理治疗模式，因为临终病人的心理需求不只是宗教的帮助。

对老年病人进行医疗、护理及心理的关怀，使他们从疼痛和异常的生理状态中解脱出来，从焦虑、恐惧中解脱出来。当他们需要帮助时，工作人员和社会志愿者伸出温暖的手；难以咽食时，一杯可口营养的流食会马上送到他们的嘴边；疲倦了，柔软的枕头放到肩头；孤独了，会有人陪伴在他身边谈心。几乎他们生命最后阶段的所有需求都得到了满足。"不让任何一位老人带着遗憾离去",是医院的宗旨。医院迎来了北京239所大、中专院校和52个国家几十万人次的志愿者,经常为老人唱歌、表演节目、过生日,欢乐随时陪伴着每位老人。医院对有佛教、基督教信仰的老人,满足老人临终助念等需求,让他们没有遗憾地完成生命的最后成长。松堂医院的老人享受着来自社会主义大家庭的友爱和温暖。医院经历了数百位有死亡经历临终者的描述,他们是孤独、恐惧的,用科学和客观的态度解读这样的经验,为了在他们最后的时刻继续能享受到社会的关怀,医院多年来延续了一个不成文的规定,当老人离去时如果家属不在身边,我们的工作人员会一直紧紧握住老人的手,让这种温暖一直持续到生命的最后,体现了社会主义的和谐和美好。

护士护理和24小时生活护理相结合的全方位护理方案,是本院的又一特色。护理员与病人同住一起,每天为病人进行口腔护理、洗脸、洗手、打扫卫生、换洗尿布,喂水、饭、药,辅助病人大小便及进行活动锻炼,每小时翻身、每天热水洗脚、三天全身擦浴、随时洗换病人内衣裤,夜间护理员睡在病房内,照顾病人的生活,护理员和病人共同组成了新的家庭,她们是真正的天使。

为了尊重病人和家属的知情权,对每一位住院病人,医生向病人及其家属详细地介绍病人的病情,并与其共同制订治疗方案。医院执行综合查房制度,及查房时医生、护士、心理医生、营养师、办公室工作人员共同参与。而且医院坚持每天进行的例行查房过程中,邀请欢迎病人家属共同参与,以便及时解决病人提出的各项要求。

医院邀请病人家属代表作为医院的监督员。监督员协同医院工作人员每月向所有病人家属发放选票,以便选出医院的"流动之星"。并监督医院的工作。医院坚持向每位出院的病人及家属征求反馈意见的规定,将收集起来的反馈意见、建议、表扬等信息在周一的大交班会上向全体工作人员宣读,以便提高完善我们的服务水准。

医院对在社会主义建设中做出过巨大贡献的老革命、劳动模范、老教师给予减免住院费的照顾。为了减轻病人及其家属的医疗开支,尽量减少不必要的医学检验,欢迎家属自带药品,经检验合格后使用。

近20年来,医院实施每天都是院长接待日的制度,医院的正副院长、办公室、医护办、营养科主任全年365天,天天接待病人及家属的来访,使每天发生的问题都得到圆满的解决。

医院这些特殊的规章制度。虽然给医院带来了巨大的工作压力,但是却能实实在在地减轻病人住院的经济负担,提高病人的生存质量。北京松堂关怀医院以服务病人为工作中心,尽量满足临终病人的需求,得到了病人及家属的好评。据2008年2月~6月的统计,医院共收到病人及家属的表扬信件178件,这要归功于医院一贯致力营造医患一家、传递博爱的环境,处处为病人着想,随时解决病人的需求。

2006年4月,美国全美护理学会玛格丽特博士率美国临终关怀医院院长及医学院的专家教授一行23人到松堂关怀医院交流访问。他们参观了松堂关怀医院并与医护人员、病人及家属进行了广泛的交谈,正巧《人民日报》政治新闻版的记者在医院进行采访,记者问玛格丽特博士:"你们参观北京松堂关怀医院有什么感想?"玛格丽特博士回答:"我们去过世界上几十个国家的临终关怀医院,北京的松堂关怀医院是我们见到的服务模式最好的医院，我们应该向松堂关怀医院学习。"当记者问他们北京松堂关怀医院和美国的临终关怀医院有什么区别时，他们的院长、专家学者们一致表示，美国的临终关怀医院与松堂关怀医院相比还存在很大的差距，他们会通过努力，并需要很多年时间才能赶上北京松堂关怀医院人性化的服务模式和先进文明的工作理念。

松堂关怀医院通过21年来对10713例临终病人的调研总结，使我们发现了人的生命的规律，人类的临终期不是像哈佛、剑桥、北医大、首医大教材上所认定的6个月，确切的是10个月，是280天，每个人的生命在妈妈的子宫里得到了呵护、关怀和营养。一个新的生命诞生了；当他完成了一生的成长，他衰老了、行为不能自理了，我们都叫他"老小孩"，在生命的末期，同样需要得到来自社会的呵护、关怀和营养，他不能再回到妈妈的子宫里，他需要和谐的社会，营造出社会的"子宫"，在这个"子宫"里，在医护人员的帮助下，他减轻了肉体上的痛苦，在心理医生的关怀下，他消除了恐惧和遗憾，精神上没有了纷扰，来自社会的志愿者经常来看望他们，他们所有的需求在爱着他们的人的帮助下得到了满足，在"社会沃姆"的氛围里完成了生命的最后成长。"社会沃姆"理论，被来自三十多个国家的临终关怀专家给予高度的评价，并被认定为当今临终关怀学科的理论基础。松堂关怀医院提出的文明的和可实施的"缓安乐死"方案改变了人类对死亡帮助所实施的有悖于伦理道德的安乐死理念，使人类对死亡的认知和尊重提高到新的文明高度，松堂关怀医院1996年提出的"缓安乐死"方案使人类对安乐死的探讨画上了句号。由我主编的《临终关怀学》已被首都医科大学等医学院校作为临终关怀的教科书，使得临终关怀这一新的医学学科逐渐得以普及。医院提出的"优死学"理念被越来越多的青年人所理解，相信他们会珍爱自己的生命，并尊重他人的生命。

多年来，《人民日报》、《北京日报》、中央电视台、北京电视台等多家媒体对松堂关怀医院的服务模式给予了充分肯定的报道，对全社会开放的松堂关怀医院每时每刻面临着社会的检验，同时也激励医院的员工以饱满的热情、优质的服务回报社会。我们被老龄委评为"爱心护理院"，这一切都鼓舞着我们今后会不断进取，不断提高！

我们将进一步加强和完善医院的各项工作，在中国老龄事业发展基金会的领导下更好地完成社会交给我们的对临终病人关怀的使命，使所有的临终者都能够在爱的氛围中完成生命的最后成长，使我们的社会更加和谐美好。

第三次全国爱心护理工程工作会议
2008年8月

附录二

创新管理方式　拓展为老服务
上海中原爱心护理院院长　黄长富

上海中原爱心护理院是杨浦区总工会下属的一个事业单位，经过近14年的艰苦摸索和经营实践,从一家"零投入"的民办医疗单位,发展成为拥有上海中原爱心护理院、上海华康爱心护理院、民星爱心敬老院、民星爱心第二敬老院、民星第三敬老院、民星第四敬老院、宝山明珠爱心养老院、"银福小厨"为老配餐中心等八家法定护理养老单位。12900多平方米建筑面积,227名职工,813张病区床位,250张家庭病床的为老服务连锁机构。办院以来,共收治和收养老人9600人次,实施临终关怀1866人,门诊接诊老人达20万人次。为执行政府为老服务又一项实事工程,今年开办"银福小厨",每天为空巢老人配送中、晚餐400多人次,每月达13000多人次,取得了明显的经济效益和社会效益。我院先后被上海市杨浦区政府评为"文明单位"、"上海市文明单位",上海市民政系统"百佳文明示范单位",上海市卫协评为"文明行医、优质服务"单位等荣誉称号。

我们的做法是:

一、始终坚持艰苦创业,探索建立"以护带养、护养结合"的互补管理模式

艰苦创业是发展之"魂"。中原爱心护理院一路走来,就是一个艰苦创业的历程。我院于1995年5月成立,靠30万元贷款,租借托儿所起步,核定床位少,医疗设备差,病人入住率低,曾经让我们痛苦过,但却没有动摇我们为老服务的信心和办好医院的勇气。我们积极开展微笑服务,完善医疗设施,用好工会为老服务资源,以优惠的条件吸引病人入住。在经营业务迅速提升的同时,我们又紧紧抓住政策机遇,探索"以护带养、护养结合"的发展路子,实现了发展的"三部曲":

(1)和他人合作,先后办起了四家民星爱心系列敬老院,成为以中原爱心护理院为中心,其医疗行为辐射下"品"字形分布的"卫星"敬老院,建立起自己的优势品牌。

(2)利用现有的管理资源,托管了凯晨物业总公司下属的华康爱心护理院,实现了资源有效整合,护理院规模不断壮大。

(3)通过股份制合作方式,把触角伸到杨浦区以外的地区,在宝山区兴办了明珠爱心养老院,核定床位300多张,病房条件和环境条件大为改善,可以适应不同群体的需求。

通过努力,我们建立了"以护带养、护养结合"的互补管理模式,大大提高了可用床位数和收治病人数。

二、始终坚持管理创新,打造"一院带多院"的集约化、辐射型连锁管理平台

管理创新是发展之"力"。中原爱心护理院的发展,靠的就是组织管理的不断创新。随着医院规模不断扩大,经营场地分散在杨浦和宝山区各地,管理难度加大。我们从自身实际出发,采取连锁管理、自助经营的方式,通过建立核心院牵头管理、协调服务,减少行政管理成本和层次,办事效率和经营收益大大提高。目前医院所属8个单位,均为各自独立核算,自主经营,以中原爱心护理院为主,形成了一院管六院的管理模式。按照每年确定的工作考核目标和要求,统一调配资源,统一规章制度,统一财务管理,

实行"一支笔"审批，促进了资源的有效调配，大大节约了管理成本，形成了联动发展的良好环境。

三、始终坚持海纳百川，形成"为我所用"的灵活型人力资源管理特色

海纳百川是发展之"芯"。中原爱心护理院的壮大，灵活的人力资源管理起了很大的推进作用。

（1）用工多元化：中原爱心护理院虽是事业单位，却从一开始就走多元化用工之路。在编人员只有7名，其他全部为聘用人员，其中业务骨干实行人才派遣制，既解决了稳定问题，又保障了人员的合理流动。同时根据杨浦区高校、名医院多的特点，采取兼职聘用的方式，聘任离退休医疗技术和管理专家来院指导，帮助解决工作中遇到的难题，实施医技、医德的"传帮带"。102名医疗护理技术人员中有中、高级职称22名。

（2）人才知识化：为了加强人才梯队建设，提高服务管理质量，我们广泛开展员工岗位技能培训，想方设法为职工学习创造条件。通过多年的努力，我院的护理人员大专以上文化达到42.5%。我们还先后派出9批共45人次赴港、澳、台地区及韩国、菲律宾、新加坡、马来西亚、泰国、日本等国家学习、培训、进修、考察，使护理工作提高到一个新的水准。

（3）激励合理化：建立绩效考核管理机制，绩效考核，奖罚分明，打破收入分配的"大锅饭"机制，建立责权利相统一，把职工个人贡献与工资福利、职务升降、职称评聘挂钩。

四、始终坚持真情服务，践行"以人为本、奉献真情"的爱心服务宗旨

真情服务是发展之"本"。中原爱心护理院的进步，始终奉行"以人为本、奉献真情"的服务宗旨，竭诚为老年人提供优质、安全、温馨、舒适的服务。我院积极争取开展"爱心护理工程"试点，实施亲人式爱心服务，"一条龙"诚信服务、特色技能服务，得到了住院老人及其亲属的赞扬。为此获得上海市"百佳文明示范单位"荣誉称号。

我们的真情服务体现在日常工作的方方面面。医疗组提出尽最大努力满足患者需要、尽最大努力优化疗效、尽最大努力安全诊疗、尽最大努力减轻患者痛苦、尽最大努力降低医疗收费的"五个尽力"服务承诺；护理部开展老年心理辅导；行政每年拨款2万多元，免费为患者供应清凉食品；停电空调停用时，医护人员主动为患者扇风纳凉；主动收治和收养疑难重病人，让老人得到人生尽头的真情服务。精心化的服务，让医患关系变得和谐融洽。一位病人家属把我院的服务概况为"真诚的服务、廉洁的医风、和谐的病区、可信的医院"。这话既是赞誉，更是激励。

五、始终坚持安全生产，健全"五大安全"齐抓共管的工作机制

安全生产是发展之"重"。中原爱心护理院的开拓，与安全生产的有力保障分不开。

我院牢固树立安全发展科学理念,坚持"安全第一、预防为主"原则,不断健全管理网络,培养员工安全意识,始终把抓好医疗安全、饮食安全、消防安全、行政安全、治安安全等"五大安全"放在工作的重中之重,总体考虑,整体推进,不断强化各部门的主体责任、监管责任,形成了具有自身特点的安全生产管理体系,多年来没有发生有严重社会影响的重特大事故和治安事件。

艰苦创业、管理创新、海纳百川、真情服务、安全生产,五环相扣,五位一体,打造着中原爱心护理院的每一个台阶。我们一路走来,有着切身感受:必须坚持为老服务宗旨,从实际出发,为病人着想,这是我们发展壮大的根基;必须注重开拓创新,不断完善各项工作,探索做大做强事业的新路子,这是我们发展壮大的动力;必须善于整合资源,争取各方面的支持,用社会力量来办好护理连锁机构,这是我们发展壮大的源泉。

中原爱心护理院走过了一条不寻常的创业路,取得了一些成绩,但我们深知离党和政府要求和职工、居民、群众的需求还有距离,和兄弟单位相比还有许多不足。我们将坚持科学发展观,向大家学习,再接再厉,再创佳绩,为老年服务事业再做出新的、更大的贡献。

第四次全国爱心护理工程工作会议
2009年10月

附录三

探索爱心护理新模式
推进爱心护理工程健康发展

苏州福星爱心护理院院长　邓德金

尊敬的各位领导、各位同仁:

苏州福星护理院成立至今已六年余,被中国老龄事业发展基金会认定为全国爱心护理工程试点单位和建设基地。在国家民政部、老龄委、省市各级领导机关的关心扶持下,经过探索实践,我院的爱心护理工作有了长足的进步与发展。尤其是2009~2010年度,我院在扩大规模的基础上,进一步提升管理水平和服务功能,努力提高服务质量,得到了社会和家庭的认可。现就我院一年来的工作体会向各位作一简要汇报:

一、加强护理院规范化建设

服务质量的提高是护理院管理的出发点和归宿点,护理院的管理体系建设应围绕这一出发点逐步完善。我院实行院、科两级管理制度。院机关职能科室包括:院办公室、医务科、护理部、人事科、财务科、总务科、信息科等。设有五个临床科室及医技科室,每个科室均设有科主任、护士长或部门负责人。在我院编写的《福星护理院管理制度汇编》中，按照原则性、科学性、可行性的要求，结合爱心护理工程试点工作规范、江苏省示范养老机构评估细则及苏州市护理院工作规范等明确规定了各部门职能、各级人员职责及工作制度，对医疗管理、护理管理、后勤管理、财务管理分别提出了详细的管理办法和要求，制定了工作质量标准，做到各项管理工作有根有据。同时要求各级领导强化行业法规意识，认真学习系统论、统筹法、戴明循环、信息论、六西格玛理论等现代管理理论。一切实践工作均要科学管理，上层次、上档次，保证护理院的可持续发展。

完善的管理体系离不开质量控制。我院自办院伊始即施行绩效管理考核办法，2010年院部又成立了质控委员会，科室建立质控小组，完善质控体系，建立质量评估标准，定期检查考核，并将考核结果与绩效管理挂钩，奖罚分明。质控包含两个概念，一是质量，二是控制，质控就是质量控制。控制的方法包括：①制定标准，没有标准，控制就没有依据；②衡量成效，就是通常讲的检查、考核；③纠正偏差，对存在的缺陷和存在的问题，通过改进，达到预期要求；④持续改进。这四部曲就是通常讲的美国戴明学说。质控按阶段又分为事前、事中、事后质控。我们质控以科室为单位，体现了真正意义上的院、科两级管理，考核分数的分配比例，也反映了护理院的特点。俗话说"三分医疗、七分护理"，我们医疗300分、护理600分，护理中又把生活护理揉在一起，把生活护理作为考核的一部分，而且分值很高，占了整个护理分值的三分之一，这是护理院的特殊性所决定的。绩效管理考核办法及质控体系的完善是护理院能够健康发展的重要保证。

在护理院管理中，不外乎人、财、物的管理，在这三者中，人是最重要的管理对象，护理院自身建设要以人为本。福星文化教育是我院每位员工的必修课，四句话办院宗旨人人耳熟能详，对他们坚持思想熏陶，实时更新观念，让大家知福星、懂福星、爱福星，树立福星理念，传播福星文化。领导和科室骨干要有先进的科学理念，为人师表，发挥桥梁作用。党支部要加强思想政治工作，发挥党员模范带头作用。还要强化集体主义思想，加强组织观念，一级抓一级，一级服从一级，让全体工作人员都能够敬业爱岗，争做先进，为老年护理事业奉献爱心。另外，人才培养是护理院发展的关键。我院定期选派年轻医护人员外出进修学习，并邀请外院专家来我院授课，培养了一批人才。能者居上、应才适用，使大批有冲劲的年轻人愿意留在福星施展才华，实现人生价值。如今，我院中层领导干部的平均年龄不超过32岁，为老年护理事业的向前发展奠定了坚实的基础。

护理院的实际工作主要包括医疗服务和医疗护理、生活护理服务，从2009年至2010年，我院的重点工作就是全面规范医疗、护理、生活照料、医技科室、后勤保障工作。首先明确护理院的收治对象及不可收治对象的规范，凡《中华人民共和国传染病防治法》规定的各类传染病、急性心脑血管疾病（如急性心肌梗死、脑出血、脑梗死等）、急性创伤患者、等待手术的患者、其他危重疾病需及时救治的患者、卫生行政部门规定的其他情况以及生活可以完全自理的健康老年人不能收治。在此基础上，我院就护理院常见的11种常规疾病及13种急症作出了全面详细的阐述，并组织全体医护人员认真学习掌握。更为重要的是，我院根据护理院工作特点制定了医疗核心制度，包括病历书写制度、查房制度、医嘱制度、处方制度、病案讨论制度、病危通知制度、会诊制度、值班交接班制度、24 小时住院医师负责制度、医患沟通制度、环节沟通告知制度和日查房月汇报制度。还制定了医疗护理和生活护理核心制度，包括分级护理制度、查对制度、护理文书书写制度、护理查房制度、病房管理制度、安全"六防"制度等。在完善医疗、护理工作规范的同时，我院进一步加强了医技科室的建设，检验科、放射科、B 超室、康复科等均有完善的工作制度和职责，为入住护理院老人的需求锦上添花。我院经常利用多种形式组织医护人员学习上述各项工作规范及制度，并采取定期检查考核和日常工作抽查相结合的办法深入学习贯彻，务求所有工作均保证质量，为老年人提供完美的医疗护理服务。

二、探索护理管理新模式

入住我院的老年人绝大多数是卧床、生活不能自理的患者，对护理工作的要求较一般养老机构更高一等。我院在开办 6 年多的实践过程中，经历过多种护理模式的摸索和探讨，试图寻求最适合老年护理院的护理模式。

首先是功能制护理。这种护理模式以工作为导向，按工作内容分配护理工作，各司其职。它是一种流水作业的工作方法，护士分工明确，易于组织管理，节省人力。但工作机械，缺少与病人的交流机会，较少考虑病人的心理社会需求，护士较难掌握病人的全面情况。

其次是责任制护理，这是由责任制护士和护理员按护理程序对病人进行全面、系统和连续的整体护理。其结构是以病人为中心，要求从病人入院到出院或死亡均由责任护士对病人实行 8 小时在岗、24 小时负责制，由责任护士评估病人情况、制订护理计划和实施护理措施。责任制护士既要服从床位医生，又要指导护理员对病人的生活护理工作，总而言之，责任制护理是在护理部主任、病区护士长的领导下，对病人的整体的连续性有序工作。这种护理方式，责任护士的责任明确，能较全面地了解病人情况，但要求对病人 24 小时负责则难以实现，且人员需要较多。

第三种护理模式即医护工责任小组，这是目前我们认为最适合护理院工作的护理模式，是责任制护理的升华。责任小组由床位医生、2~3 位护士及 4~5 位护理员组成，对一组老人进行整体护理，由组长制订医疗、护理计划和措施，小组成员共同合作完成老人不间断的护理。这种护理模式能充分发挥各级人员的作用，全面了解老人的一般情况，医生、护士、护理员既分工明确又紧密配合。医生相对于护士、护理员普遍素质较高，应作为医护工责任小组组长，全面负责小组工作的协调与开展，重点落实医疗效益、社会效益及经济效益，并对护理工作提出要求及指导，能有效领导本小组工作，处理好医护工及医患关系。护士及护理员工作流程基本按照责任制护理进行，并服从小组组长的协调与指导。

在上述三种护理模式中，我们强调所有工作要既能满足老人的医疗和护理需求，又能满足老人的心理社会需求，即心理疏导和心理护理。功能制护理和责任制护理要做到这一点难度较大，但医护工责任小组由于有医生的介入，让这一功能变得易于实现。同时在医患沟通制度的落实上，医护工责任小组的护理模式也能够更深层次地完成这项任务。

护理院医患告知沟通的内容主要包括入院告知、特殊检查、特殊治疗和护理的告知、转院出院的告知、病情危重或意外伤害的告知、保护性约束的告知及费用告知等。我院关于医患沟通的具体要求为：沟通时间全程化、沟通内容全面化、沟通形式多样化、沟通对象层次化，要做到这一点单凭某一个人是很难完成的，故医护工责任小组应运而生。他们对病人的医疗、护理、生活照料、医患沟通等情况了如指掌，进一步提高了医疗、护理、生活照料的工作质量，提高了病人及家属的满意度。为防止医患纠纷增加了一道防火墙。经过一段时间的运行实践，我们认为，目前医护工责任小组能够满足老年护理院的长期卧床患者的护理工作要求。

三、深化爱心护理理念，推进爱心护理工程健康发展

我国人口老龄化快速发展，目前老龄人口已达 1.6 亿，其中 60 岁以上老年人的失能率，城市已经达到了 14.6%，农村更是超过了 20%，按照这个测算，全国已有完全不能自理和半自理的失能老年人 2880 万。一般的老年公寓已经完全不能满足这种变化，所以护理院将会成为一种非常重要的机构养老模式发挥其强大的作用。我院于 2004 年 4 月成立，至今已 6 年余。在这 6 年的时间里，在国家民政部、中国老龄事业发展基金会、省市各级领导机关的关怀和扶持下，从初始的 50 张床位发展到了今天的 510 张床位，先后收治老人 4000 多名，自今年年初以来一直一床难求。这说明福星护理院的模式是符合社会养老需求的，为社会和大多数家庭解决了实实在在的难题。

我院是苏州市首家经市卫生局批准、民政局注册的医疗保险定点的民营非营利性医疗机构，2006 年被中国老龄事业发展基金会确认为"全国爱心护理工程试点单位"，2009 年 10 月被确定为"全国爱心护理工程建设基地"，同年 11 月通过了"江苏省示范养老机构"评审，一年来经国家、省市领导机关推荐，我院共接待了 65 批次全国各地兄弟单位的参观交流，获得了社会和同仁们的广泛认可。在这些成功的背后，离不开政府和社会的支持，但我们也认为护理院的准确定位同样至关重要。护理院不仅仅是医疗机构，也不仅仅是养老机构，而应该是医疗与养老的结合，是卫生与民政的结合，是医院的补充和延续，确确实实为政府、家庭分了忧解了难，同时也将临终老人的养老模式由家庭转向了社会，因此护理院既是社会福利机构，也是医疗机构。但从我院接待参观交流的兄弟单位看，有不少护理院院长由于原先不是从事医疗护理工作的，对全国爱心护理工程规范护理院的五个统一、四项设施、六项功能的定位不是很准确，内容理解不够深入，我们都乐意互相交流，共同提高，为推进全国爱心护理工程而努力。

谢谢各位代表！

第五次全国爱心护理工程工作会议

2010 年 7 月

附录四

用爱心凝聚起专业护理员团队

桂林心之乐老年中心院长　苏桂珠

我叫苏桂珠,壮族,是广西桂林心之乐老年中心的院长。我们"心之乐"成立于1998年,这些年一路走来,可谓是风雨兼程,饱尝甘苦。特别是员工队伍的建设,让我们遭遇尴尬,也让我们分享了喜悦。下面,我就我们"心之乐"在人力资源上如何解决用人和留人难题,如何用慈爱之心凝聚起一支专业化的护理员队伍,向大家做个汇报。

一、员工辞职,让我们将坏事变为好事

有调查表明,我国养老护理员队伍缺口很大,需要1000万护工,然而有证的仅有3万人。工资低、待遇差、劳动强度大,"年轻人不干,本地人不干"的现象十分普遍。很多护理员觉得低人一等,看不到前途。因此,每到社会上招工用人的时节,单位就面临人心浮动的艰难时刻。

2012年5月的一天,我们"心之乐"的7名护士一起同时提出辞职。有的想应聘到大医院上班,有的想回去自己开诊所。面对这么多人辞职,我顿时觉得非常无助。临时上哪里招人呢?当时真有点"叫天天不应,叫地地不灵"的感觉。

尽管自己感觉快要崩溃了,但是我还是尽量平复自己的心情。我请她们吃欢送饭,谈"心之乐"的现状和需要,真诚地征求她们的意见,感谢她们对"心之乐"的付出和贡献,并祝福她们一切顺利成功。我对他们说:"我非常感谢你们这几年对'心之乐'、对老人所付出的爱。如果你们在外面受委屈了,就回来看看爷爷奶奶。如果你们在外面不如意,可以随时回来上班,'心之乐'的大门永远是向你们敞开的,这里永远是你们的家。"也许是我的话让她们感动,也许是我的包容让她们心里感受到温暖,也许是我随时欢迎她们回来的开放心态影响和打动了她们,第二天就有两名护士留下来不走了。5名走了的护士不久也都陆陆续续回来了,有的仅半个月就回到了原来的岗位,最晚的是9月18日回来上班的。

"心之乐"为回来的护士开了一个隆重的欢迎会,主题是"我的孩子回来了"。其中有一个环节是院长走到她们身边拥抱她们,结果她们抱着我哭成一团。有的说:"舍不得这个家,舍不得爷爷奶奶啊!"有的说:"出去了才知道外面老板好难讲话,好刻薄,压力更大。"有的说:"在外面找不到家的温暖。"

这个结果给了我意外的惊喜:我们的包容和爱心,让这件事由坏事变好事。护士们的回归,表达了她们对"心之乐"这个"家"的留恋,表达对我们多年来尊重人、关怀人的理念的认同。她们回归后,工作更卖力、更安心了。她们用实际行动告诉员工:外面的世界有精彩,但外面的世界也有挑战。友爱的集体、开心的氛围也许是更值得留恋的选择。

二、把员工当家人看待，让爱心护理院充满"家"的温暖

十几年来，我们在员工队伍建设方面已经形成并完善了一套行之有效的管理机制和制度。但为什么拴心留人仍是这么难呢？实践让我们体会到，要想留住人，光靠制度不行，还要把员工当家人看待，把他们的困难当自己的困难设法解决，让养老院充满"家"的温暖。

护理员廖大姐，2001年来到养老院，一干就是11年。这位淳朴善良而又任劳任怨的老大姐，把对老人的关爱、对临终老人的悉心照顾，看成是莫大的善事。她不仅自己深爱养老护理工作，还把自己的妹妹带到了爱心护理院做护理员。她妹妹由于工作出色，现在已是我们的院长助理，整个爱心护理院的后勤保障都由她一个人负责，工作得到了大家的广泛赞誉，姐妹俩成了"心之乐"的"姐妹花"。

但是，廖大姐的丈夫总抱着对她工作的偏见不放，一直坚持让她回家。这些年来，廖大姐在爱心护理院每次上早班，清晨3点就要下地收菜让丈夫去卖，下班后还要下地浇水，但她始终安心坚持干护理员工作，尽心地服侍老人。在与丈夫拉锯多年后，她丈夫终于失去了耐心，不让她回家，并以离婚相逼。面对来自家庭的压力，廖大姐对工作没有丝毫动摇，她搬到爱心护理院住，依旧细心地照顾老人，下班后独自叹气落泪。问她为什么宁愿被丈夫逐出家门也要坚持在爱心护理院工作，她说："我一天没有看见老人，就觉得心里空荡荡的，就觉得没做完自己的事。"

对廖大姐的状况我十分同情，我不希望廖大姐因护理员的工作失去家庭。在法院办理离婚诉讼期间，我先后7次到她家做工作，但是她丈夫看到我扭头就走，根本不给说话的机会。在法院开庭、调解、判决过程中，我都是陪同廖大姐一起去法院。廖大姐和丈夫都坚持了自己的选择，法院判决离婚。但我还不甘心，我要为自己的姐妹争取哪怕是1%的希望。我一边去廖大姐家做工作，一边邀请她丈夫来爱心护理院看看，以便消除偏见。离婚后的第三个月，坚冰终于融化了，廖大姐的前夫来到了爱心护理院。这是10多年中他第一次来廖大姐工作的地方看看。当他了解到廖大姐的工作状态，看了廖大姐的辛勤付出后，十分动容地说："不来不知道啊！"并当即对廖大姐表示，"我要用行动来回报你，以后你回家不用干任何事。"从此，他把廖大姐接回了家，破镜重圆。2011年，长期照护全国联盟给廖大姐颁发了"委屈奖"，中国老龄事业发展基金会授予她"百名优秀护理员"荣誉。

通过廖大姐的事，使我认识到，作为养老院的管理者，我不能给员工更多实惠的东西，但我能做的就是在她们遇到人生坎坷时，陪伴她们共担风雨。人力资源管理，不仅仅是简单的对员工的考核考勤的管理，更需要融入人性关怀，与员工分享快乐，分担苦难，这样才能形成亲和力。这也体现了这些年我们坚持在人力资源管理中，融入更多的对员工情感的滋养，对员工人性需求的关注与回应，对员工的互爱互助的效果，我们心之乐老年中心也才越来越有"家"的氛围、爱的凝聚，成为员工情感归宿的港湾。

三、以心换心，付出总有回报

在"心之乐"，每名员工过生日，早晨第一时间，院长必定会给他送上一个小小的

祝福红包，送一张贺卡，煮一碗长寿面，还有两个祝福平安的苹果。每个收到生日祝福的员工，脸上都是乐乐呵呵的，心里都是暖洋洋的。他们开心，不在于钱和东西的多少，而在于这个"家"挂记着每个人，关心着每个人。正因我们"心之乐"有这种对员工的人性关怀，才提高了员工对我们的心理依存度。大家常说，"心之乐"就是我的娘家，我们就是"心之乐"的主人。

在"心之乐"，只有工作岗位不同，人与人之间是平等的，所有的人都会得到尊重。2004年，有一位患糖尿病行动不便的老人住进了护理院。老人脾气暴躁，爱喊爱吵爱闹，随时张口对护理员就骂。她骂哭过所有照顾她的护理员，没有谁愿意照顾这位老人。有的护理员甚至提出："这个老人不走我就走。"面对这一棘手的难题，我一方面做护理员的工作，一方面好生哄着老人，让老人在几个分院轮流住，这样就在护理员和老人之间找到了一个平衡点。

2007，老人在我们"心之乐"安祥地走到生命尽头，她的独生女儿唐绍爱来见母亲最后一面时，我们的护理员已经给老人擦好了身，穿好了衣。女儿看到母亲最后安详地长眠时，对我们在三年中对她母亲无微不至的照顾万分感激，感谢护理员在护理她母亲这1000多个日日夜夜的忍辱负重，感谢"心之乐"为她母亲养老送终。为了报答养老院，唐绍爱怀着感恩的心，和丈夫坚持利用节假日来养老院做义工，从2008年到2012年从不间断。"心之乐"有什么事，他们夫妻俩都是随喊随到。不久前，在唐绍爱退休的第二天，她又正式来"心之乐"报到上班，做了"心之乐"的员工。如今，她丈夫梁志兴已是心之乐阳朔福利院的院长。

想想这些年一路走来，我们虽然付出了很多，但是，付出总有回报。在"心之乐"，我们放低自己的姿态来换取员工的真心，其实我觉得这种态度和这种管理理念，体现了一种精神、一种文化和内涵。员工有意见和抱怨并不可怕，可怕的是漠视这些声音。从员工的意见和抱怨中，可以看到我们工作的不足，以便把工作做得更好。我认为这也是养老业人力资源管理中的重要课题——如何用"爱"用"心"去管理，调动人的积极因素，消除工作中的负面因素，这样才能让我们的养老事业走得更远、更好。

第七次全国爱心护理工程工作会议
2012年10月

附录五

情系"夕阳红" "莲花"耀海西

厦门莲花爱心护理院院长　李　力

我叫李力，是福建厦门莲花爱心护理院院长。我和先生王铁鹰都曾经是军人，在部队我是医生，他是政工干部。1995年，我们夫妻俩脱下军装，自主创业，经过16年的努力，创建了厦门目前规模最大、经营规范、社会声誉良好的莲花医疗养老体系。现有厦门莲花医院三个院区及厦门莲花爱心护理院三个院区两个经营品牌。

在创业过程中,我们先后被选为区人大代表、政协委员。我曾当选为福建省优秀女民营企业家,省、市"三八"红旗手,福建省优秀医院管理者,厦门市女民营企业家协会副会长,厦门市社会医疗机构协会副会长,厦门慈善总会理事,并被国家民政部评为"敬老功臣"等。

荣誉的背后是付出,成功的背后是历尽磨难的创业路。

一、抓机遇、抓"硬件"建设,高起点打造养老院

1995年,我用部队一次性发给的10万元复员费,在厦门先后开办了"李力联合诊所"及湖滨门诊部。1999年,抓住机遇成立了厦门莲花医院。2002年,厦门市原开元区政府一栋福利大楼欲向外招租,我认准这又是一个机遇,当然也是一个挑战,因为养老前景在当时并不看好,开办没多长时间的两所医院尚还处于创业阶段。考虑再三,我认为机不可失,还是果断地拿下了这栋大楼的经营权。

经营权有了,但如何才能办好养老机构,资金在哪?为了筹集资金,我不顾家人反对,卖掉刚刚装修好的房子、将父亲多年积攒的养老钱拿来,家里能省的开支全省,放下架子,找亲朋好友借,包括部分高利贷,解决了燃眉之急。接着是如何装修才能满足老人入住的需求。我们两个老兵,为了追求完美的护理院设计,足迹踏遍了日本、新加坡等国家,以及我国的台湾、香港等地区。我们不仅细心观察发达国家和地区养老机构设计布局的每一个细节,用照相机拍摄下来,而且,还认真比较各个细节的不同,确定了融景、情和色彩合于一体的设计理念。为了达到尽善尽美,我精心选了三位工作人员负责设计装修工作。他们细心把握每一个装修细节,严格控制建筑的品质,把生活中积累起来的老人生活习惯点滴都熔铸于建筑空间的设计和装修之中,从而真正使护理院装修风格堪称一绝,成为当时轰动厦门的彩色护理院。

护理院内设立棋牌区、阅览区、健身区等。绿树、花园、休闲长廊等更让人感到无比惬意。老人房间内,空调、电视、电话一应俱全,每个房间均设独立卫生间,配备医用淋浴椅。虽然已过去了10年,莲花爱心护理院的装修及各项基本配套设施仍受到老人的称赞和喜爱。

装修好了,如何开拓养老市场,又是摆在我们面前的难题。开业之初,正是夏天,先生王铁鹰背着军用水壶、坐公交跑市场,部队的军用皮鞋都跑烂了几双,白天一家一家找老人聊,了解需求、了解市场、介绍养老机构,晚上坐下来写营销方案、策划宣传。盈翠社区一位老人因慢性病在家养老,由于长期躺在床上,也没有专业的人护理,身上8处压疮,且已生蛆。王铁鹰反复说服老人及家人,把老人接到了护理院。护理院有专业的医护人员精心护理,并用秘方经过一个多月的治疗,老人康复了。在我们的带领及大家的努力下,莲花爱心护理院从零起步,到现在已是一床难求,要住护理院得提前预约才行。能有今天的成绩,我们深感机会总是留给有准备的人,老兵特有的社会责任感及使命感,永不放弃、自强不息的精神,是取胜的法宝。

二、抓团队、抓"软件"建设,高标准苦练内功

在开办莲花爱心护理院之前,我们夫妻二人对国内国外的一些养老机构进行走访参

观和对比，发现了我国养老机构存在许多差距。养老护理的专业水准、医养环境与卫生情况、饮食标准、娱乐设施等远远落后于国际标准。最严重的是工作人员的非专业化。为了降低成本，目前国内养老机构聘用的大都是赋闲在家的下岗职工。他们素质偏低，既没有医疗知识也没有护理经验。而老年人正是糖尿病、冠心病、心肌梗死等疾病多发的群体，这些非专业的护理人员常常因不能及时对老人的发病情况作出判断而延误治疗，甚至造成死亡的严重后果。有一个情景让我印象深刻：在北京一家临终老人关怀中心，工作人员在拥挤的房间里同时为好几位老人做生活护理。从走廊通道走过，映如眼帘的是护理人员为老人做护理时老人裸露的身体，男男女女没有一点避讳，甚至没有一点遮掩，过往人员包括亲属看得一清二楚。有的老人手还能动，便用手遮住了脸；有的老人话都说不出，只能毫无办法地闭上眼睛。当时我的心酸酸的，总觉得老人也应该有自己的尊严和隐私权。这些老人仅仅被机械地安排着衣食住行，没有人关心他们的精神感受、心理活动，甚至连人生最后阶段的尊严都无法保证。我想，要想把养老机构办好，必须向发达国家看齐，高标准建设好职业化团队。

要做就做最好的！要做最好的关键是要有人，有训练有素的职业化团队。作为护理院长，我深感职业化团队的重要。我带领管理团队先后到日本、香港、台湾等地及北京、上海、广州等城市考察学习，更新养老观念及管理观念。与此同时，还先后请日本的教授和国内外的专家来院进行指导与培训。医院定期进行礼仪及专业知识培训，边培训、边实践并持续改进，护理院的整体管理服务水平有了很大提高。

在抓职业化团队建设中，我们始终把制度建设、标准建设、信息化建设作为重点。我们亲自动手动笔，查阅大量资料，认真总结编撰了符合厦门莲花护理院实际情况的《养老管理服务手册》《员工手册》《管理手册》等，形成了一套特有的医、养、护服务标准模式，将日常工作制度化、规范化。看着今天护理院有序的工作秩序，看着员工们自豪欣喜的笑容。看着老人们有尊严、有品质地过着幸福的晚年，我们也深感欣慰。护理院有一支职业化团队，才是永续发展的基础。

三、抓品牌、抓特色建设，高品质提升服务水平

我们非常重视护理院的品牌建设及特色建设，把"优质服务立院"、"特色兴院"、"品牌强院"作为护理院的发展战略。初建护理院时，仅仅把护理院当成老人养老的一个地方，在养老过程中，我们发现老人更需要心理、医疗等多方面的养老。正好我们有医院，就把医疗及护理融进养老过程中，摸索出"医、养、护"三结合的养老模式，并在实施过程中将临终关怀及全护理老人作为养老的重点。

"医、养、护"三结合的养老模式是爱心护理院的创举。国家民政部领导极力推广这一机构养老模式。大医院院长们也感谢我们做了一件好事，把需要长期医疗照护的老人及临终关怀老人让护理院来承担，有力于发挥各自优势，老人及家人们也放心，不用再为老人医疗而分担精力。家住台湾的洪奶奶，每次见到我就说："我就是因为这里有医院才来住护理院的，这样我们才有保障。"

在打造护理院特色建设的同时，我们还时时想到关心社区居民及老人。2002年，当听说嘉莲街道有4000多企业退休老人医疗及养老没有人管后，我觉得感恩社会、回

报社会的机会来了。我主动找到嘉莲街道领导,要求把这些企业退管老人医疗及养老承担下来。2003年,与嘉莲街道签订了"银发安康"计划,我们专门安排社区医生,专门为老人们开展免费医疗服务,进行健康建档、送医送药、定点医疗、免费体检、资助贫困母亲和学生,开创了社区居家养老的新模式。10年来,仅"银发安康"计划就投入400多万元。每年我再忙都要抽取时间到社区走访,了解老人的需求和意见。每到社区,老人们都是拉着我的手,说些感激的话,谢谢我为社区老人做的努力和贡献。我觉得这是对我最大的鼓励!因为只有他们的支持才是我养老事业发展的源泉和动力。

弹指一挥间。如今,我和先生王铁鹰都已到了退休年龄。但我们仍在做孜孜不倦地追求,敢于叫响"跟我上",敢于承担社会责任,在人生道路上继续谱写为民造福、奉献社会的爱心曲。我们在养老事业上关注弱势群体、热心公益事业的脚步不会停滞!莲花爱心护理院发展的步伐不会停止!我们将秉承"诚信、严谨、规范、创新、感恩"的办院宗旨、践行"坦诚、真挚、实事求是"的核心价值观,在政府的指导及关心下,与同行一道,为厦门市养老事业的发展添砖加瓦、续写新编!

第七次全国爱心护理工程工作会议
2012年10月

附录六

以护理院为依托,大力推进养老服务进社区

天津劲松护养院院长 李久茹

我们天津劲松护养院建院已有16个年头,目前建有三所院舍,床位350张。

根据天津市养老服务业发展新形势的要求,在天津市、天津市和平区政府、区民政局、老龄办的大力支持和资金扶持下,我们在办好护养院的基础上,积极为居家养老提供服务,创办了社区虚拟养老院。今年5月,我们又在天津市城区创办了首家60张床位的托老所。基本实现了满足老人多种养老形式需求的广覆盖,开创了机构养老、临时托老、虚拟养老院三位一体的劲松为老服务新模式。

下面就我院延伸社区,为居家养老提供更多优质服务的情况向大会作一汇报。

一、把养老服务延伸到社区,办好社区虚拟养老院

天津劲松护养院作为"全国爱心护理工程示范基地"的一员,我们有责任心把爱心护理工程的精神发扬光大,努力把机构养老的专业化服务资源,延伸到社区居家养老,让为老服务资源得到更加充分利用。我们在2008年10月,开始对天津市和平区居家养老的状况进行了深入调研。经调研发现,居家养老存有诸多难题:失能老人、空巢老人、生活困难的孤寡老人,均迫切需要专业性生活照护;老年人对医疗保健、康复训练与指导、心理慰藉均有广泛的需求;有较多老年人连吃饭都存在很大困难;中青年一代面临工作与生活双重压力,照料家中失能老人力不从心,孝心养老缺乏有力支持等。这

些难题如果得不到解决,社区居家养老的难题就难以破解。历经4年多的探索、实践和调整,我们逐渐确立了延伸服务社区的基本思路和工作模式,即以养护院为依托,以虚拟养老院为载体,以居家失能老人为主要服务对象,以提升居家老人生命、生活质量为目标,展开了较大范围服务居家养老的工作。实践证明,这一思路和工作模式是可行的,养老机构延伸服务社区大有可为,新生的社区虚拟养老院有着广阔的发展前景。

二、社区虚拟养老院的具体做法

我们护养院秉承全国爱心护理工程的精神和内涵,把大爱传给千家万户的老年朋友,把党的惠民政策的温暖送给了众多社区居家养老的长者。

(一)组班子,建队伍

我们从全院管理人员和员工队伍中,抽调富有管理经验的领导和护理经验较为丰富的护理员,配备有医生、护士,及经过长期接受培训的助老志愿者与社工等人员,组成了虚拟养老院的管理机构、骨干队伍及工作团队,员工近40人,编组参加活动的助老志愿者1000余人,首先做到了组织落实。

(二)确定服务对象和主要服务内容

服务对象的定位是:社区居家养老的失能老人、空巢老人、生活特困的孤寡老人、高龄老人。服务内容的确定,根据调研与评估结果,依据社区老年人对实际服务需求,因人而宜做到个案化。经综合归纳,主要服务内容包括:失能老人专业化生活照料,护理指导如翻身拍背、压疮的预防、吞咽障碍老人窒息的防范等,入户医疗保健、咨询,养老科普知识宣传,一般性体检,功能康复训练与指导,个案心理关怀与辅导,一般性生活照料,提供配餐送餐等服务。这些服务平凡而琐碎,但它贴近失能老人的日常生活,又为生活所必须。

(三)组织实施

1. 依据居家老人个案服务需求,由虚拟养老院组织实施。以服务功能的专业特点,将入户服务工作团队分编为若干个不同功能的服务组。有入户服务调研与个案评估组、监督检查组、生活护理组、医疗保健组、心理关爱组、配餐送餐组、助老志愿者服务队、社工组等。

2. 服务流程 服务居家养老的工作,必然是深入家庭中,为失能长者服务。其特点是入户、面广、点多,服务需求繁杂。这就要求我们必须精心做好组织管理工作,使工作杂而不乱,打造优质服务的品牌,树立好的口碑,确保虚拟养老院的工作良性运转。我们采用的工作流程是:接案—初评—确定服务与否—确定服务计划和策略—安排对应的服务组与工作人员—执行服务—中期评估—结案—小结。其中监督检查及巡视贯穿始终,以便于及时发现问题、及时解决问题,确保实施服务的质量与效果。

3. 惠泽居家养老的长者 在虚拟养老院的精心组织和领导下,我们充分发挥了助老志愿者庞大队伍的生力军作用。经过我们培训过的志愿者达5000余人,由我院登记注册、直接安排参加社区服务的助老志愿者达千余名,在服务居家养老工作中,起到了十分重要且无以替代的积极作用。

截至目前,受益的老年人中,接受我们入户专业性照护服务的失能老人共7680人次；接受入户护理指导的老人共 2855 人次；入户进行医疗保健、一般性体检及医疗咨询服务的老人共 4240 人次；康复训练的老人有 940 人次；进行心理慰藉和定期随访的老人 1 万余人次。我们对生活特困的失能、孤寡、高龄、空巢老人给予无偿、低偿服务，老人已达 270 多人。帮扶时间从数天、数月至几年不等，其中有的老人已故去，大多数还在帮扶中。无偿助餐帮扶 13 人；接受配餐送餐服务的老人，同一时间相对固定在 70 户以上，接受配餐送餐服务的老人已达 650 人。时间长短不等，服务一直在持续进行中。

三、几点体会

我院由养老机构主动打开院墙，在历时 4 年延伸服务社区居家养老的过程中，有坎坷、艰辛与付出，有创业、耕耘与成功。我们的粗浅体会是：

（一）迎难而上，贵在坚持，是延伸服务社区居家养老的精神支撑

俗话说，万事开头难。延伸服务社区居家养老，我们从一开始就遇到了不少难题。首先是入户调研难。由于居民对我们不了解，有误解，刚开始老人们认为是入户推销的，更有甚者认为是来行骗的，拒绝我们入户。其次是没有细化政策的支持，更没有资金的扶持。在深入社区服务居家养老工作的前三年，入户服务员工的工资、办公费、必需添置的设施、特困老人的无偿帮扶等项开支，全部是由我院自行投入的。但我们坚信，养老机构利用自身的资源优势延伸服务社区是惠泽居家老人的善举，是养老服务发展的主流方向，再难也要坚持下去。这样，我们终于迎来了劲松护养院延伸服务社区居家养老工作的春天。

（二）政府主导、政策支持，一定的资金扶持，是延伸服务社区正常运行的可靠保证

在社区调研中，我们发现居家老人一旦子女有外出等情况时，老人的养老就会立即陷入窘境。为解决临时托老的难题，由政府为我院投资 160 万元，对原旧楼进行整楼装修改造，建成了全市城区首座公助民营的托老所，并被列为全市示范项目，已于今年 5 月投入运营。在不到半年运营中，已有百余名居家老人与子女受益。在延伸社区服务中，劲松护养院也得到了国家民政部的大力支持，资助我们 40 万元，为社区特困居家老人雪中送炭，更为扶持延伸服务社区项目的发展给力。实践告诉我们，政府主导、政策支持，一定的资金扶持，是养老机构延伸服务社区健康运行的可靠保证。

（三）坚持市场化运作，建立新的管理和运营机制，是延伸服务社区可持续发展的必由之路

各居家养老的老人，其本人与子女的经济收入、生活经济条件差别较大，对服务项目的需求与经费上支付的能力，各有明显不同。对于生活特困、最弱势的少数长者，我们雪中送炭，给予无偿帮扶。对于收入颇丰、经济生活条件优裕的居家养老的尊长，我们采取有偿服务的方式，让这些老人足不出户，便可在自己家中享受到专业化、规范化的优质服务。我们认为，养老机构延伸服务社区，是惠泽居家养老的好事、善事，只有坚持市场化运作，建立与之相适应的管理与运营机制，才是实现延伸服务社区可持续发展的必由之路。

我们创办虚拟养老院开展社区居家养老服务的工作，时间不长，经验欠缺，工作上

还有很多不足。我们决心在各级政府部门的支持下，在中国老龄事业发展基金会的指导下，进一步做好机构养老向社区辐射的工作，为老年人居家养老提供更加完备的优质服务。

第七次全国爱心护理工程工作会议
2012 年 10 月

附录七

绿康机构康复及社区康复的创新实践

杭州绿康老年康复医院院长　卓永岳

我们杭州绿康老年康复医院投资管理有限公司创办 5 年来，以关注民生为己任，心系老年人康复护理事业，积极追求老年人品质生活，并以科研为引领，在理念创新、模式创新和工作创新方面，作了有益的探索与尝试，实现了"集团经营、连锁发展"战略。绿康的"医养结合、康复养老助残"模式，被杭州市作为"解放思想、改革创新"民生工程予以推广。绿康先后被中国老龄事业发展基金会评为首批"全国爱心护理工程示范基地"，被中残联列入首批"全国阳光家园"示范机构，被卫生部评为全国"改革创新医院"。2008 年 10 月 31 日，时任国家副主席习近平同志亲临绿康视察时指出："绿康这种康复式养老模式，是今后机构养老的一个发展方向，这样老有所养、老有所医都能在这里实现。"

一、科研引领　理念创新

我们绿康是一家从事养老机构、残疾人养护及医疗机构的投资、托管、连锁经营和管理的专业公司，成立于 2006 年 8 月，现有员工 380 人，经营和托管护理床位 1500 张，开放住院床位 500 张。绿康主要服务功能是：为养老机构内失能、失智老年慢性病患者提供介护、医疗、康复、心理慰藉和临终关怀服务，同时也为社区居家失能老人、轻中度精神残疾人提供上门康复护理和日间照料服务。

绿康在建院初期就注重科研工作，于 2011 年完成的"老年残障慢性病患者家庭及社会负担的研究"课题，是浙江省老龄科学研究中心的一项重点资助课题。该项研究结果认为：居家养老和一般的机构养老不合适失智、失能及老年残障慢性病人士，他们应入住有"长期照护"服务功能的机构养护院最为适宜。

具有"长期照护"服务功能的机构应具备：以老年临床医学、康复医学、残疾学、精神医学、预防医学、医学心理学和社会学为支撑；有与之相关的专业技术人才；有受过护理专业教育的各级护理人员；有经过专业技术培训、并达到养老护理院国家职业标准的生活护理员；有一支强有力的管理团队和后勤保障队伍；有供残障人日常居住和使用的设施；有必要的医疗设备、器械和康复器材。以前那种所谓"养护"只是喂饭、睡觉的保姆式的工作观点已经过时。现代的养护工作则应以人为本，结合现代各学科知识,为入住的老年人、残疾人提供基本的生活照料,适度的医疗、康复和护理服务,力所能及的社会交往,有针对性的心理治疗、健康教育和临终关怀。

今年,我们又进行了"社区居家护理员流动培训可行性研究"课题立项,年底结题。目前还正着手对福利政策的研究,探索福利服务的新模式,追踪发达国家社会服务的动态,开展居家养老助残的社区康复和家庭护理员培训;针对养护人员的安全问题(如跌倒、噎食、坠床、走失、压疮等),开发计算机软件管理评估系统研究,提出防范措施,减少意外事故发生。绿康科研成果所产生的服务理念,始终引领绿康事业的快速发展。

二、不断探索　模式创新

经过5年的实践与探索,绿康已经形成了"养老院、医院、养护院一体化"的格局;创建了"公建民营、民办公助"、"医养结合、康复助残"的办院模式;探索出了一条社会福利化的新路子,2011年被卫生部卫生事业发展研究中心称之为"浙江绿康模式"。2011年,先后有民政部、《中国社会报》领导来绿康,就"绿康社会福利社会化养老模式"进行考察调研;国务院发展研究中心社会发展研究部来绿康,作多部门工作协作模式的考察调研;卫生部卫生发展研究中心来绿康,就绿康养老服务模式的专题进行了考察和调研。

我们的做法是:

(一) 对"公建民营、民办公助"模式进行有益探索

绿康从建院开始,就试行"公建民营、民办公助"的管理模式,由政府提供土地、房屋等基础建设和设备,由绿康承担政府职能,所有运行费用均由绿康承担,实行独立核算,自负盈亏。政府给予政策扶持(如职称晋升、人员培训、社会保险、医保定点);有执法权的卫生、医药、环保、消防、计量等部门在监督管理和执行政策上与公办机构一视同仁;经费按入住老年残疾人的残疾等级给予补助;有关部门根据工作需要,无偿配给工作车及残疾人用品。这种"公建民营、民办公助"办院模式。大大节省了政府开办养护院的运营成本,提高了运行效率,也大大降低了民营资本进入养老助残服务业的门槛,政府有限资源得到了充分利用。同时,打破了事业编制的铁饭碗,减少了事业编制人员;解决了最需要帮助的老年人、残疾人群体的实际困难。

(二) 对"公办民营、政府购买服务"模式进行大胆尝试

2008年10月,绿康在杭州市残疾人托管中心对护理服务项目进行向社会公开招标时顺利中标。自2011年10月开始接管经营以来,情况良好。在运行中,我们根据入住老年残疾人的需求,开展了医疗、康复和护理全方位服务。

绿康承担杭州市残疾人托管中心的养护、医疗和康复服务工作,是一种"公办民营、政府购买服务"的管理模式。实践证明,这种管理模式办事效率极高。由于绿康有较先进的管理理念、成熟的管理与服务经验,不需要对大批管理人员进行培训,加快了运行速度,节省了大量支出,杭州市残疾人托管中心购买服务的实践,为事业单位改革探索了一条新路子。

（三）进行"医养结合、康复养老助残"模式的实践

绿康从 2006 年开始创办杭州市江干区皋亭山养老院、杭州绿康老年康复医院、江干区残疾人康复托养中心。实践证明，在养老院、残疾人养护院内设立医院，入住的老年人、残疾人有病可入住医院康复治疗，病情好转后又可回到养护院养老。这种医养互动"院中院"模式，不仅大大方便了老年人的就医，也让老年人安心、家属放心。截至目前，绿康已在杭州市第二社会福利院、杭州市西湖区社会福利中心、宁波余姚舜辰老年公寓内开设医疗康复机构。绿康"医养结合、康复养老助残"模式，完全符合老龄化社会的需求，深受老年人及其家属的青睐。

三、努力实践 工作创新

在工作中，我们抓住两个关键问题进行探索和实践：一是抓拓展社区服务，把服务送上门；二是抓培训护理员工作，发展和稳定护理员队伍。

（一）康复进社区的探索

绿康积极探索"无围墙康复医院"延伸到社区服务模式，把绿康的康复服务送进社区、送到家庭。从 2010 年 5 月开始，我们在杭州市江干区作康复进社区服务的试点工作，开通了国内首辆"康复直通车"。直通车配备专业康复医生、护理人员、心理和康复治疗师，为社区重病卧床、生活不能自理的老年人、残疾人提供康复治疗、康复指导、心理疏导、康复护理等服务。

2011 年 5 月，绿康承担了杭州市残联组织的"百场万人康复知识进社区"大型公益活动，在杭州市 9 个城区、5 个县（市），对社区残疾人工作者、残疾人和残疾人家属开展康复知识讲座和康复技能示范，使参与者学会了基本的康复训练方法和康复护理知识，受到了广大社区康复助残员、残疾人家属的欢迎。

2011 年 8 月，绿康成立了"杭州红十字会—绿康三维康复敬老助残志愿服务队"，成员有绿康的临床医生、护士、康复治疗师和来自社会的志愿者。服务队员利用休息时间，免费为社区家庭、养老院的老年人和残疾人提供康复护理、心理疏导服务。

（二）实施机构及家庭护理员培训项目

护理员的缺乏和整体素质差给老年人的"长期照护"服务带来极大的困难。绿康利用自己的师资和实习基地，按《养老护理员国家职业标准》对护理员进行培训，由杭州市职业技能中心进行理论知识和操作技能考核，合格者发给"职业资格证书"。从 2007 年起，共开办护理员培训班 6 期，参加培训 154 人次，取得中级职业资格证书 1 人，初级职业资格证书 89 人。在实际护理工作中，经过培训了的护理员职业道德水平有所提高，护理操作技能较为规范，责任心强了，大大减少了坠床、摔倒、走失、噎食事故的发生。她们中，有 4 人被输送到兄弟养老院工作，2 人被提升为护理科长派往杭州市残疾人托管中心，6 人获得浙江省老年服务协会评选的"浙江省优秀护理员"称号。

目前，绿康还将机构内"介护培训"服务向社区家庭延伸，在浙江省率先开展"社区家庭护理员流动培训"项目。该项目是护理员培训服务到社区进家庭的公益性项目，为社区失能、失智老年人和残疾人的家属子女、保姆及志愿者进行专业护理知识和技能培训，形成流动培训服务模式。在流动学校服务车上，配备教师、教材、实际操作人体

模型，借助用具和电脑、投影仪等教学器材。并以社区集中培训和上门个性化培训相结合的形式，到各街道和社区巡回进行。深受老年人、残疾人家庭及社区工作者的欢迎。

绿康对"家庭护理员培训"的探索，浙江省人民政府参事室两位参事认为很有创新经验值得总结，撰写了《关于在我省率先开展家庭护理员培训的建议》上报给省委、省政府领导。省委书记和省长都作了重要批示。由浙江省民政厅牵头的多部门组成的调研组，对绿康进行社区工作调研后制定的具体可操作性方案，有望出台。

第七次全国爱心护理工程工作会议
2012年10月

附录八

孝爱融入护理　真情温暖老人
成都再军爱心护理院院长　黄再军

光阴荏苒，时光飞逝。转眼间成都再军爱心护理院加入全国爱心护理工程队伍已近7年，从首批全国爱心护理工程试点单位到首批爱心护理工程示范基地，这期间，得到了中国老龄事业发展基金会的全力支持和帮助，我们从当初的200多张床位发展到现在能容纳500位老人的养老机构，在为老服务工作中，不断改革与创新、取得了一些成绩。单位在当地具有一定的影响力，我个人被评为2008年全国"十大孝亲敬老楷模"。

现将我院以弘扬中华孝文化为工作着力点和出发点，全力推动为老服务事业发展的情况下汇报如下，不足之处敬请批评指正。

一、推行孝爱护理，让老年人充分体验孝文化内涵

"老有所养"、"老有所医"是爱子女护理工程的根本。我们护理院自2005年成为全国爱心护理工程试点单位以来，院党支部、工会、共青团组织，即以孝文化为载体，围绕"孝"字展开工作。先是按照《爱心护理工程试点工作规程》完成了基础设施建设，如老人卧室、卫生间呼叫系统的安装；设立了专门的老年书法室和乒乓球室；开辟了老年拳剑场；建立了孝道文化厅等。护理院里的每一项措施无不体现出对老人的孝敬。同时，护理院协同医疗保障机构成都黄再军医院在心电监护、生化检查、急救设施等方面进行了补充，并引进了一批中高级医疗专家，进一步提高了医疗护理质量，使入住老人得到充分的医疗保障。

每天早上6点45分，我们护理院安排专人带领老人一起做早操，并引入成都黄再军医院黄风湿疗法研究室推广的"黄风湿医疗保健操"，包括头颈、上肢、下肢和躯干各部分，由旋转、提升、点压、下蹲、呼吸等动作组成，使身体各部分的关节、肌肉、韧带都得到锻炼，加快呼吸、脉搏和血液循环，促进人体的新陈代谢，提高各器官的功能，对老人起到了很好的保健作用。此外，我院自2010年起，号召全体员工节假日为护理院的爷爷奶奶洗脚，并坚持开展这项活动，使老人真正感受天伦之乐。

近年来，我们护理院根据老人兴趣安排活动，成立了书法、京剧、太极拳、太极扇、歌咏、舞蹈、棋牌、葫芦丝8个兴趣小组，平时以小组为单位进行练习，由院内专业志愿者老人给予指导和教学。下午2点，护理院统一进行棋牌娱乐。晚上6点，则由院孝道文化传播中心的青年志愿者们陪老人跳舞，从而使老人有了丰富多彩的文化生活，并使老人从中学习到很多知识和技能，充实其生活，达到了老有所学的目的。

此外，我们护理院每周开行两次免费直通车，方便老人出行办事及与家属沟通。每周二坚持召开工休座谈会，广泛收集老人对住宿、饮食、娱乐等方面的意见，并及时进行调整，以满足老人的实际需求。在学习科学发展观以及保持党的先进性等活动中，护理院党支部邀请在院休养的老党员一起进行党课学习。并要求老党员尽量参与到院党支部活动中，积极开展科学发展的讨论，使他们一样能够过上组织生活。

二、大力弘扬孝道，让孝文化在护理院生根开花

为在护理院大力弘扬孝文化，2008年，在中国老龄事业发展基金会李宝库理事长的大力支持下，我院面向全国征文组稿、四川人民出版社出版，在全国发行了《孝行天下》一书。2009年至2010年间，我们出资10余万元举办了两次全国性的中华孝文化书法大赛，并在网上投票评选出金奖1名、银奖3名、铜奖5名、优秀奖10名，得到了全国各地老人的支持和肯定。

在全国各爱心护理院、各省市老龄办的协助和支持下，2009年，我们创办了《孝行天下》杂志。不久，《孝行天下》杂志便成为中国老龄事业发展基金会的正式会刊，面向全国发行。目前已出刊15期，发行20多万册，成为弘扬孝文化的窗口、爱心护理院交流经验的平台、广大老年人的良师益友。

每期出版的《孝行天下》杂志，我们都会免费送往社区，让老人不出家就能了解家事、国事、天下事，让老人充分地融入社会、融入生活，从而建立起新的人际关系、社交圈子，有效缓解了老人的心理压力。在我们成都，有一位姓潘的老人患心理障碍多年，自订阅了《孝行天下》杂志后，完全变了一个人，喜欢与人交往了，对生活更有信心了，也爱关心他人了，并向多位老人推荐订阅《孝行天下》杂志。我院为推进爱心护理工程的顺利实施，还于2011年成立了"孝行天下读者俱乐部"，现已发展会员300余名。《孝行天下》杂志社以成都市为试点开展的"孝亲敬老，人人颂扬"活动，得到了四川省、成都市老龄部门的大力支持。

三、走出去请进来，着力营造敬老行孝的社会氛围

平时，我们护理院一是坚持开展老人义务咨询服务，每天都派两名有专业知识的老人义务值守助老热线，为广大社会老人提供助老、医疗、法律等方面的咨询；二是开展"爱心楼层"和"爱心小屋"活动，想方设法引入企业、学校参与到活动中。至今已引入28家爱心楼层单位及1万余位爱心志愿者。同时，让院里有知识、有文化、有抱负、有奉献精神的老人走进社区，用他们丰富的知识和阅历参与到对青少年忠于党、忠于人民、热爱祖国、为社会作贡献的教育中。我们曾组织老人到川西监狱对有心理障碍的服刑人员进行帮教，收到明显效果。而青年学生、社会青年及企业家则利用周末来院与老

人联欢，与老人交流，从老人身上学到革命和创业精神，从而使老人在娱、教、学中充分融入社会，实现心灵的交融。

为弘扬中华民族尊老爱老助老的优良传统，护理院党支部积极组织员工党员、团员、青年文明号员工，利用节假日先后深入到四川烹饪学院、四川资阳中学、成都信息工程学院等大中专院校，成都太升南路社区、龙泉长松村、成都公交公司等社区、农村、企业宣讲孝文化教育课达10余次，使青少年对老人的热爱和尊重意识进一步提高。

今年初，我们爱心护理工程研究发展中心成立了成都市老龄社区工作委员会，工作人员已进入15个社区开展工作，服务对象达500人次。社区工作委员会还将与"孝行天下读者俱乐部"共同以唱好"孝亲敬老歌"为主题，在成都市各社区内举行"孝亲敬老歌"的比赛，目的是在丰富中老年人文化生活的同时，能让更多的志愿者走进社区为更多的老人服务。成都市老龄社区工作委员会还依托《孝行天下》杂志深入基层，宣扬孝文化，为构建和谐家庭、和谐社区、和谐社会起到了助推作用。

四、下一步的打算

2012年是实施国家"十二五"规划的重要一年。我们护理院在省、市、区民政部门、老龄部门的关心支持下，为尽快落实《成都市龙泉驿区国民经济和社会发展第十二个五年规划》纲要，提出了"以成都再军爱心护理院为基础，高标准建设成都国际敬老养老医疗服务中心（也称孝道城），打造国际化、生态化、人性化的托老养老、医疗康复、临终关怀、孝文化推广及老年产业研发为一体的示范基地"的规划。

成都国际敬老养老医疗服务中心有占地近300亩的孝文化主题公园，有2000张养老床位，医疗方面建有三级标准的老年病医院。目前已选址成都市天府新区，于今年3月18日举行了奠基仪式，中心计划投资2亿元，预计3年内完工。届时，将会首先接100名残疾、特困老人到孝道城免费享受食宿、护理、医疗及康体等丰富多彩的群体生活。真正使残疾、特困老人这一弱势群体实现"老有所养、老有所医、老有所教、老有所学、老有所乐、老有所为"。切实做到"帮天下儿女尽孝，替世上父母解难，为党和政府分忧"。

第七次全国爱心护理工程工作会议

2012年10月

附录九

服务老人是我终生不悔的选择

安徽省合肥九久夕阳红护理院院长　谢　琼

我叫谢琼，是安徽省合肥九久夕阳红护理院的院长。今天我能有机会参加这个大会，向与会的领导和朋友们汇报工作。我感到十分荣幸。下面我简要地汇报一下自己多年来创办合肥九久夕阳红护理院的过程和体会。

一、艰苦创业，为老人创造温馨家园

我是1987年从安医护校毕业的，多年来一直从事医疗护理工作，是一件事情改变了我的人生方向。多年前，我的一位好友要到外地打工，临走时对我说："父亲过世早，母亲就我一个女儿，我要走了，不能为母亲尽孝，希望你抽空常去家里陪陪她。"从那以后，我去看过老人家多次。谁知有一天，好友回家探亲，到家后看到母亲已经去世了，经医院确诊是突发心肌梗死没有得到及时抢救。我听说后，心里非常难过，觉得自己辜负了朋友的重托，没有尽到照顾老人的责任。如果老人发病时，有人在身边照顾，及时救治，就不会发生这样的悲剧。从那时起，我就暗暗下决心，要利用自己的护理专业知识创办一所护理型的老年公寓，专门为老年人提供住养、医疗、康复、护理等服务，使朋友母亲那样的悲剧不再发生。

于是2001年10月，我开办了全市第一家民办老年护理院。刚开始创业，起步非常艰难，没有足够的资金，没有房屋，没有员工，没有经验，困难重重，但是我并没有被困难吓倒。资金不够，我发动兄弟姐妹凑；没有房屋，租用闲置的招待所；没有员工，让妹妹们当护理员；没有经验，向兄弟单位学，向书本学，在干中学。就这样我一步一步，不断摸索，不断前进，经过9年的不断努力，把一个创业之初只有800平方米、60张床位的小型老年公寓，发展成为拥有7所老年公寓、2所医院、一个职业培训学校及相关配套设施，总建筑面积43300平方米，设立2080张床位，集老年人住养、医疗、康复、护理、休闲、娱乐、临终关怀为一体的综合性、连锁性民办养老机构。并先后被评为"合肥市文明单位"、"安徽省示范老年公寓"、"长期照护全国联盟主席团单位"、"中国社会福利协会会员单位"、"全国爱心护理工程示范基地"。

9年多来，我带领全体员工共照护了8000多位老人，许多老人在这里安详地走到了人生的终点，目前有1629位老人在这里颐养天年。他们平均年龄82岁，80%以上是需要照护的高龄及生活不能自理的老人。

二、以人为本，实施专业化管理和人性化服务

在护理院不断发展的过程中，我常常在思索办好老年护理院的核心是什么？带着这个问题，我先后去了北京、上海、香港、台湾的养老机构参观交流，发现养老行业的灵魂是管理的专业化和服务的人性化。于是我组建了各级部门及基层的专业班组。制定晨会誓词、员工守则、例会制度、各级各类人员的岗位职责、各项业务工作和技术操作规范等，并整理汇编了我院第一部较为系统全面的《九久夕阳红养老集团基本管理制度》草案，并先后成立了多种形式的管理委员会，如文化娱乐管理委员会、膳食管理委员会、安全工作管理委员会等，经常召开会议，广泛征求意见，接受老人的评议监督，及时改进工作。

我注重引进人才和建立培训机制，先后从专科院校和医疗机构聘任上百名具备医疗、护理专业技术水平和职称的专业人员负责护理院的主要工作岗位。对员工采取岗前培训、实操演练、考核上岗三位一体的培训方式，培养他们的专业技能。并于2007年11月开办九久夕阳红职业培训学校，按照国家关于养老护理员培训的标准教材，结合

我院的服务特色进行培训，对员工采取每周、每月、每年度都进行的阶梯式培训工作。这在很大程度上确保了服务人员的专业化水平，为改善老年人生命质量打下坚实的基础。

我力求通过各种人性化的服务，为老人创造精彩的晚年生活，定期特邀专家举办讲座，选择有专长的人员与有需求的老人结对子。组织多种形式的活动，如书法、唱歌、太极拳、健身操、旅游等，寓教于乐，以满足老人广泛的兴趣，帮助老人战胜因衰老、病残而产生的负面影响。对于因病重无法医治，快要走到人生终点的老人，更要付出极大的同情心和关爱。采用舒缓治疗手段，控制或减轻老人的病痛，安排专人陪护，提供心理辅助，舒缓情绪及压力，消除老人的恐惧心理。使临终老人的人格尊严在生命的最后历程中，能够获得至高的尊重，让老人安详地离去。

三、把老人当亲人，和老人们心贴心、心相连

9年来，为了护理院的建设和发展，我顾不上家庭，顾不上孩子的学习。白天工作12个小时以上，夜晚我放心不下，常常去巡查各个护理区，看看老人们睡得好不好。经常同老人们促膝谈心，为他们排忧解难。老人们有心里话和烦心事都愿意跟我说。有的老人把自己的积蓄交给我保管，说这样才放心；有的老人要把户口迁到九久夕阳红来，说永远不走了；还有的老人则郑重地把自己的身后事全权委托给我办理，说我是比自己亲生女儿还要亲的贴心人。我难忘失语老人郑圣和，他在吃饭时被食物噎住，面色发紫快要窒息。我立即采取急救措施，从他口中掏出噎住的食物，抢救了老人的生命。自此，老人每次看见我都向我拱手作揖，"呀呀"地说着谁也无法听懂的感谢话。我难忘自己第一次到北京参加全国老人院院长培训班学习时的情景，临走时老人们依依不舍，反复叮咛，就像送自己的女儿出远门；回来时几乎所有的老人都迎到门口，手捧鲜花，就像迎接自己多年未见的亲人；我难忘自己的妹妹结婚，女儿考上大学，老人们就像自己家里的喜事一样高兴。凭着对老人们的一片真诚关爱，我赢得了老人们和亲属们的信任和赞扬。

9年来，护理院的服务水平不断提高，条件不断改善，影响也不断扩大，从老人们和他们亲属们一声声道谢中，从满墙挂着的锦旗上，从一天天提高的入住率上可以听到、想到、看到，每前进一步都凝聚着我和员工们的辛勤劳动和汗水，我觉得老人们的满意就是我最大的收获和幸福。

四、开展公益活动，努力回报社会

多年来，我们不断开展各项公益活动，既为社会尽一份责任，又扩大了知名度，提升了企业形象，为我院持续健康发展打下了坚实的基础。2008年5月汶川大地震中，我组织成立了"全国5.12孤老孤残长期照护联盟安徽小分队"，选派业务副院长带领4名护理员奔赴四川，冒着生命危险护理伤病员，受到当地卫生、民政部门和群众的好评。在青海玉树地震后，我再次派出护理部主任带领5名员工，奔赴到抗震救灾的第一线，并获得了"青海玉树震灾专业照护支援服务先进单位"的荣誉。此外，我每年都与各媒体联合组织大型的社会公益活动，如"金婚庆典"、"孝行天下"、"书法家走进夕阳

红",在社会上掀起关爱老人的热潮,弘扬了尊老爱老的中华传统美德。同时响应党和政府的号召,积极创造就业岗位,安置下岗、失业人员实现就业和再就业,特别是注意安排年龄偏大、无一技之长的女性。我大力宣传和动员社会力量开展向老人献爱心活动。特别是组织以青少年为主的志愿者服务队伍,开展适当的服务活动,努力将九久夕阳红建成青少年进行敬老、爱老、助老教育活动的基地。

回顾我们九久夕阳红的发展过程,我深切体会到,我们之所以发展得比较快,是因为我们赶上了党和国家大力发展老年社会福利事业的好时机。在中国早已进入了老龄化社会的今天,我们的事业正适应了市场的需要,适应了老年人及其家庭的需要。

通过参加今天的大会,使我更加坚定了办好九久夕阳红的决心和信心。我一定把九久夕阳红做大做强,把"帮天下儿女尽孝,替世上父母解难,为党和政府分忧"当作自己终生不悔的选择,在这条道路上坚定不移地走下去。

第六次全国爱心护理工程工作会议
2011 年 6 月

附录十

用"爱"为老人营造温馨的家

郑州市爱馨老年公寓院长　豆雨霞

各位领导,各位朋友:

大家好!

我叫豆雨霞,是河南省郑州市爱馨老年公寓的院长。今天,有幸参加爱心护理工程工作会议,并作为试点单位代表发言,得益于中国老龄事业发展基金会对我们工作的重视和支持,在这里向各位领导致以衷心的感谢和诚挚的敬意!

今天,我发言的题目是:用"爱"为老人营造温馨的家。

一、爱馨十年发展历程

爱馨老年公寓创立于 1999 年 3 月,靠租用一栋 330 平方米的小楼、29 张床位开始了创业历程。公寓取名"爱馨",源于对这份事业的渴望和追求,希望用爱心,为天下的老人营造一个温馨的家。凭着这份爱心和对市场的准确定位,公寓在不到一个月的时间入住满员。在随后的几年里,爱馨由最初的 29 张床位发展到了现在的爱馨台胞、滨河、王胡砦三座公寓,总床位 500 余张,总建筑面积近 2 万平方米。10 年来,公寓现入住近 500 位老人,成为郑州市乃至河南省发展最快、代养老人最多的民办养老机构。2006 年,爱馨老年公寓正式被列入"爱心护理工程试点单位"。

10 年来,爱馨在服务定位上,主要为介助、介护老人提供生活照料、康复护理,为特殊老人提供临终关怀。在与老人的接触中,我们深切的感受到,随着家庭结构的日益小型化,很多健康老人成为空巢家庭的主体,对机构养老的需求也越来越迫切。但与此需求相对应的、现阶段的养老机构包括爱馨老年公寓，大都存在设施简陋、功能单一等弊端，使很多健康老人住不进来。

为了解决这一问题，爱馨在多年养老服务经验的基础上，正在筹建大型综合养老社区——郑州爱馨阳光城，该项目占地500亩，建成后可同时容纳上万名老人居住养老，并建有老年医院、老年大学、老年文化活动中心、老年营养配餐中心等配套服务设施，为更多的老年人提供一个满足物质、生理、精神、文化等全方位养老需求的养老场所。

二、量化管理造就现代企业运作模式

总结爱馨十年来的发展，之所以能成为民办养老机构中的佼佼者，主要得益于其量化管理的现代化企业运作模式。

作为服务行业，服务质量就是企业的生存之根，为了使老人们得到科学、规范的护理服务，公寓成立了管委会，对三个公寓实行统一管理。除了在服务理念上严格要求员工对待老人要有"爱心、细心、耐心、热心"外，制度化管理更是核心。

为此，公寓管委会将各项服务内容规范成工作流程，对各岗位的工作进行指标量化，根据工作完成情况进行量化考核，并将其结果与薪资待遇挂钩，在很大程度上起到了激励、监督的作用。这种方式大大激励了管理人员的工作热情，在各项工作管理有序的情况下，公寓的服务质量得到了很好的巩固和提高。

三、丰富的企业文化促就爱馨品牌

在进行制度化管理的同时，建立良好的企业文化是爱馨持续发展的源泉。它包括员工文化和老人文化两个方面。

员工文化方面，爱馨十分注重通过各种培训、学习打造优秀的员工队伍。从企业制度、从业道德、心理素质、护理技能等各方面对员工进行系统的培训，建立了完善的培训制度。在培训形式上不拘泥于传统的教学方式，通过理论学习、实践模拟、竞赛等形式实现寓教于乐，提高员工的学习热情和动力。尤其在技能培训上，公寓按照国家关于养老护理员培训的标准材料，结合爱馨的服务特色，进行分级别培训，并与郑州市劳动局联合，实行考核发证，在员工工资上也给予不同标准的体现。这在很大程度上确保了专业护理人员的持证上岗率，为提高护理服务质量、改善老年人生命质量打下坚实基础。

在老人文化方面，爱馨十分注重老人的精神需求，各公寓有专门的文艺人员每天组织老人进行健身操、唱歌、唱戏、讲故事等多种形式的文娱活动。为了使公寓内的老人与社会有更广泛的接触，爱馨专门成立了爱馨老年艺术团，到郑州市以及其他地、市参加各种文艺演出，展现老人的风采。

在此期间，爱馨每年都会和政府及媒体联合组织大型的社会公益活动，如郑州市"爱馨杯"老年才艺大赛、"老年知识大赛"、"超级老人秀"选拔比赛、"十大寿星评比"活动，以及"我为父母尽孝心—600老人一日游"等大型公益活动，在全社会掀起了关爱老人的热潮，很大范围内宣传了敬老文化，弘扬了尊老爱老的风尚，爱馨也由此取得了良好的社会效益，提升自己的品牌知名度。

四、学习和创新是爱馨发展的基石

除了有规范化的管理、特有的企业文化之外，不断学习和创新一直是爱馨得以迅速发展的基石。通过参加各种与老龄事业相关的会议、活动，掌握了最新的老龄信息和动态，汲取先进的养老理念和管理经验，为实现创新打开思路。为打造一支德、智、体全面发展的综合队伍，2007年就学习一项投资十万余元，倡导学习型企业，为不断发展注入新的生命力。

在探索新型养老模式的道路上，如何让养老成为一种时尚，而不再是一种压力，一直是爱馨力求创新的方向。随着郑州爱馨阳光城项目的建设实施，"阳光·真爱"养老证书的推出正是爱馨对积极老龄化的一种探索。它通过证书的形式，引用实权物业的概念，为老人提供可按月灵活入住、分时度假的养老方式，并通过多个养老机构的联合发行，达到互动养老的目的。

在今后的发展中，爱馨除了将阳光城大社区打造成养老示范工程、精品工程外，还将通过发展连锁的形式，在养老服务这条道路上，一如既往地，用"爱"，为更多的老人营造一个温馨的家！

谢谢大家！

第四次全国爱心护理工程工作会议

2009年10月